Coping

Coping

Verlaufs- und Therapiestudien chronischer Krankheit

herausgegeben von

Gerhard Schüßler und Eric Leibing

Hogrefe · Verlag für Psychologie
Göttingen · Bern · Toronto · Seattle

PD Dr. med. Gerhard Schüßler, geb. 1953. Studium der Medizin in Würzburg, Wien und Berlin, Approbation 1979, Promotion 1980. Ausbildung zum Arzt für Neurologie und Psychiatrie, Psychotherapie und Psychoanalyse an der Freien Universität Berlin. Seit 1986 Leitender Oberarzt der Abteilung Psychosomatik und Psychotherapie der Universität Göttingen.

Dipl.-Psych. Dr. rer. nat. Eric Leibing, geb. 1958. Studium der Psychologie in Göttingen, Diplom 1984, Promotion 1992. Klinischer Psychologe/Psychotherapeut (bdp), Verhaltenstherapeut und Supervisor für Verhaltenstherapie, Gesprächstherapeut (GwG). Seit 1986 wissenschaftlicher Angestellter an der Abteilung Psychosomatik und Psychotherapie der Universität Göttingen.

© by Hogrefe · Verlag für Psychologie, Göttingen 1994

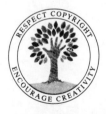

Das Werk einschließlich aller seiner Teile ist urheberrechtlich geschützt. Jede Verwertung außerhalb der engen Grenzen des Urheberrechtsgesetzes ist ohne Zustimmung des Verlages unzulässig und strafbar. Das gilt insbesondere für Vervielfältigungen, Übersetzungen, Mikroverfilmungen und die Einspeicherung und Verarbeitung in elektronischen Systemen.

Druck und Bindearbeiten: Dieterichsche Universitätsbuchdruckerei
W. Fr. Kaestner GmbH & Co. KG, D-37124 Rosdorf
Printed in Germany
Auf säurefreiem Papier gedruckt

ISBN 3-8017-0697-4

Inhalt

Therapie- und Verlaufsstudien zur Krankheitsbewältigung -
Quo Vadis? 9
Gerhard Schüßler & Eric Leibing

Krankheitsverarbeitung bei Kranken und Gesunden 17
Fritz A. Muthny

A Krebserkrankungen

Die Berner Coping-Studie 1983-1991 37
Klaus-F. Augustiny

Anpassungsleistungen bei hämatologisch-onkologischen Erkrankungen 51
Ellen Behnke, Sabine Dirhold, Walter Thomas & Karl Köhle

Psychosoziale Belastungen und Krankheitsverarbeitung im Verlauf
einer Krebserkrankung - Erste Ergebnisse einer prospektiven
Längsschnittstudie 63
Joachim Weis, Ulrike Heckl, Uwe Koch & Berndt Tausch

B Chronische Erkrankungen

Die Bewältigung chronischer Krankheiten im Jugendalter:
Individuelle und familiäre Bewältigungsformen 75
*Inge Seiffge-Krenke, Annette Boeger, Albert Hürter,
Doris Moormann, Doris Nilles & Anja Suckow*

Die langfristige Adaptivität von Krankheitsverarbeitung bei Morbus
Crohn-Patienten - Erste Ergebnisse einer Dreijahres-Nachuntersuchung 83
Joachim Küchenhoff & Rolf Manz

"Depressiv getönte Krankheitsbewältigung" bei Herzinfarktpatienten - Zusammenhänge mit dem längerfristigen Krankheitsverlauf und Veränderbarkeit durch eine Gruppentherapie auf
indirekt-suggestiver Grundlage 95
*Josef Rogner, Matthias Bartram, Winfried Hardinghaus,
Dietmar Lehr & Alfred Wirth*

C Schmerzerkrankungen

Veränderung von Bewältigungsstrategien durch kognitive Verhaltens-
therapie bei chronischen Kopf- und Rückenschmerzpatienten 113
*Christian Jäkle, Heinz-Dieter Basler, Carmen Franz, Jule Frettlöh,
Birgit Kröner-Herwig, Karin Peters, Hans Peter Rehfisch,
Hanne Seemann & Suzan Unnewehr*

Krankheitsbewältigung und Psychologische Schmerztherapie bei
Patienten mit rheumatoider Arthritis 125
Eric Leibing

Schmerzbewältigung bei Patienten mit Fibromyalgie-Syndrom -
Möglichkeiten und Grenzen einer Kurzzeit-Einzeltherapie 137
Jürgen Konermann, Gerhard Schüßler & Almuth Weddige-Diedrichs

D HIV-Infektionen

Reaktion auf die Mitteilung eines positiven HIV-Testergebnisses
und Bewältigungsverläufe bei i.v. Drogenabhängigen -
Erste Ergebnisse einer qualitativen Längsschnittstudie 153
*Irmtraud Beerlage, Dieter Kleiber, Herbert Beckmann &
Gabriele Bouchoucha*

Ressourcenutilisation bei HIV-Positiven: Stärkung der
Auseinandersetzung mit Grenzsituationen durch Hypnotherapie 171
*Erhard Olbrich, Peter Leiberich, Jürgen Reiser,
Klaus-Peter Sprinkart, Michaela Müller & Michael Klahr*

Inhalt 7

E Schizophrenien

Coping bei ersthospitalisierten Schizophrenen 191
*Josef Bailer, Wolfgang Bräuer, Dagmar Laubenstein &
Eibe-Rudolf Rey*

Das Berliner Coping-Projekt - Bewältigung von Krankheit
und Belastungssituationen bei schizophrenen Patienten 207
*Jenni S. Englert, Bernd Ahrens, Renate Gebhardt,
Monika Kliefoth, Rolf Saupe & Rolf-Dieter Stieglitz*

Verlaufscharakteristika schizophrener Erkrankungen
und Belastungsbewältigung 221
Doris-Annette Rauh & Karl Heinz Wiedl

Literatur 237

Autoren 255

Therapie- und Verlaufsstudien zur Krankheitsbewältigung - Quo Vadis ?

GERHARD SCHÜßLER & ERIC LEIBING

In der Coping-Forschung nimmt das Thema Krankheitsbewältigung in den letzten Jahren einen immer höheren Stellenwert ein. Sowohl eher grundlagenorientierte Psychologen als auch Klinische Psychologen, Medizin-Psychologen und Psychosomatiker beschäftigen sich zunehmend mit der Frage, wie Menschen Krankheiten bewältigen und auch, wie die Krankheitsbewältigung verändert werden kann.

Ausgehend von den bisher erarbeiteten Grundlagen und aufbauend auf der Entwicklung von Erfassungsinstrumenten ist die Forschung trotz aller konzeptuellen Schwierigkeiten mittlerweile in ihre nächste Phase getreten. Anfänglich überwogen Querschnittstudien zur Klärung des (statischen) Zusammenhangs zwischen verschiedenen Variablen und Konzepten. Es gilt jetzt, anhand von Längsschnitt-Studien zu klären, wie die Krankheitsbewältigung über einen längeren Zeitraum verläuft und wie sie therapeutisch beeinflußt werden kann. Nur durch dieses zeitlich und methodisch aufwendige Vorgehen können die folgenden anwendungsrelevanten Fragen beantwortet werden.

- Wie stabil ist die Krankheitsbewältigung im Verlauf?
- Wird die Krankheitsbewältigung stärker durch die aktuelle Situation oder durch stabile Faktoren (Persönlichkeitsmerkmale) beeinflußt?
- Welchen Einfluß hat die Krankheitsbewältigung auf den Verlauf einer Erkrankung?
- Gibt es günstige und ungünstige Formen der Krankheitsbewältigung?

Hierauf aufbauend ergibt sich letztendlich die Kardinalfrage:

- "Wie kann die Krankheitsbewältigung psychotherapeutisch zum Nutzen der Patienten beeinflußt werden ?"

Zum einen können strukturierte psychotherapeutische Programme zur Anwendung kommen und evaluiert werden, zum anderen stellt sich die grundsätzliche Frage, ob das Thema Krankheitsbewältigung generell eine größere Bedeutung bei der Psychotherapie chronisch Kranker einnehmen sollte.

Die in der Bewältigungsforschung Tätigen treffen sich seit 1986 regelmäßig zu wissenschaftlichem Austausch und Diskussion im Rahmen eines Workshops. Dieser fand im Herbst 1992 in Göttingen unter dem Thema "Therapie- und Verlaufsstudien zur Krankheitsbewältigung" statt und war der Bearbeitung obiger Fragen gewidmet.

Erstmals wurden in diesem Rahmen gleich fünf Therapiestudien vorgestellt und diskutiert. Der Sprung hin zur klinisch orientierten Anwendungsforschung ist somit getan. Trotzdem hoffen wir, die Verbindung zur psychologischen "Grundlagenforschung" nicht zu verlieren, zumal einige konzeptuelle und methodische Probleme nach wie vor ungeklärt sind.

Wenn auch die Coping-Forschung im wesentlichen verhaltenstheoretisch begründet ist und in der Mehrzahl von Forschern dieser Richtung vorangetrieben wird, so befassen sich auch Autoren mit psychoanalytischer Sozialisation vermehrt mit dieser wichtigen Thematik. In der Tradition der Coping-Workshops sollte auch in Göttingen unabhängig von einem unproduktiven Schulenstreit der wissenschaftliche Austausch über das Trennende hinweg gefördert werden. Wir hoffen, daß sich dieses auch im vorliegenden Buch widerspiegelt.

Die in diesem Buch[1] veröffentlichten Arbeiten wurden auf unserem Coping-Workshop zumeist zum ersten Mal vorgestellt. Sie geben einen umfassenden Überblick über die Mehrzahl der derzeit im deutschsprachigen Raum laufenden Studien zum Thema Krankheitsbewältigung. Die Beiträge haben somit häufig den Status von ersten Berichten, denen sicher weitere interessante Veröffentlichungen folgen werden. Entsprechend dem großen personellen und finanziellen Aufwand, den Längsschnitt- und Therapie-Studien erfordern, handelt es sich fast ausschließlich um Drittmittelfinanzierte und interdisziplinäre Projekte.

Allgemeines und übergeordnetes Ziel aller Studien ist es, den klinischen Nutzen des Konzeptes Coping für Erkrankungen zu überprüfen. Auch der dabei immer wieder zu Recht eingeforderte "multimodale" Ansatz unter Berücksichtigung unterschiedlicher Erfassungsebenen bringt dabei eine Vielzahl methodischer Probleme und Schwierigkeiten mit sich.

In einem einleitenden Überblick vertieft Muthny die aufgezeigten Fragen zur Krankheitsbewältigung und gibt einen Abriß der aktuellen Forschungssituation. Darauf folgen die zu Themenschwerpunkten (Krebs, Chronische Erkrankungen, Schmerzerkrankungen, HIV-Infektionen, Schizophrenien) zusammengefaßten empirischen Untersuchungen.

Die Studien zu **Krebserkrankungen** zeigen exemplarisch praktische und methodische Schwierigkeiten von klinischer Forschung in diesem Bereich auf, nämlich relativ hohe Drop-Out-Raten und eine Vielzahl unterschiedlicher Verläufe. Auf diese methodischen Probleme geht insbesondere unser Berner Kollege Augustiny ausführlich ein.

---

[1] Für Ihre Hilfe bei der Erstellung des Manuskripts sei Frau G. Raschke, Frau K. Rennebach-Henze und Frau cand. psych. U. Romatzki recht herzlich gedankt.

An den Ergebnissen der Kölner Studie (Beitrag Behnke et al.) ist beachtenswert, daß Patienten mit guter Prognose und Verlauf über die gesamte Zeit die höchsten Bewältigungsanstrengungen auf allen Skalen zeigen. Dieses kann u. E. als Hinweis auf die Bedeutung der Flexibilität von Bewältigung gedeutet werden und spricht gegen die vereinfachende Grobunterteilung in günstige vs. ungünstige Bewältigungsformen. Ähnliche Ergebnisse zur Flexibiltät der Bewältigung finden sich auch bei der Freiburger Arbeitsgruppe (Beitrag Weiß et al.). Ernüchternd sind die vorläufigen Ergebnisse der Freiburger Gruppe zum geringen Einfluß der Bewältigung auf die langfristigen Outcome-Kriterien. Dies enspricht zunächst den Befunden von Buddeberg (1992), welcher seine ebenfalls auf dem Workshop vorgetragenen Ergebnisse bereits als Monographie veröffentlicht hat. Weitere differentielle Auswertungen der Freiburger Gruppe stehen allerdings noch aus.

Unter dem Oberbegriff **Chronische Erkrankungen** haben wir Studien zu so verschiedenen Erkrankungen wie Diabetes, Herzinfarkt und Morbus Crohn zusammengefaßt.

Die Besonderheiten der Bewältigung bei Kindern und Jugendlichen stellt die Bonner Arbeitsgruppe (Beitrag Seiffge-Krenke et al.) am Beispiel des juvenilen Diabetes dar. Die Erkrankung trifft hier nicht nur den in der Entwicklung des eigenen Selbst stehenden und um Autonomie bemühten Jugendlichen, sondern das gesamte Familiensystem. Die Jugendlichen kämpfen um ihre "Normalität". Hierbei scheint gerade das Verleugnen der Erkrankung und das Vermeiden der Auseinandersetzung im Zusammenhang mit einer schlechten diabetischen Stoffwechseleinstellung zu stehen. Jugendlichen, in deren Familien gute interpersonelle Beziehungen vorherrschen, gelingt hingegen die Diabetes-Einstellung besser.

Patienten mit Morbus Crohn wurden in der Heidelberger Studie (Beitrag Küchenhoff und Manz) über drei Jahre hinweg untersucht. Die Selbsteinschätzung des Bewältigungsverhaltens zeigte mit dem Verlauf der Erkrankung keinen wesentlichen Zusammenhang. Vielmehr ermöglichten Persönlichkeitsfaktoren wie extreme Leistungsorientierung und ein starkes Leiden unter der Erkrankung eine Vorhersage des ungünstigen Verlaufes. Auch hier stellt sich die Frage, ob eine differenzierte (Bewältigungsmuster des Individuums) und breitere (Fremdeinschätzung) Erfassung der Bewältigung zu weiterführenden Aussagen führen könnte.

Niedergeschlagenheit, Rückzug, ohnmächtige Wut und Selbstbeschuldigung wurden generell als eindeutig ungünstige Formen der Krankheitsbewältigung identifiziert. Die Arbeitsgruppe aus Osnabrück (Beitrag Rogner et al.) erfaßt diese Form der Bewältigung in ihrem Fragebogen zur "Depressiv getönten Krankheitsbewältigung" bei Patienten nach Herzinfarkt. Bemerkenswert ist die Komplexität des Untersuchungsansatzes und die Klarheit der Ergebnisse.

So steht die depressive Krankheitsbewältigung nach Herzinfarkt prospektiv (vier Jahre) mit einem ungünstigem Krankheitsverlauf in Verbindung - und dies unabhängig von der Schwere des Infarkts! Die gute therapeutische Veränderbarkeit dieser depressiven Krankheitsbewältigung durch eine Gruppentherapie auf indirekt-suggestiver Grundlage zeigt eine zweite Untersuchung der Autoren. Die katamnestischen Befunde dieser klinisch relevanten Arbeit sind mit Spannung zu erwarten.

Für verschiedene **Schmerzerkrankungen** liegen bereits evaluierte Therapieprogramme zur Schmerzbewältigung vor (Basler et al. 1991), es fehlte bisher jedoch der Brückenschlag zur Bewältigungsforschung. Diese strukturierten Gruppenprogramme setzten sich unter dem Rationale der Kognitiven Verhaltenstherapie aus einem Informationsteil, dem Erlernen eines Entspannungsverfahrens, welches später mit Imaginationsübungen kombiniert wird, und der Vermittlung von konkreten Strategien zur Schmerzbewältigung zusammen. Weiterhin wird versucht, die Patienten sozial und körperlich zu aktivieren, die Problembewältigung im Zusammenhang mit der Erkrankung zu verbessern, die Genußfähigkeit zu steigern und nicht zuletzt mit kognitiven Methoden dysfunktionale schmerz- und krankheitsbezogene Kognitionen (etwa Hilflosigkeit und Katastrophisieren) abzubauen. Inwieweit diese Therapieprogramme nun wirklich das Bewältigungsverhalten beeinflussen und diese Veränderung der Bewältigung im Zusammenhang mit dem Therapieerfolg steht, ist jedoch bisher ungeklärt.

Jäckle et al. (multizentrische Studie) belegen in ihrem Beitrag die Wirksamkeit bei Kopfschmerz-Patienten bezüglich des Bewältigungsverhaltens. Deutlich nimmt in dieser Gruppe "Sozialer Rückzug" sowie "Katastrophisieren" ab, während "Genußverhalten" und "aktiv bewältigende schmerzbezogene Selbstinstruktionen" deutlich zunehmen. Darüber hinaus findet sich bezüglich ablenkender Strategien eine tendenzielle Zunahme. Diese eindeutigen Effekte in Richtung eines Abbaus maladaptiver und einer Zunahme aktiver, umbewertender Bewältigung findet sich bei den Rückenschmerz-Patienten hingegen nicht. Das bei dieser Patientengruppe nur eine tendenzielle Abnahme maladaptiver Strategien ("Katastrophisieren") nachzuweisen ist, interpretieren die Autoren als methodisches Problem aufgrund der noch geringen Stichprobengröße.

Auch unsere Göttinger Arbeitsgruppe konnte die Wirksamkeit des durchgeführten Schmerzbewältigungsprogramms bezüglich verschiedener Parameter zunächst bei Patienten mit rheumatoider Arthritis klar belegen (Leibing 1992). Auch die Krankheitsbewältigung wird eindeutig hin zu einer aktiv-problemzentrierten und weg von einer passiv-resignativen Bewältigung beeinflußt. Darüber hinaus konnte nachgewiesen werden, daß diese Änderung der Bewältigung der Moderator für die Veränderung in den anderen Bereichen (Stimmung, Schmerz) ist (Beitrag Leibing). Die größeren und eindeutigeren Effekte in dieser Studie (im Vergleich zum Beitrag von Jäckle et al.) können in Zusammenhang mit den behandelten Erkrankungen stehen oder Folge der verwendeten Erhebungsinstrumente sein.

Bei den ebenfalls von unserer Arbeitsgruppe behandelten Patienten mit Fibromyalgie-Syndrom (FMS, häufig als Weichteil-Rheumatismus bezeichnet) konnten wir bei noch laufendem Projekt erste Ergebnisse zur Einzeltherapie dieser Patienten sammeln (Beitrag Konermann et al.). Die Fibromyalgie-Patienten weisen im Vergleich zu den Patienten mit rheumatoider Arthritis deutlich mehr psychische Auffälligkeiten und eine stärkere Schmerzsymptomatik auf. Bei den Einzeltherapien, welche allerdings an selektierten (nicht-gruppenfähigen) Patienten durchgeführt wurden, war die Beeinflussung der Krankheitsbewältigung aufgrund der vielen psychischen Probleme und des problematischen Interaktionsverhaltens kaum möglich. Ob die Gruppentherapie bei den gruppenfähigen Patienten effektiv ist, bleibt noch offen.

HIV-Infektionen stellen eine Sondergruppe chronischer Erkrankungen dar, da diese in der Regel nach langem symptomfreien Verlauf zum Tode führen. Eine lebensverlängernde oder -erhaltende Therapie existiert bis heute nicht.

Beerlage et al. (Berlin) gehen in ihrem komplexen Beitrag der initialen Auseinandersetzung und dem Bewältigungsverlauf bei Drogenabhängigen (als nach wie vor wichtigster Risikogruppe) nach. Drogenabhängige gehen nicht "stumpfer" als andere Menschen mit der initialen Mitteilung, HIV-positiv zu sein, um, sondern reagieren in der Regel mit "Schock". Dies ist sowohl für die Mitteilung als auch für therapeutische Hilfsangebote in der Folgezeit bedeutsam. Die Art der initialen Reaktion (und Bewältigung) ist mitbedingt durch die Lebensbedingungen. So sind Drogenabhängige, die ein positives Testergebnis in der Haft erfahren, meist eher kognitiv relativierend ("locker weggesteckt, nicht ernstgenommen"). In welchem Zusammenhang suchtfreie Phasen bzw. Phasen von aktivem Drogenkonsum, Lebenssituation und HIV im Verlauf stehen, diese Fragen werden weitere Erhebungen und Auswertungen klären.

Eine weitere große Risikogruppe für HIV-Infektionen sind Homosexuelle. Psychotherapeutische Bewältigungshilfe für diese Kranken zu geben und deren Effektivität zu überprüfen, dieser verdienstvollen Aufgabe hat sich die Erlanger Arbeitsgruppe (Beitrag Olbrich et al.) gewidmet. Im Mittelpunkt der therapeutischen Bemühungen steht hierbei, die bereits verfügbaren Ressourcen besser nutzbar zu machen. Mit dieser Zielsetzung wurde ein integratives hypnotherapeutisches Programm überprüft. Im Verlauf zweier Therapiegruppen wird erkennbar, daß sich sowohl psychologische als auch immunologische Daten verbessern. Wenn die Immunschwäche jedoch bis zum Vollbild des Aids fortgeschritten ist, zeigt Psychotherapie keine Wirkungen mehr auf die Parameter des Immunsystems.

Die Thematik Bewältigung der **Schizophrenie** haben wir an das Ende des Buches gestellt. Nicht um deren Bedeutung zu schmälern, sondern deutlich zu machen, daß dieser Bereich in eine andere Ebene überführt. Bewältigung ist ursprünglich bezogen auf den Umgang von psychisch Gesunden mit Lebensereignissen (auch körperlichen Erkrankungen).

Wenn die Forschung sich nun auf seelische Störungen ausdehnt, ergibt sich hieraus ein grundsätzliches Problem. Wenn das Bewältigungsverhalten durch die psychische Störung determiniert ist, ist es dann nicht vielmehr Symptom als Bewältigung der Erkrankung? Ist also beispielsweise der Rückzug eines Patienten im schizophrenen Schub Bewältigung der primären Erlebensstörung oder gehört der Rückzug zum Kernsyndrom der Erkrankung und erschwert damit die Bewältigung? Ähnliches gilt übrigens auch für depressive Störungen und vielleicht auch die depressive Krankheitsverarbeitung! Die dahinterstehenden generellen Probleme der Coping-Forschung, wie Konfundierung von Variablenbereichen und fehlende adäquate Abbildung von Prozessen kann an dieser Stelle nur erwähnt werden.

Alle drei Untersuchungen zu diesem Themenkreis sind langfristig angelegte prospektive Erhebungen. Der Bewältigungsforschung zur Schizophrenie liegen neuere theoretische Konzepte, insbesondere das Vulnerabilitäts-Streß-Modell zugrunde, welches der Höhe der Belastung und der Bewältigungsfähigkeit bzw. den Defiziten im Rahmen vorab bestehender Vulnerabilität eine entscheidende Bedeutung für den Verlauf der Erkrankung zuweist.

Seit 1987 geht die Mannheimer Arbeitsgruppe (Beitrag Bailer et al.) in einer Verlaufsuntersuchung an ersthospitalisierten Schizophrenen der Frage nach, welche Bewältigungsstrategien Schizophrene einsetzen. Dabei werden Strategien eingesetzt, welche für eine aktive und kognitve Auseinandersetzung mit der Erkrankung sprechen. Weiterhin betonen die Autoren die Bedeutung der Situationseinschätzung (appraisal) für die Art der Bewältigung. Patienten, welche sich nicht als hilflos ausgeliefert erleben, wenden deutlich häufiger problemzentrierte Bewältigung an. Die Variabilität (Einsatz in verschiedenen Störungsbereichen) ist eher gering, Aussagen über die zeitliche Stabilität stehen noch aus. Auch Aussagen über die Effizienz einzelner Bewältigungsstrategien und deren Zusammenhang zum Krankheitsverlauf können mit Spannung erwartet werden.

Auch der Beitrag von Englert et al. (Berlin) ist eine laufende prospektive Längsschnittstudie mit dem Ziel, den Zusammenhang zwischen Bewältigungsformen und dem klinischen Verlauf in Beziehung herauszuarbeiten. In den bisher vorliegenden Teilauswertungen wird deutlich, daß verschiedene Erfassungsinstrumente (hier FKV und WCCL) nur gering zusammenhängen und offenbar recht Unterschiedliches abbilden. Auch zwischen Selbst- und Fremd-Einschätzungen (im FKV) der Bewältigung gibt es - allerdings erwartungsgemäß (vgl. Muthny 1988) - Unterschiede. Zur Klärung der Spezifitätsfrage verglichen die Autoren die Krankheitsbewältigung der Schizophrenen mit denen von Depressiven und Patienten mit Multipler Sklerose auf Skalenebene. Die nur geringen Unterschiede sprechen zwar einerseits für eine gewisse Generalität, bedürfen u. E. jedoch einer genaueren Analyse auf Personenebene (Muster von Bewältigung). Ein varianzanalytischer Vergleich über drei Gruppen auf Skalenebene ist hier zu grob und dürfte Unterschiede eher verschleiern.

Die Arbeitsgruppe aus Osnabrück (Beitrag Rau und Wiedl) versucht mit Hilfe einer Tagebuch-Erfassung von Belastung und Bewältigung bei Schizophrenen einen angemessenen differenzierten ereignis- und prozeßorientierten Zugang. Die Autoren kommen zu dem Ergebnis, daß Bewältigung und Erkrankungsverlauf miteinander assoziiert sind und so die Bewältigungsforschung auch bei psychischen Krankheiten von Relevanz ist. Die Richtung des Zusammenhangs interpretieren sie vorläufig so, daß spezifische Verlaufserfahrungen (also die Erkrankung) eher die Art der Bewältigung beeinflußt als umgekehrt.

Je länger Patienten an einer schizophrenen Psychose erkrankt sind, um so mehr lassen sie emotionale Beeinträchtigungen erkennen und um so mehr prägen derartige Erfahrungen die Auseinandersetzung mit der Erkrankung und führen zu einem verringerten Selbstwertgefühl. Dies - so die Autoren - würde mit zunehmender Erkrankungsdauer also ein immer weniger adäquates Coping erwarten lassen. Hier könnten therapeutische Bemühungen einsetzen.

Quo Vadis?

Einige vorsichtige Überlegungen zur zukünftigen Entwicklung der Coping-Forschung seien zum Abschluß erlaubt, ohne daß wir den weiteren Weg festschreiben können oder wollen.

Betrachtet man die in diesem Buch dargestellten Befunde zur Krankheitsbewältigung in ihrer Gesamtheit, lassen sich diese trotz ihrer scheinbaren Heterogenität sinnvoll einordnen, wenn man unterschiedliche Herangehensweisen bezüglich Erfassungs- und methodischer Aspekte, sowie die jeweilige bio-psycho-soziale Bedingtheit verschiedener Erkrankungen berücksichtigt.

Bei Erfassung und Methodik sollte in Zukunft mehr Präzision und Kreativität eingesetzt werden. So sollten gewisse "Standards" (Erhebungsinstrumente, Auswertungsstrategien) festgeschrieben und entwickelt werden. Im Mindestfall sollte das eigene Vorgehen transparent gemacht werden. So kann zeitliche Stabilität von Bewältigung etwa über die Konstanz einzelner Skalenmittelwerte, aller Skalenmittelwerte (overalltest) oder auch durch die Stabilität von Mustern (vgl. den Beitrag von Augustiny) gemessen werden. Generalität (über Situationen) wird zum einen häufig mit zeitlicher Stabilität verwechselt, zum anderen ist auch hier eine unterschiedliche Erfassung (alle Lebenssituationen, "daily hassles", erkrankungsspezifische Situationen) möglich. Eine korrekte Operationalisierung ist hier ebenso nötig wie eine präzise Begriffswahl.

Die weitere Coping-Forschung muß sich außerdem mehr als bisher der praktischen Anwendung komplexer statistischer Auswertungsstrategien widmen (vgl. den Beitrag von Augustiny) und dieses nicht nur als Lippenbekenntnis fordern.

Des weiteren ist die differenzierte Betrachtung des Einzellfalls vermehrt anzuwenden, ohne dabei auf methodische Stringenz zu verzichten. Hier sind wiederum die "Grundlagenforscher" und "Methodiker" gefordert.

Bezüglich der untersuchten Erkrankungen ist eine Differenzierung zu fordern, welche die unterschiedliche Bedeutung biologischer, psychischer und sozialer Faktoren im Sinne einer "Ergänzungsreihe" (Freud 1916/17) berücksichtigt.

So kann etwa bei Krebserkrankungen oder dem AIDS-Vollbild eine hohe biologische Determiniertheit angenommen werden. Hierbei ist der Einfluß von Bewältigungsprozessen auf den Gesamtverlauf eher klein, die Effekte der Krankheitsbewältigung werden wahrscheinlich von dem biologisch determinierten Verlauf überdeckt und sind statistisch nur schwer aufzudecken. Unter dieser Annahme wären die zunächst ernüchternden Ergebnisse zur Bewältigung von Krebserkrankungen erklärbar.

Die Beeinträchtigung psychischer Prozesse durch die Erkrankung selbst spielt bei einer weiteren Untergruppe der untersuchten Erkrankungen (paradigmatisch bei den Schizophrenien) eine zentrale Rolle. Hier ergibt sich das schon erwähnte Problem, zwischen Symptom und Bewältigung der Erkrankung nur schwer unterscheiden zu können. Durch die Variablenkonfundierung können sich Pseudozusammenhänge ergeben oder Zusammenhänge durch unsystematische Varianzen verschleiert werden.

Die soziale Komponente der Erkrankung wird zumeist zuwenig berücksichtigt. Welche Bedeutung sie haben kann, wird im Beitrag von Seiffge-Krenke et al. deutlich.

Trotz der aufgezeigten Mängel der bisherigen Forschung scheinen uns die Ergebnisse zur Bewältigung chronischer Erkrankungen so ermutigend, eine breite Anwendung in der klinischen Praxis zu fordern. Die Ergebnisse etwa zu "Schmerzerkrankungen" und "Chronischen Erkrankungen" sind eindeutig positiv, die erwähnten Probleme treten in den Hintergrund. Wir erwarten und hoffen, daß sich die Anwendung der Erkenntnisse und der Therapieprogramme in diesem Feld fest establieren.

Zusammenfassend schlagen wir einen zeitgleichen Weg in die Präzisierung und Differenzierung der Grundlagen sowie einen verstärkten Weg in die praxisbezogene klinische Anwendung vor. Es bleibt uns als Forschern und Klinikern überlassen, diese Wege immer wieder zu Kreuzungen zusammenzuführen und den Kontakt nicht verloren gehen zu lassen.

Krankheitsverarbeitung bei Kranken und Gesunden

FRITZ A. MUTHNY

1 Einführung

Historisch lassen sich für die Entwicklung der Forschung zur Krankheitsverarbeitung zwei zentrale Quellen bzw. Vorläufer erkennen:

- Ausgehend vom grundlegenden Werk von Anna Freud (1936) erfolgte die Ausdifferenzierung der psychoanalytischen Abwehrlehre in bis zu 45 verschiedene Abwehrmechanismen (s. Beutel 1988, Steffens und Kächele 1988).
- Die zweite Wurzel, die Streß-Forschung, wechselte im sogenannten Paradigmenwechsel von der Seite der Stressoren auf die Seite der Bewertungs- und Verarbeitungsprozesse und wurde so zur Coping-Forschung. Sie betont stärker die prozeßhaften Veränderungen im Verarbeitungsgeschehen und die Wechselwirkung von situativen Anforderungen und Persönlichkeitsfaktoren (Lazarus & Folkman 1984).

Das starke aktuelle Interesse am Thema Krankheitsverarbeitung dokumentiert sich in einer relativ großen Zahl jüngster Publikationen, vor allem auch Übersichten in Standardwerken der Psychosomatik, in Sonderheften von Zeitschriften, Monographien und Herausgeber-Büchern (z. B. Beutel 1988, Kächele & Steffens 1988, Muthny 1990, Rüger et al. 1990). Dieses Interesse beruht wohl vor allem auf der Hoffnung auf gezieltere und effektivere Interventionsmöglichkeiten in der Prävention, Nachsorge und psychotherapeutischen Arbeit mit chronisch körperlich Kranken - einer Patientengruppe, für die der Großteil des "klassischen" psychotherapeutischen Repertoires weder entwickelt wurde, noch problemlos anwendbar erscheint.

In der Onkologie gibt es zudem nach einigen Forschungsergebnissen (z. B. Greer et al. 1989) Hinweise, daß bestimmte Formen der Krankheitsverarbeitung wie beispielsweise "Kampfgeist", aber auch "Verleugnung" möglicherweise überlebensförderliche Wirkung haben.

Da die wissenschaftliche Umsetzung von Theoriekonzepten eine begriffliche Fassung voraussetzt, soll eine aktuelle Definition von Krankheitsverarbeitung in Anlehnung an Lazarus & Folkman (1984) und Heim (1986) gegeben werden:

"Krankheitsverarbeitung ist die Gesamtheit der Prozesse, um bestehende oder erwartete Belastungen im Zusammenhang mit Krankheit emotional, kognitiv oder aktional aufzufangen, auszugleichen oder zu meistern."

Aus der Definition wird deutlich, daß Krankheitsverarbeitung im Sinne von Coping zielorientiert erscheint. Sie schließt die Ebenen des Fühlens, Denkens und Handelns ein und hat dieser Definition folgend das Ziel, Belastungen durch die Erkrankung und ihre Auswirkungen günstig zu beeinflussen. Es soll ergänzt werden, daß sich Krankheitsverarbeitung nicht nur auf ein Individuum, sondern in systemischer Betrachtung auch auf eine Sozialstruktur beziehen kann. Im klinischen Eindruck korrespondieren damit oft auffällige Vorgänge gemeinsamer Verarbeitungsprozesse bei Paaren oder in der Mutter-Kind-Dyade ebenso wie Eindrücke "kollektiver Verleugnung", wie sie oft gerade in schwer durch Leiden und Tod belasteten Behandlungsbereichen entstehen können.

Zwei kurze Fallbeispiele sollen Verarbeitungsprozesse im klinischen Alltag veranschaulichen, und der Leser wird gebeten, in seiner jeweiligen Sprache eine Beschreibung der sichtbar werdenden Verarbeitungsprozesse zu versuchen und sich über die eigene Bewertung des Verarbeitungserfolges klarzuwerden:

Fallbeispiel 1: Frau E., eine 44jährige Brustkrebspatientin, hat, wie sich später rekonstruieren läßt, die Entdeckung eines Knotens in der Brust zunächst ignoriert und nach eigenen Aussagen auch zum Teil über Monate völlig "vergessen" können. Als der Knoten schließlich größer wird und Schmerzen verursacht, nimmt sie eine Reihe "alternativer" Behandler in Anspruch und schließt sich dann einer Sekte an. Sie vertraut sich aber ansonsten niemandem an, was die wahrgenommenen Symptome und die Behandlungsanstrengungen betrifft. Nach einem über zwei Jahre gehenden Verlauf wird sie von den Angehörigen schließlich in hochgradig kachektischem Zustand in die Klinik gebracht, wo ein fortgeschrittenes Stadium der Erkrankung mit zahlreichen Knochenmetastasen festgestellt wird. Das Angebot einer Chemotherapie verweigert sie und stirbt innerhalb von fünf Wochen.

Fallbeispiel 2: Herr F., ein 34jähriger Ingenieur, der seit 11 Jahren unter chronischem Nierenversagen leidet und dialysiert, arbeitet seit einem Jahr nur noch halbtags, um mehr Zeit für seine Familie und seine Hobbies zu haben. Nach einer erfolgreichen Transplantation möchte er sich einen Jugendtraum verwirklichen und für ein Jahr nach Amerika gehen. Die Transplantation schlägt fehl, der Patient kehrt schwer enttäuscht an die Dialyse zurück. Ein Jahr später organisiert er jedoch mit einem enormen Energieaufwand eine USA-Reise zusammen mit seiner Familie. Mit Stolz und sichtlicher Zufriedenheit berichtet er davon: Die Erfüllung seines Jugendtraums wird in diesen Schilderungen zum beispielhaften Sieg über die Erkrankung und ihre Einschränkungen.

Man kann die Krankheitsverarbeitung in diesen Fällen je nach Vorbildung und therapeutischem Hintergrund mit recht unterschiedlichen Begriffen zu erfassen versuchen. Beispiele von Assoziationen dazu könnten sein:

- zum 1. Fall: Verleugnung, Verdrängung, Suche nach sozialer Unterstützung, Religiosität und Sinnsuche, Behandlungsverweigerung, sozialer Rückzug, passive Verarbeitungsprozesse,

- zum 2. Fall: Wunscherfüllung, Ablenkung, Kampfgeist.

Deutlich wird dabei auch, wie wir spontan eine Bewertung vornehmen, beim 1.Fall evtl. nach günstigeren Lösungen (oder möglichen anderen Weichenstellungen im Vorfeld) suchen und im 2. Fall u. U. beeindruckt sind von der Zielstrebigkeit und hedonistischen Orientierung der Verarbeitung.

Die Erfahrungen von psychosozialer Fortbildung und Supervision mit Ärzten und Pflegepersonal machen immer wieder deutlich, wie unterschiedlich der jeweilige Hintergrund einzelner, die gewählte Sprache und die Möglichkeiten einer differenzierten Beschreibung sind, von einer Laiendiagnose "Verleugnung" bis hin zu präzisen Beschreibungen von Handlungen, Kognitionen und Emotionen. Sie machen auch immer wieder deutlich, daß "Erfolg" sehr unterschiedlich bewertet wird, je nachdem, welches Verarbeitungsziel der Betrachter im Auge hat.

Eine Analyse der Coping-Literatur zeigt ein großes Spektrum nur teilweise empirisch fundierter Wege bzw. Dimensionen der Krankheitsverarbeitung auf (s. Tabelle 1 auf der nächsten Seite). Ohne Anspruch auf Vollständigkeit wurde hier versucht, eine Zuordnung der Dimensionen zu den Ebenen der Kognitionen, Emotionen und Handlungen vorzunehmen. Gedacht als eine Orientierungshilfe, keinesfalls jedoch in der Annahme, daß diese Ebenen im Verarbeitungsprozeß wirklich trennbar wären bzw. eine solche Trennung sinnvoll oder wünschenswert wäre (siehe auch Muthny 1989).

In der Medizin am bekanntesten sind wohl Phasenmodelle zur Verarbeitung belastender Lebensereignisse wie beispielsweise das von Kübler-Ross (1980): Auf die Mitteilung, an einer schweren Krankheit zu leiden, reagieren viele zunächst mit einem Nicht-wahrhaben-Wollen, dann mit Zorn und "Feilschen", gefolgt von depressiver Stimmung. Am Ende des Prozesses steht (im Idealfall) Zustimmung und Versöhnung. Im Modell von Horowitz (1983) steht als initiale Reaktion Verleugnung oder "Aufschrei", auch hier am Ende der Idealfall der Auflösung im positiven Sinne. Die klinische Erfahrung zeigt indes, daß phasenhafte Verläufe dieser regelhaften Abfolge eher selten sind. Dennoch erfüllen die Modelle durchaus die Funktion, für die Wahrnehmung von Verarbeitungsprozessen zu sensibilisieren; sie bergen aber gleichzeitig die Gefahr in sich, den Kontakt zum Patienten zu verlieren, wenn dieser andere Verarbeitungsprozesse, andere Abfolgen von Phasen und vor allem "Rückschritte" zeigt.

Tabelle 1: Wichtigste Wege und Dimensionen der Krankheitsverarbeitung

Kurzbenennung der Skala	Versuchsweise Zuordnung zur Ebene Kognition (K), Emotion (E), Verhalten (V)
1. Informationssuche	V, K
2. Wahrnehmungsabwehr/Vermeidung	K, V
3. Wunschdenken	K
4. Selbstanschuldigung (vs. Schuldabwehr)	K
5. Problemanalyse und Bewertung	K, V
6. planvolles Handeln	V, K
7. Gefühle ausleben	E
8. Kontrolle der Gefühle und des Ausdrucks	E, K, V
9. Spannungsreduktion	V
10. Ersatzbefriedigung	V, K
11. Carpe diem-Haltung	K, V
12. Auflehnung und Selbstmitleid	K, E
13. Optimismus-Strategien	K
14. Selbstaufwertung	K
15. Ablenkung	V, K
16. Akzeptieren	K
17. depressive Verarbeitung/Resignation	K, E
18. Sinngebung	K
19. Religiosität	K, V
20. Compliance-bezogene Strategien	K, V
21. Mißtrauen gegenüber den Ärzten	K, V, E
22. Altruismus	K, V
23. Zweckpessimismus/Galgenhumor	K
24. Relativierung durch Vergleich	K
25. regressive Wünsche	K, E
26. Inanspruchnahme sozialer Unterstützung	V, K
27. sozialer Rückzug	K, V

Einige wesentliche theoretische Ansätze zur Kassifikation von Verarbeitung sollen kurz zusammengefaßt werden, bezüglich einer ausführlicheren Darstellung sei auf Beutel (1988) verwiesen.

In der frühen Unterteilung von Lazarus (1966) in intrapsychisches Coping und direkte Handlung soll nach Auffassung des Autors implizit auch das Abwehrkonzept integriert sein. Die wohl bekannteste Unterteilung in Coping und Abwehr wurde von Norma

Haan (1977) eingeführt und von ihr selbst auch auf die einfache Formel gebracht: "The person will cope, if he can, defend, if he must, and fragment, if he is forced to do so." Damit wird auch eine Belastungsabhängigkeit der Verarbeitungsart postuliert, genauer ein Verhältnis zwischen Belastung und Bewältigungsmöglichkeiten. Lazarus & Launier (1978) betonen im Gegensatz dazu den Unterschied zwischen einer emotionszentrierten Verarbeitungsweise (Gefühle ausleben oder Gefühle kontrollieren) und einer stärker problemorientierten Sichtweise. Ein anderer Ansatz betrachtet Verarbeitung auf den unterschiedlichen Ebenen der Handlung, Kognition oder Emotion (Heim et al. 1983). Aktuelle Ansätze wie von Cronkite & Moos (1984) oder Filipp & Klauer (1988) betonen den Aspekt der Zu- und Abwendung zur Belastung, wie er auch schon im Globalkonzept der "Repression-Sensitization" von Byrne (1966) vertreten wurde.

Ein vor allem im Transaktionsmodell von Lazarus und Folkman (1984) stark betontes Prozeßverständnis geht bewußt abweichend von der (früheren) Einschätzung von Verarbeitung als Persönlichkeitsdimension davon aus, daß situative Faktoren (z. B. Beginn einer Erkrankung oder Mitteilung einer Diagnose) Auslöser für die Verarbeitungsbemühungen sind (auf kognitiver, emotionaler und Handlungsebene) und zu einem bestimmten Ergebnis im Sinne von psychosozialer Rehabilitation bzw. Parametern der "Lebensqualität" führen. Abbildung 1 zeigt ein entsprechendes Modell des Verarbeitungsprozesses, das als Basisbetrachtung ausreichen soll. Aufwendigere Modelle (siehe z. B. Heim 1986) differenzieren den Verarbeitungsprozeß weiter, schliessen aber vor allem weitere Rückmeldeschleifen und die Beteiligung des sozialen Umfelds am Verarbeitungsprozeß in die Betrachtung ein. Das Ergebnis der jeweiligen Adaptations- bzw. Verarbeitungsbemühungen bzw. neu auftauchende Belastungen (z. B. Krebs-Rezidiv, Reinfarkt, Behandlungsfolgen und dergleichen) bestimmen, ob weitere, evtl. intensivere oder auch neue, u. U. andere Verarbeitungsanstrengungen erforderlich sind, so daß Verarbeitung als ein ständig im Fluß befindliches prozeßhaftes Geschehen gesehen wird.

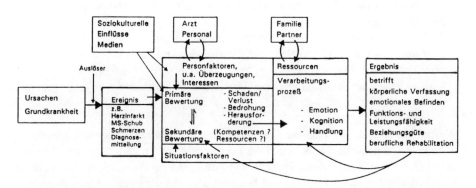

Abbildung 1: Flußdiagramm erkrankungsbezogener Verarbeitungsprozesse (nach Beutel & Muthny 1991)

2 Klinische Erfassung der Krankheitsverarbeitung, Meßmethodik und Instrumente

Bevor im folgenden kurz auf einige Meßverfahren eingegangen werden soll, seien zunächst wesentliche Vorannahmen und Zielsetzungen von Erfassungsmethoden erwähnt:

Wesentliche Vorannahmen anspruchsvoller Coping-Meßverfahren sind z. B.

- das Ausgehen von einem Prozeßcharakter der Krankheitsverarbeitung,
- der Einschluß der kognitiven, emotionalen und Handlungsebene der Krankheitsverarbeitung,
- die Annahme individueller wie auch interaktionaler Komponenten der Verarbeitungsprozesse, die Postulierung verschiedener (prinzipiell gleichberechtigt zu betrachtender) Einflußquellen in Person, Situation und Umwelt im Sinne des Transaktionsmodells (Lazarus & Folkmann, 1984), sowie
- die Annahme eines komplexen Zusammenhangs zwischen Einsatz von Verarbeitungsmodi und erreichtem Verarbeitungserfolg in Bezug auf verschiedenste Zielkriterien.

Wichtige Zielsetzungen und Leitlinien von Verfahren leiten sich gleichermaßen aus diesen theoretischen Vorannahmen sowie meßmethodischen und praktisch-theoretischen Anforderungen ab, vor allem

- eine möglichst weitgehende Theorie- bzw. Modellorientierung, die es ermöglicht, zentrale Hypothesen bestehender Modelle zu testen,
- den Einschluß eines breiten Spektrums von Krankheitsverarbeitungsmodi unter Einbeziehung von Verhalten, Kognition und Emotion,
- die Verwendbarkeit ohne erforderliche "state"-/"trait"-Vorentscheidungen,
- die Eignung für Verlaufsmessungen,
- die Verwendbarkeit für Selbst- und Fremdeinschätzungen,
- eine größtmögliche klinische Nähe der Dimensionen und Items sowie
- eine vertretbare Patientenbelastung bzw. Untersuchungsökonomie zur Gewährleistung einer hohen Akzeptanz des Verfahrens bei Patienten, Angehörigen und Ärzten.

Wesentliche Aspekte der Planung einer Untersuchung zur Krankheitsverarbeitung sind in Tabelle 2 dargestellt. Sie betreffen die Präzisierung der Fragestellung (und entsprechend Quer- oder Längsschnitt-Design), die Festlegung des "Coping-Fokus" (worauf sich der Patient in seiner Einschätzung beziehen soll) und die Forschungsmethode.

Tabelle 2: Planung einer Untersuchung zur Krankheitsverarbeitung

Fragestellung:
- Querschnitt-Untersuchung
- Längsschnitt-Untersuchung (Prozeß)

Coping-Fokus:
- aktuell / retrospektiv
- ereignisbezogen / global
- ggf. Art der konkreten Belastung

Forschungsmethode:
- Selbsteinschätzung und/oder Fremdeinschätzung
- Fragebogen/Interview
- Kontext, weitere Datenbereiche
- aus der Fragestellung (Adaptivität)
- aus dem theoretischen Modell (appraisal, antezendente Bedingungen, commitments, beliefs ...)

Eine wesentliche konzeptuelle Vorentscheidung betrifft die Frage, ob Verarbeitung eher im tiefenpsychologischen Betrachtungskontext erhoben werden soll (Abwehrmechanismen) oder im Coping-Konzept. Zum zweiten muß entschieden werden, ob die Selbst- oder Fremdeinschätzung (aus wissenschaftstheoretischen Überlegungen und aus klinischen Erfahrungen, am besten beides) gewählt werden soll. Häufig eingesetzte Meßinstrumente sollen kurz erwähnt werden.

So sind zur Zeit die bekanntesten Instrumente für die Erfassung von Coping in der Selbsteinschätzung:

- mit einem generellen Gültigkeitsanspruch die "Ways of Coping-Checklist" (WCCL bzw. WOC, Folkman & Lazarus 1988) und der "Streßverarbeitungs-Fragebogen" (SVF, Janke et al. 1985),
- speziell für die Krankheitsverarbeitung der "Fragebogen zur Erfassung von Krankheitsbewältigung" (FEKB, Klauer et al. 1989) und der "Freiburger Fragebogen zur Krankheitsverarbeitung" (FKV, Muthny 1989).

Zur Erfassung von Coping in der Fremdeinschätzung haben im deutschen Sprachraum die auf der Ebene der Emotion, Kognition und Handlung differenzierenden "Berner Bewältigungsformen" (Heim et al. 1991) die größte Verbreitung gefunden.

Die Erfassung der Abwehrmechanismen erscheint aus der Definition als begrenzt bewußtseinsfähige Prozesse primär als Fremdeinschätzung sinnvoll, z. B. speziell für die Verleugnung die "Hackett-Cassem-Denial-Scale" (Hackett & Cassem 1974) und für ein breiteres Spektrum die "Klinische Beurteilung der Abwehrmechanismen" (KBAM, Ehlers 1983). Allerdings werden auch Selbsteinschätzungen zu einer Art Indizienbeweisführung herangezogen (z. B. "Defense Mechanism Inventory" von Gleser & Ihilevich, 1969, und "Life Style Index" von Plutchik et al. 1979).

Wesentliche Unterschiede der Verfahren betreffen vor allem die erfaßten Dimensionen, die Testentwicklung (z. B. rationale vs. faktorenanalytische Skalenkonstruktion), und die erreichten Testgütekriterien (vor allem Reliabilität und Validität). Für weitere Informationen sei hier auf eine ausführliche Darstellung an anderer Stelle verwiesen (Rüger et al. 1990, Muthny & Beutel 1991).

Im folgenden werden exemplarisch Ergebnisse der Coping-Forschung bei Erkrankten, d. h. Patienten verschiedener Diagnosegruppen dargestellt. Anschließend werden einige Befunde zur Krankheitsverarbeitung der Gesunden berichtet, hier sinnvollerweise beschränkt auf die bereits vor der eigenen Betroffenheit leicht feststellbaren kognitiven Prozesse der Kausal- und Kontrollattribution. Da eine der wesentlichen Quellen der subjektiven Theorien Gesunder Mediendarstellungen sein dürften, wird abschliessend anhand einer Medienanalyse kurz der Frage nachgegangen, welche Krankheitskonzepte und -modelle Publikumszeitschriften mit hoher Auflage berichten.

3 Anwendungs- und Ergebnisbeispiele der Copingforschung bei Kranken

3.1 Exemplarische empirische Befunde zu Formen der Krankheitsverarbeitung und subjektiven Theorien bei Patienten verschiedener Diagnosen

Im folgenden werden exemplarisch empirische Ergebnisse zur Krankheitsverarbeitung bei verschiedenen Diagnosen dargestellt. Es wird dabei auf eigene Untersuchungen Bezug genommen, weil hier vor allem durch den Einsatz identischer Meßinstrumente und Untersuchungsbedingungen bei vergleichsweise großen Patientengruppen relativ gute Vergleichbarkeit erreicht werden konnte - anderes als beim Vergleich von durchaus reichhaltigeren Ergebnissen verschiedener Autoren. Allerdings muß selbstkritisch angemerkt werden, daß diese höhere Vergleichbarkeit mit einer inhaltlichen Einschränkung der Theorievielfalt und Methoden erkauft wurde.

Die Stichprobe soll kurz charakterisiert werden (nähere Beschreibung siehe Muthny et al., 1992): Um geschlechtsspezifische Differenzen außer Betracht lassen und die wichtige Mammacarcinom-Erkrankung unter günstigen Vergleichsbedingungen aufnehmen zu können, wurden hier ausschließlich Frauen untersucht. Insgesamt wurden 451 Patientinnen erreicht (66 Carcinom(CA)-, 70 Herzinfarkt(HI)-, 108 Dialyse(HD)- und 207 MS-Patientinnen). Auf die statistischen Probleme, die sich aus z. T. hochsignifikanten Unterschieden nach Alter, Bildung und Krankheitsdauer ergeben, kann an dieser Stelle lediglich hingewiesen werden (siehe Muthny et al., 1992).

Die wichtigsten Wege der Krankheitsverarbeitung (aus 35 entsprechenden Kurzbeschreibungs-Items im FKV) waren dabei bei den Dialyse- und Herzinfarkt-Patientinnen "Befolgen des ärztlichen Rates" und Vertrauenssetzung in die Ärzte, bei den MS- und Krebs-Patientinnen jedoch deutlich von "Kampfgeist" übertroffen (siehe Muthny et al., 1992). Einen ebenfalls noch recht hohen Stellenwert haben weitgehend übereinstimmend Selbstermutigung und Informationssuche (noch von mehr als der Hälfte der Untersuchten mit hoher Ausprägung skaliert) und soziale Vergleichsprozesse ("sich damit trösten, daß es andere noch schlimmer getroffen hat").

Die Ergebnisse unterstreichen nach Meinung des Autors sehr eindrücklich die wichtige Rolle der Arzt-Patienten-Beziehung in der Verarbeitung.

Die auffälligsten Unterschiede zwischen den Diagnosegruppen ergeben sich vor allem in dem Sinne, daß

- Krebs-Patientinnen bei weitem am stärksten "Carpe-diem"-Haltungen und "Selbstermutigung" angeben, während
- MS-Patientinnen besonders niedrig Vertrauenssetzung in Ärzte und Compliance-bezogenen Strategien skalieren.

Eine wichtige Rolle in der Frühphase von Verarbeitungsprozessen kommt auch der Suche nach den Ursachen der Erkrankung ("Laienätiologien") zu. Hier zeigen sich deutliche Unterschiede zwischen verschiedenen Diagnosegruppen im PUK ("Persönliche Ursachen und Gründe für die Erkrankung", Muthny, 1993), siehe Tabelle 3: So sehen Krebs- und MS-Patientinnen am deutlichsten psychosoziale Faktoren auch im Zusammenhang mit der Entstehung der Erkrankung (je ca. 1/3), während Dialyse-Patientinnen ein vorrangig somatisches Verständnis der Erkrankungsursachen berichten (Muthny et al., 1992).

Tabelle 3: Globale Ätiologie-Konzepte von Patienten im Vergleich verschiedener Erkrankungen

Vorgebenene Ursachen-Kategorien	CA* (n = 66)	HD (n = 108)	HI (n = 70)	MS (n = 207)
eher seelisch	35 %	12 %	24 %	33 %
eher körperlich	19 %	51 %	17 %	18 %
Zusammenwirken von beidem	46 %	37 %	59 %	49 %

* CA = Carcinom; HD = Hämodialyse; HI = Herzinfarkt; MS = Multiple Sklerose

Gibt man in differenzierterer Vorgehensweise 20 Ursachen vor, so zeigt sich, daß in jeder Diagnosegruppe eine andere Laienätiologie dominiert (siehe Tabelle 4): Alltagsstreß bei den Herzinfarkt-Patientinnen, Umweltverschmutzung bei Krebs-, Vererbung bei MS- und schließlich gar iatrogene Einflüsse bei den Dialyse-Patientinnen ("Fehler/Versäumnisse der Ärzte"). Allerdings kommen Alltagsstreß und seelische Probleme bei allen 4 Gruppen auf den ersten 5 Rangpositionen vor, Selbstansprüche immerhin noch bei 3 Diagnosen mit einem ähnlich hohen Stellenwert - womit auch die Ähnlichkeiten in den Laienätiologien der Diagnosegruppen gewürdigt werden müssen.

Tabelle 4: Ätiologie-Vorstellungen im Vergleich verschiedener Erkrankungen

Rang	CA* (n = 66)	HD (n = 108)	HI (n = 70)	MS (n = 207)
1.	Umweltverschmutzung	iatrogene Einflüsse	Alltagsstreß	Vererbung
2.	Alltagsstreß	frühere Erkrankungen	hohe Selbstansprüche	Alltagsstreß
3.	seelische Probleme	Vererbung	berufliche Belastungen	hohe Selbstansprüche
4.	hohe Selbstansprüche	seelische Probleme	seelische Probleme	berufliche Belastungen
5.	familiäre Belastungen	Alltagsstreß	Verlusterlebnisse	seelische Belastungen

* CA = Carcinom; HD = Hämodialyse; HI = Herzinfarkt; MS = Multiple Sklerose

3.2 "Coping und Krebs" - Beispiele aus der Literatur

Um einen Überblick über zentrale Ergebnisse der Literatur zu Verarbeitungsprozessen bei Krebserkrankungen zu geben, wurden im Rahmen einer Metaanalyse (siehe Muthny & Bermejo 1993) bedeutsame (d. h. vielzitierte) Arbeiten ausgesucht, die möglichst auch das Spektrum möglicher Untersuchungsziele und -ergebnisse gut repräsentieren sollten. So wurden Untersuchungen mit unterschiedlichen Krebsdiagnosen, Querschnitt- und Längsschnitt-Design und unterschiedlichen Zielen einbezogen (z. B. psychosoziale Reaktionen auf die Diagnose, Analyse der Arzt-Patient-Beziehung unter Coping-Aspekten, Einflußfaktoren auf Verarbeitungsprozesse, Untersuchung des Einflusses von Coping auf die Überlebenszeit u.v.m.). Nach den Ergebnissen dieser Metaanalyse wurde ein großes Spektrum sehr unterschiedlicher Meßinstrumente eingesetzt, unterschiedlich nach erfaßten Bereichen (neben Krankheitsverarbeitung häufig unterschiedliche Kriterien der "Lebensqualität") und methodischem Vorgehen (Fragebogen vs. Interview). Entsprechend dazu wurden sehr unterschiedlich aufwendige Auswertungsverfahren eingesetzt.

Ein wichtiges Ergebnis, das in vielen der hier berücksichtigten Längsschnitt-Studien gefunden wurde, ist, daß die psychischen Störungen/Probleme häufig im Anschluß an die Diagnose auftreten, passager sind und häufig keine gezielte psychotherapeutische Behandlung erfordern (z. B. Ell et al. 1989; Anderson et al. 1989). Auch das in einigen Untersuchungen gefundene Ergebnis, daß Gesprächsangebote und -bereitschaft seitens der Ärzte und Personal die negativen psychischen Folgen (z. B. Angst, Unsicherheit, depressive Reaktionen etc.) reduzieren können, erscheint vor allem im Hinblick auf eine Umsetzung in therapeutische Konzepte von Bedeutung (z. B. Molleman et al. 1984; Blanchard et al. 1988).

Das möglicherweise klinisch interessanteste Ergebnis (zumindest das spektakulärste) war wohl die möglicherweise überlebensförderliche Funktion einiger Verarbeitungsformen (vor allem Kampfgeist und Verleugnung) nach Greer et al. 1989.

Weitere interessante Resultate sind:

- die Betonung der Situationsabhängigkeit der Verarbeitungsformen (z. B. Felton et al. 1984; Burgess et al. 1988),
- ihr Wechsel im Laufe des Verarbeitungsprozesses (z. B. Heim et al. 1987), und
- die stärkeren psychischen Belastungen bei Patienten mit einer Krebserkrankung im Vergleich zu anderen chronischen Erkrankungen wie Koronarpatienten, Cholezystektomie-Patienten, Patienten mit gutartigen Tumoren usw. (z. B. Kneier & Temoshok 1983, Anderson et al. 1989).

Erwähnenswert erscheint aber auch das "Negativ"-Ergebnis der Studie von Buddeberg et al. (1991), die im Gegensatz zu den anderen Autoren keine Beziehungen zwischen verschiedenen Coping-Parametern und dem Krankheitsverlauf bzw. der Prognose finden konnten, vielmehr konnten medizinische und biologische Ausgangsparameter als verlaufsbestimmend identifiziert werden. Bezüglich weiterer aktueller Befunde kann auf die Längsschnittstudien in diesem Buch verwiesen werden.

3.3 Krankheitsverarbeitung in der Sicht der Patienten und Ärzte

Vergleicht man die Einschätzungen von Ärzten und Patienten zum Auftreten von Krankheitsverarbeitungsmodi und deren Nützlichkeit, so wird ein überraschend diskrepantes Ergebnis deutlich (Muthny 1988). Während die Patienten selbst in erster Linie Vertrauenssetzung in die Ärzte, Compliance-Strategien, Kampfgeist und Selbstermutigung als häufig beschrittene Wege angeben, steht in der Wahrnehmung der Ärzte Nicht-wahrhaben-Wollen, Dissimulation, Grübeln und übermäßige Gefühlskontrolle im Vordergrund (siehe Tabelle 5). Die Untersuchung der Frage der Nützlichkeits-Einschätzung von Krankheitsverarbeitungsmodi durch Ärzte und Patienten ergibt ein ähnliches Bild: So zeigt sich dabei, daß Ärzte starke Vorannahmen von der Nützlichkeit bzw. Schädlichkeit bestimmter Krankheitsverarbeitungsformen haben; sie verbinden vor allem depressive Verarbeitung mit schlechtem Verarbeitungserfolg. Dieses Ergebnis weist vor allem darauf hin, daß ein Konzept wie Trauerarbeit und psychosomatische Auffassungen zur Adäquanz von Verarbeitungsprozessen noch kaum Eingang in die praktische medizinische Versorgung gefunden haben dürften. Vor allem wird deutlich, wie unterschiedlich die Auffassungen von Ärzten und Patienten sind, was als Ausdruck verschiedenen Erlebens, aber auch geringer Kommunikation über Krankheitsverarbeitung interpretiert werden kann.

Tabelle 5: Einschätzung der Krankheitsverarbeitung von Patienten, Ärzten und Pflegepersonal (Rangreihen)

Patienten-Selbsteinschätzung (n = 91)	Arzt-Ratings (zu n = 96 Patienten)	Personal-Ratings (zu n = 72 Patienten)
1. Vertrauenssetzung in Ärzte	1. Nicht-Wahrhaben-Wollen	1. Vertrauenssetzung in Ärzte
2. Compliance-Strategien	2. Dissimulation	2. Inanspruchnahme sozialer Unterstützung
3. Kampfgeist	3. Grübeln	3. Compliance-Strategien
4. Selbstermutigung	4. Kontrolle der Gefühle	4. Mit dem Schicksal hadern
5. Informationssuche	5. Ablenkung	5. Grübeln

3.4 Zum Ergebnis bzw. "Nutzen" von Krankheitsverarbeitung

Die Einschätzung des Verarbeitungserfolges hängt sehr stark von den jeweiligen Zielen des Einschätzenden ab. Diese richten sich nach Heim (1988) aus der Sicht von Patient und Behandlern durchaus teilweise auf unterschiedliche Bereiche:

- aus der Sicht des Patienten vor allem auf die Wiedergewinnung der Körperintegrität, des emotionalen Gleichgewichts, des Wohlbefindens und der Kontrolle, sowie auf die Erhaltung einer situationsgemäß optimalen Lebensqualität nach Durchstehen der existentiellen Bedrohung,
- aus der Sicht der Ärzte möglicherweise vorwiegend auf die optimale Behandlungscompliance, die Erzielung des medizinisch besten Ergebnisses, das Ertragen belastender Eingriffe und die Anpassung an die Regeln des Behandlungssettings.

Der Frage des Nutzens von Verarbeitungsprozessen kann in der Literatur auf mehreren Wegen nachgegangen werden, vor allem in der Befragung des Patienten oder anderer Personen oder in der Untersuchung von (Kausal-)Beziehungen zwischen Krankheitsverarbeitung und Kriterien des Verarbeitungserfolges (vor allem Überlebenszeiten und "Lebensqualität").

Die Metaanalyse von Heim (1988) läßt erkennen, daß traditionell Überleben als entscheidendes Kriterium des Verarbeitungserfolgs gesehen wurde. Als "geeignetes" Coping erschien dabei am ehesten zupackendes Verhalten, die Suche nach Zuwendung und die Problemanalyse. Am relativ "ungeeignetesten" stellen sich im Lichte dieser Metaanalyse fatalistisches Akzeptieren, Passivität, Resignation und Selbstbeschuldigung dar.

In der Selbstevaluation der Patienten (Muthny et al. 1992) betonen diese vor allem die hilfreiche Funktion von Kampfgeist (für 32 % der Krebs- und 30 % der MS-Patientinnen "am hilfreichsten", entsprechend für 17 % der Hämodialyse-, 16 % der Herzinfarkt-Patientinnen) und Trost im religiösen Glauben (im Mittel ca. 20 %) sowie Vertrauenssetzung in die Ärzte (im Mittel ca. 17 %). Der Vergleich der verschiedenen Diagnosegruppen in der Einschätzung der Nützlichkeit von Verarbeitungsprozessen zeigt eher Ähnlichkeiten zwischen Krebs- und MS-Patientinnen (hoher Anteil von Kampfgeist, Religiosität und Selbstermutigung als hilfreiche Krankheitsverarbeitung), aber auch beträchtliche Unterschiede: So steht nur in der Herzinfarktgruppe Vertrauenssetzung in die Ärzte und Informationssuche an erster Stelle der hilfreichen Verarbeitung (je 21 % der Patienten betonen den besonderen Nutzen dieser Modi) und haben bei den anderen Diagnosegruppen wesentlich geringere Anteile. Eine Carpediem-Haltung wird am deutlichsten von der Krebsgruppe als nützlich erlebt (18 %), Selbstermutigung vor allem von den Hämodialyse-Patientinnen (18 %).

Besonders hervorgehoben werden soll die vielzitierte Längsschnittstudie von Pettingale et al. 1988, Greer et al. 1989), in der über einen 10jährigen Beobachtungszeitraum festgestellt wurde, daß Kampfgeist, aber auch Verleugnung günstige Verarbeitungsformen im Hinblick auf das Überleben waren, stoische Haltung oder gar Hilflosigkeit/Hoffnungslosigkeit hingegen ungünstige Prädiktoren waren. Dieses Untersuchungsergebnis erscheint trotz einer Reihe methodischer Kritikpunkte vor allem deshalb interessant, weil die Schwere der Krebserkrankung bei Primärdiagnose dabei statistisch kontrolliert wurde.

3.5 Zur Krankheitsverarbeitung Gesunder

Um der Frage nachzugehen, wie weit die Krankheitstheorien bereits vor dem Ausbruch einer Erkrankung vorliegen oder erst nach eigener Betroffenheit generiert bzw. verändert werden, wurden Gesunde (im Sinne von nicht klinisch krank) im Rahmen einer Fragebogen-Untersuchung befragt. Bezüglich näherer methodischer Einzelheiten soll auf Lerch et al. (1993) verwiesen werden, hier soll nur darauf hingewiesen werden, daß die Gesamtstichprobe (n = 228 Personen) im Mittel knapp 50 Jahre alt war und die 3 Bildungsschichten ähnlich stark vertreten waren. Annäherung an die Stichprobencharakteristika chronisch kranker Populationen wurde erreicht.

Tabelle 6 zeigt auf, wieviel stärker die Betroffenen seelische Ursachen im Sinne psychoätiologischer Faktoren sehen : Während nur 11 % der Gesunden vorwiegend seelische Faktoren als Ursachen von Krebs sehen (5 % bei Herzinfarkt), steigen die entsprechenden Einschätzungen der Betroffenen auf 35 % bzw. 24 % an. Demgegenüber bleibt der Anteil primär somatischer Kausalattributionen mit ca. 20 % bei Gesunden wie Betroffenen gleich. Der Prozentsatz der Personen, die eher eine Wechselwirkungsauffassung des Leib-Seele-Verhältnisses erkennen lassen, ist als Restkategorie bei den Erkrankten zugunsten spezifischerer Aussagen geringer.

Tabelle 6: Globale Ursachenkonzepte Erkrankter und Gesunder

Art der Laienätiologie ("Leib-Seele-Problem")	zu Krebs Erkrankte / Gesunde (n=66) / (n=228)	zu Herzinfarkt Erkrankte / Gesunde (n=70) / (n=228)
eher seelisch	35% / 11%	24% / 5%
eher körperlich	19% / 17%	18% / 20%
Zusammenwirken beider Bereiche (WW)	46% / 72%	59% / 75%

3.6 Krankheitsverarbeitung im Lichte der Medien

Wenn der Frage möglicher Einflußfaktoren auf erkrankungsbezogenes Wissen und Einstellungen der Gesamtbevölkerung nachgegangen wird, so kommt man dabei zwangsläufig auch auf die Medien - und ist überrascht, wie intensiv sich diese auch außerhalb von Präventionskampagnen mit chronischen Krankheiten beschäftigen.

Im Rahmen einer Analyse der Medizinberichterstattung von Publikumszeitschriften wurde je 1 Jahrgang von "Spiegel"," Quick", "Stern" und "Neuer Bunter" analysiert (siehe Muthny und Bechtel 1988). Dabei wurden die Äußerungen dem Kategoriensystem des FKV (Muthny 1989) zuzuordnen versucht. 165 über einem nach Länge definierten Schwellenwert liegende Beiträge ergaben folgendes Bild der Erwähnung von Prozessen der Krankheitsverarbeitung (beschränkt auf die ersten sieben Rangpositionen nach Bedeutung): In ca. 25 % der Beiträge wurde depressive Verarbeitung angesprochen, in 22 % soziale Unterstützung und in 22 % problemorientiertes Coping. Verleugnung nahm mit Erwähnung in ca. 20 % der Beiträge ebenfalls noch einen bedeutsamen Raum ein. Deutlich geringer repräsentiert (je 12 % der Beiträge) waren Optimismus-Strategien, Vertrauenssetzung in die Ärzte und Wunschdenken.

Tabelle 7: Schilderung der Krankheitsverarbeitung in Illustrierten; ein Vergleich von Krebs, Herzinfarkt und AIDS

Erkrankung	Strategie	Prozent der Beiträge
AIDS (N=39)	1. Verleugnung, Verdrängung	33 %
	2. Soziale Unterstützung	28 %
	3. Problemorientiertes Coping	21 %
	4. Wunschdenken	21 %
	5. Depressive Reaktion	18 %
Krebs (N=37)	1. Depressive Reaktion	41 %
	2. Verleugnung/Verdrängung	16 %
	3. Soziale Unterstützung	16 %
	4. Ausdruck von Gefühlen	14 %
	5. Carpe-diem	14 %
Herzinfarkt (N=22)	1. Optimismusstrategien	32 %
	2. Verleugnung/Verdrängung	23 %
	3. Depressive Reaktion	23 %
	4. Soziale Unterstützung	18 %
	5. Selbstanschuldigung	18 %

Tabelle 7 zeigt auf, daß die erwähnten Krankheitsverarbeitungsmodi durchaus in Abhängigkeit von den 3 hauptsächlich behandelten Diagnosen (AIDS, Krebs und Herzinfarkt) schwanken. Während bei der Schilderung von Herzinfarktpatienten Optimismusstrategien dominieren, finden bei AIDS vor allem Verleugnung und soziale Unterstützung Erwähnung, während schließlich bei Krebs eindeutig die Beschreibung depressiver Reaktionen überwiegt.

4. Krankheitsverarbeitung und Möglichkeiten psychosozialer Hilfen - Umsetzungsmöglichkeiten von Forschungsergebnissen

Zunächst kann davon ausgegangen werden, daß es gut ist, wenn der Arzt mehr über den Patienten weiß, daß also auch das Kennenlernen von Prozessen der Krankheitsverarbeitung nützlich ist: Der Arzt sensibilisiert sich für diese Prozesse und deren Vielfalt und kann sich so besser auf die innere Situation des Patienten einstellen und dessen konkrete aktuelle Verarbeitungsmöglichkeiten (und auch Überforderungen) kennenlernen. Die Beschäftigung mit dem Reichtum der Verarbeitungsprozessen schafft Nähe zum Patienten (ganz im Gegensatz zu einer forcierten Laiendiagnose Verleugnung ja/nein). Da der Patient sie als Beschäftigung mit seiner Person im Sinne persönlicher Zuwendung erlebt, hilft sie dem Patienten direkt und dient der Pflege der Arzt-Patienten-Beziehung.

Wissenschaftlich von Interesse sind vor allem die Zusammenhänge der Krankheitsverarbeitung mit anderen psychosozialen Bereichen, vor allem mit der Compliance des Patienten und mit der erreichten Rehabilitation bzw. "Lebensqualität" nach dem Trauma der akuten oder chronischen Krankheit mit ihren Folgen.

Da die Verarbeitungsprozesse als zentraler Moderator zwischen objektivierbaren Belastungen und dem Rehabilitationsergebnis stehen, besteht die Hoffnung, mit einer günstigen Beeinflussung der Verarbeitung evtl. dauerhaft das Ergebnis verbessern zu können (und die künftigen Verarbeitungsmöglichkeiten bei weiteren oft unausweichlichen Belastungen zu verbessern, z. B. bei Progredienz der Erkrankung, Komplikationen, Rezidiven und dergleichen).

Eine einfache Umsetzung von Erkenntnissen der Krankheitsverarbeitungsforschung in therapeutische Konzepte ist aus verschiedenen Gründen zur Zeit noch nicht möglich. Vor allem besteht ein noch zu geringes Wissen über die Krankheitsverarbeitungswege und -prozesse, vor allem über die Adaptivität, d. h. den Nutzen (und eventuellen Schhaden) einzelner Haltungen und Wege der Krankheitsverarbeitung. Erforderlich sind differenzierte Beurteilungen verschiedener Aspekte von betroffener Person und Krankheit: Zeitpunkt/Stadium/Situation der Erkrankung und Behandlung, persönlicher und sozialer Hintergrund, Ziele der Verarbeitung, zur Verfügung stehende Ressourcen und Einflußmöglichkeiten durch therapeutische Interventionen.

Das bessere Wissen über die personen- und situationsgebundenen Anteile der Krankheitsverarbeitung und ihren Nutzen kann langfristig die Entwicklung spezifischerer und effektiverer psychotherapeutischer Interventionen ermöglichen. Ähnlich wie sich Krankheitsverarbeitungsprozesse zum Teil auf den Ebenen Kognition, Emotion und Handlung ansiedeln lassen, kann auch die Überlegung angestellt werden, wie auf diesen Betrachtungsebenen therapeutische Ziele zugeordnet werden können:

Bezüglich der kognitiven Ebene (gedankliche Prozesse) zeigen praktisch-klinische Erfahrungen mit chronisch körperlichen Erkrankungen, daß die Stärkung von realitätsgerechtem Informationssuche-Verhalten sowie die Veränderung von Fehlwahrnehmungen und ungünstigen Attributionen in vielen Fällen durchaus therapeutisch gefördert werden können.

Auf der emotionalen Ebene ist die Erleichterung des emotionalen Ausdrucks (wie im klientenzentrierten Therapiekonzept) bzw. die emotionale Abreaktion/Katharsis (wie im psychoanalytischen Konzept) bereits bisher praktizierte Therapierealität im Sinne einer Hilfe der Trauerarbeit und Entwicklung durch das Durchleben von Gefühlen.

Auf der Handlungsebene ergibt sich aus den Befunden zur Krankheitsverarbeitung die Sinnfälligkeit des Einübens von konkreten Verhaltensweisen in unterschiedlichem Kontext (z. B. zur Erhöhung der sozialen Kompetenz und zur Entwicklung von Alternativen zur Krankenrolle).

Interaktionale Konsequenzen aus den Befunden, vor allem zur Diskrepanz der Krankheitsverarbeitungssicht von Arzt und Patient, zielen auf die Verbesserung der Arzt-Patienten-Kommunikation über solche Verarbeitungsprozesse und sind verbunden mit der Hoffnung auf eine gleichzeitige Verbesserung dieser Beziehung. Auf dieser interaktionalen Ebene ist auch eine Einbeziehung von Krankheitsverarbeitungsüberlegungen in systemische Therapieansätze der Familientherapie denkbar.

Schon jetzt hat sich nach den Erfahrungen des Autors gezeigt, daß die Sichtweise der Krankheitsverarbeitung gut geeignet für psychosoziale Fortbildung, Fallarbeit und Supervision ist. Sie stößt bei Ärzten wie Pflegepersonal gleichermaßen auf großes Interesse und trägt viel zum Verständnis von Patienten (aber auch eigener Reaktionen) bei. Vor allem für die Führung des ärztlichen Aufklärungsgesprächs vermag dieses Wissen und diese Haltung in besonderem Maße nützlich zu sein, wenn man davon ausgeht, daß eine optimale Aufklärung den Kenntnisstand, aber auch die emotionale Verarbeitungsfähigkeit des Patienten mitberücksichtigen sollte - zum einen aus ethischen Gründen, zum anderen aber auch zur Erzielung eines optimalen "Ergebnisses" im Sinne guter Compliance und einer guten Arzt-Patienten-Beziehung.

Prinzipien psychotherapeutischen Vorgehens im engeren Sinne können sich dabei sowohl auf das Verstärken, Stimulieren, Aktualisieren beschrittener Verarbeitungswege bzw. vorhandener Ressourcen stützen als auch Sackgassen der Verarbeitung aufdecken, z. B. selbstschädigende Verleugnung, oder Fehlhaltungen zu korrigieren versuchen.

Psychotherapeutische Einflußmöglichkeiten werden indes hier wie auch prinzipiell maßgeblich von unseren Möglichkeiten abhängen, tragfähige Beziehungen zu den chronisch Kranken herzustellen. Auch hier kann uns Erfahrung und Wissen über die Krankheitsverarbeitung den Zugang erleichtern.

Viele Befunde und Hinweise machen deutlich, daß die Verarbeitungsprozesse auch schon bei Gesunden lange vor der eigenen Betroffenheit durch die Erkrankung einsetzen und auch hier bereits gefördert oder behindert/fehlgeleitet werden können. Dies kann (und sollte) durch systematische Gesundheitserziehung geschehen, aber auch durch eine bessere gesundheitspsychologische Nutzung der Medien, die sich bereits in einem für viele unerwarteten Ausmaß mit Krankheitsverarbeitung befassen.

A Krebserkrankungen

Die Berner Coping-Studie 1983-1991

KLAUS-F. AUGUSTINY [1]

1   Einleitung

Wenn ich auf unsere Berner Verlaufsstudie zurückblicke, so fallen mir zwei passende Märchentitel ein: "Sechse kommen durch die ganze Welt" und "Von einem, der auszog, das Fürchten zu lernen". Diesen Titel deute ich etwas um in: Von einem, der auszog, das Copen zu lernen.

Warum dies? Nun, die Coping-Gruppe in Bern umfaßte über all die Jahre meist sechs Personen mit ganz verschiedenen Interessen und Schwerpunkten. Der Inhalt des ersten Märchens ist Ihnen vielleicht bekannt: Ein Soldat mustert ab und wird schlecht entlöhnt. "Wart, sprach er, das lasse ich mir nicht gefallen, finde ich die rechten Leute, so soll mir der König noch die Schätze des ganzen Landes herausgeben."

Und diese Leute hat er dann gefunden: Einen, der Bäume ausreißen kann; einen, der den Scharfblick hat und auf zwei Meilen einer Fliege das Auge ausschießt; einen, der viel Wind machen kann und durch sein eines Nasenloch sieben Windmühlen auf zwei Meilen antreibt; einen der schnell rennen kann, so daß er da ist, ehe man sich's versieht; und einen, der einen schrägen Hut hat, wenn er ihn gerade richtet, erstarrt alles zu Stein und Bein. Der Soldat gewinnt zwar die Königstochter nach einigem hin und her, verzichtet aber dann auf sie im Tausch mit dem Staatsschatz und macht sich mit seinen Gesellen so ein schönes Leben.

In unserer Coping-Arbeitsgruppe ergab sich öfters der Hinweis, daß wir mit solchen Voraussetzungen und individuellen Schwerpunkten arbeiten. Es läßt sich nicht genau festlegen, wer von der Gruppe nun genau welchen der oben genannten Gesellen darstellte, denn meist wurde mit wechselnden Rollen gearbeitet, und auch die Personen waren über die Zeit dem Wechsel unterworfen.

Das andere Märchen kennen Sie bestimmt: Es geht um einen Burschen, der noch nicht so recht weiß, wo's lang geht im Leben und der dann etwas lernen möchte, von dem er immer nur hört, daß es die anderen tun. Seine Lehrzeit im Gruseln fängt denn auch recht konkret und handgreiflich an: Der Küster will ihm um Mitternacht auf dem Kirchturm als Gespenst erscheinen und wird von ihm die Treppe hinuntergeworfen.

---

1 In dieser vom Schweizerischen Nationalfonds unterstützten Langzeitstudie haben folgende Personen mitgearbeitet: Andreas Blaser, Claudia Bürki, Edgar Heim, Dina Kühne, Maria Rothenbühler, Liliane Schaffner, Ladislav Valach.

Auch eine unter dem Galgen verbrachte Nacht bringt keine neuen Einsichten. Dann wird's metaphysisch, und der Jüngling verbringt drei Nächte in einem verwunschenen Schloß, wo ihm als Belohnung im Überlebensfall die Königstochter winkt. Die gewinnt er zwar, aber das Märchen ist mit diesem Happyend noch nicht zu Ende. Wie es schlußendlich ausgeht, werde ich Ihnen am Ende meines Beitrags verraten.

2   Methodik

Bitte versetzen Sie sich nun um fast ein Jahrzehnt zurück: Als wir 1983 die ersten Patientinnen in unsere Untersuchung einbezogen, da gab es noch wenig empirisches Material zum Coping. Zwar lag das Buch von R. S. Lazarus seit 1966 vor, aber auch aus seiner eigenen Arbeitsgruppe gab es nur wenige empirische Arbeiten. Wir mußten uns nach einer mehrjährigen Vorbereitungsphase unser Instrument selbst zusammenstellen und gingen hernach damit daran, drei von uns definierte Krankheitsgruppen, Frauen mit Brustbeschwerden, zu untersuchen. Aus meiner hier mehr empirisch orientierten Sicht möchte ich nun zeigen, wie wir vorgegangen sind und wo wir bis anhin Resultate vorliegen haben.

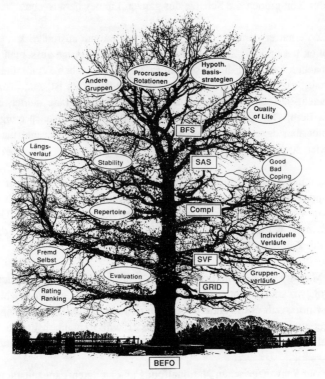

Abbildung 1: Bergeiche mit Themenblättern

Die Bergeiche in Abbildung 1 stellt einen Überblick über das nun folgende dar. Von der Form her gibt es viele Zweige: Solche, die deutlich aufsteigen, solche die sich mit anderen überkreuzen, aber auch kurze und absteigende Äste. Ich werde im folgenden eine Auswahl der "Blätter" dieses Baumes behandeln.

Neben den Berner Bewältigungsformen (BEFO), die unten die Basis bilden, finden Sie in Stammesnähe die anderen Untersuchungsinstrumente: GRID, ein Repertory-Grid nach Kelly (1955), SVF, den Streßverarbeitungsfragebogen von Janke et al. (1985), Compl., ein von uns geschaffener Fragebogen zur Compliance, SAS, die soziale Anpassungsskala nach Barrabee et al. (1955) und BFS, die Befindlichkeits-Skala von v. Zerssen (1976). Dann folgen längs des Stammes von uns gebildete und untersuchte Konstrukte (Stability, Repertoire, Evaluation) und weiter außen die Themenkreise, denen wir uns besonders zugewandt haben: Gruppenverläufe, individuelle Verläufe, Good/Bad Coping, Quality of Life, Hypothetische Basisstrategien, Procrustes-Rotationen, andere Gruppen, Längsverlauf, Fremd- und Selbstrating.

Ein Wort noch zum Bild an sich: Dieser Baum symbolisiert sehr schön, was eine Langzeitstudie ist. Der Stamm bildet die Phase der Erhebungszeit. Die hier nicht sichtbaren Wurzelbereiche die Phasen der Planung und Vorbereitung. Und die Krone bildet die Auswertungsphase. Ganz wichtig scheint mir (trotz der inhärenten Trivialität): Eine Langzeitstudie braucht wirklich Zeit. Wir standen in der Vergangenheit immer unter einem enormen Druck, Resultate zu publizieren und mußten uns dagegen wehren, voreilige Schlüsse und Ergebnisse zu veröffentlichen.

Unsere drei Untersuchungsgruppen bestanden aus Patientinnen mit den Diagnosen Mastodynie (MADA, N = 26), Mastopathie (MAPA, N = 55) und Mamma-Carcinom (CA, N = 74). Die erste Gruppe wurde nur einmal, die zweite dreimal und die dritte vielfach von 1984 bis 1987 untersucht.

Was waren unsere Untersuchungsinstrumente? Die folgende Tabelle 1 zeigt eine Auflistung des Herzstückes, also der Instrumente, die für uns über die Zeit die wichtigsten waren. Wir haben daneben auch noch weitere Daten erfaßt, diese dann aber im Verlauf der Untersuchung nur am Rand berücksichtigt. So wurden für die Patientinnen, die das Ende der Studie erreichten, noch zusätzliche Fragebogen erhoben, wie Antonovsky's Sense of Coherence (1987), ein weiteres Coping-Maß, oder das Freiburger Anpassungsinventar von Koch et al. (1986). Auch wurden medizinische und weitere psychosoziale Daten bei den Krebs-Patientinnen zusätzlich festgehalten. Es war aber nicht unsere Ausgangsfragestellung, die Verknüpfung zwischen medizinischen Befunden und psychologischen Konstrukten zu suchen.

Tabelle 1: Kern-Untersuchungsinstrumente der Berner Coping-Studie 1983-1991

Meßzeitpunkte	T1, T3, T5, T7	T2, T4, T6, T8	T3-T4
Selbstbeurteilung der Patientinnen	BF-S, BF-S' SVF	BF-S SVF	
Fremdbeurteilung der Interviewerinnen	BEFO SAS	BEFO SAS	
Interaktive Instrumente (Interviewerin/Patientin)	GRID		
Fremdbeurteilung (Pflegepersonal			COMPL

Die Felder Bf-S / Bf-S' und SVF bezeichnen Fragebogen, die die Patientinnen ausfüllten. BEFO und SAS sind von der Interviewerin, Compliance von anderen Personen, wie Pflegern und Krankenschwestern, erstellte Daten und das mit GRID bezeichnete Feld ist ein interaktives Instrument. Wir erfaßten Bewältigung somit sowohl in Fremderfassungs- als auch in Selbsterfassungsformen. Zusätzlich haben wir auch ein interaktives Instrument gewählt, das dann aber leider nicht vollständig durchgeführt werden konnte.

3 Ergebnisse

3.1 Gruppenunterschiede

3.1.1 Quervergleich

Die Unterschiedlichkeit der drei Gruppen zu Beginn der Studie ist einfach zu fassen: Bei der Hälfte der Bewältigungsformen des BEFO weisen die CA-Patientinnen erhöhte Werte gegenüber den beiden anderen Gruppen auf. Diese wiederum unterscheiden sich voneinander lediglich durch die Bewältigungsformen Akzeptieren und Optimismus, die bei den Mastopathie-Patientinnen erheblich tiefer und das Valorisieren, das bei den Mastodynie-Patientinnen signifikant tiefer liegt als bei den Krebs-Patientinnen.

Bei dem Selbstbeurteilungsbogen SVF gibt es zu Beginn der Untersuchung nur in den Skalen Positive Selbstinstruktion und Ablenken Unterschiede zwischen den Gruppen.

3.1.2 Längsschnitt der Gruppen

Im Längsverlauf nach einem halben Jahr haben sich dann die Patientinnen weiter auseinander entwickelt und die Unterschiede sind weit größer und komplexerer Natur, sowohl in der Fremdbeurteilung (BEFO) als auch in der Selbstbeurteilung (SVF), was ja auch von der Situation her verständlich ist: Die Krebs-Patientinnen sind noch in ihrer Krankheit verfangen, während die andere Gruppe schon darüber weg oder doch zumindest in einer Latenzphase ist, die sich von ihrem Normalleben zuvor wenig unterscheidet.

Ich verlasse jetzt hier den kurzen Ausschnitt aus den Quervergleichen und komme zum eigentlichen Längsschnitt mit den Krebs-Patientinnen.

3.2 Längsschnitt der Krebs-Patientinnen

3.2.1 Längsschnitt über die Zeit (T)

Unsere Untersuchung lief zwar über die Jahre 1983 bis 1991, also über 8 Kalenderjahre. Wir haben aber die Patientinnen nur bis und mit unserem Meßzeitpunkt T23, d. h. bis zum Ende des 5. Jahres nach ihrer Operation (T3) untersucht. Durch die gestaffelte Aufnahme war es nicht für alle Patientinnen möglich, 5 Jahre in der Untersuchung zu bleiben. Die zuletzt aufgenommenen Patientinnen wurden daher teilweise nur bis T15, d. h. bis zum Ende des dritten Jahres nach der Operation verfolgt.

14 von unseren 74 Patientinnen sind innerhalb des Untersuchungszeitraumes gestorben (19 %). Fast ein Drittel der Patientinnen ist nach der Hospitalisation ausgeschieden. Eine Häufung für Dropouts findet sich unmittelbar nach der Hospitalisationsphase.

Eine weitere Anomalie, die zu Problemen in der Datenverarbeitung führte, waren verschiedene Sprünge. Manchmal konnte ein Interview nicht durchgeführt werden oder der Besuch der Patientin brachte nichts für unsere Untersuchung. Ein Beispiel ist eine Patientin, deren erwachsene Tochter das Opfer einer Vergewaltigung wurde. Unsere Patientin war dann über längere Zeit nicht mehr bereit, über die eigene Erkrankung zu reden. Später nahm sie dann wieder teil.

Was solche "Löcher" in der Datenmatrix bedeuten, können Sie ermessen, wenn Sie wissen, daß viele statistische Verfahren, und besonders die multivariaten, oft vollständige Datensätze voraussetzen. Alle Fälle mit sogenannten Missings werden eliminiert.

3.2.2 Längsschnitt nach Krankheitsphasen (Z)

Wir haben unsere Daten nicht nur starr nach einem Zeitraster erfaßt, sondern auch den Verlauf der Krankheit mit einbezogen. Unsere Interviewerinnen hatten bei jedem Interview auch anzugeben, in welcher Krankheitsphase denn die Patientin nun stehe, also eine Beurteilung der Situation durchzuführen.

Tabelle 2: Krankheitsphasen nach dem Zustand (Z)

Z 1	Wahrnehmen des ersten Befundes; erste ambulante Abklärung; vorläufige Diagnose
Z 2	Hospitalisation; Sichern der Krebs-Diagnose; chirurgischer Eingriff
Z 3	Rekonvaleszenz; Wiederaufnahme der gewohnten Tätigkeiten; keine belastende Nachbehandlung
Z 4	Postoperative Phase (wie Z 3), aber mit belastender Nachbehandlung (Chemo- und/oder Radiotherapie)
Z 5	Rehabilitation und Adaptation; Latenzphase ohne neue Beschwerden oder Symptome
Z 6	Rezidiv; Metastasierung; fortgeschrittene Krankheit; Zusatzbehandlung
Z 7	Terminale Phase
Z 8	Sterben

Neben der Auswertung über die Zeit verfügen wir damit über eine andere Auswertstrategie. Es zeigt sich bei der zeitlichen Auswertung, daß Effekte, die zur Zeit um die Hospitalisation noch gut meßbar sind, sich mit der Entfernung von diesem Zeitpunkt verflachen und ausgleichen. So etwa bei den Items des Beurteilungsbogens zur sozialen Anpassung.

Die ursprünglichen Einzelmessungen über Zeit werden durch die Z-Phasen neu zusammengefaßt.

Natürlich haben nicht alle Patientinnen denselben Verlauf durch alle Phasen. Die meisten haben den "2-3-5-Phasen-Verlauf" erlebt (N = 39): Hospitalisation - Rekonvaleszenz - Rehabilitation. Andere haben eine Chemotherapie mitgemacht (2-4-5; N = 16). Insgesamt können wir etwa 8 Verläufe feststellen, die aber teilweise Einzelverläufe sind.

3.2.3 BEFO — wie weiter auswerten nach der Erhebung?

Bevor ich nun eine unserer Auswertungen über die Z-Phasen vorlege, möchte ich mich dem BEFO selbst zuwenden. Die Frage "Wie weiter mit dem BEFO?" ist eines der Themen, die wir im Moment selbst intensiv bearbeiten. Ganz kurz kann ich hier einige Hinweise geben:

Es gibt grundsätzlich zwei Strategien der Weiterbearbeitung. Die meisten Gruppen, die mit unserem BEFO gearbeitet haben, haben die Ratingversion eingesetzt und die Resultate dann einer Faktorenanalyse oder Hauptkomponentenanalyse unterzogen. Das ist die klassische Vorgehensweise bei größeren Fragebogenuntersuchungen. Es erbringt unter Umständen auch gut interpretierbare Resultate. Ich nenne diese erste Vorgehensart einmal die Faktorstrategie. Sie ist die vorläufig noch bequemere Vorgehensweise. Zu dieser Vorgehensweise liegt schon empirisches Material vor.

Wenn man den BEFO faktorisieren will, berechnet man grundsätzlich die Korrelationsmatrix. Bei genauerer Betrachtung dieser Matrix zeigt sich, daß die Bewältigungsformen relativ unabhängig von einander sind. Wir selbst haben vor kurzem eine solche Matrix berechnet (Augustiny et al. i. V.). Bei einer großen Stichprobe von $N = 678$ Patienten mit unterschiedlichen Erkrankungen ergaben sich bei 325 möglichen Korrelationen zwar 50 %, die signifikant sind.

Jeweils etwas mehr als 50 Korrelationen weisen die drei Signifikanzniveaus aus ($p < .05$, $n = 51$ / $p < .01$, $n = 55$ / $p < .001$, $n = 58$). Ein Total von 164 aus 325 möglichen Korrelationen sind signifikant (50.5 %). Aber! Ihre Beträge sind trotz der großen Zahl ($N = 678$) sehr bescheiden:

Das Korrelationsmaß Kendall's t_b liegt zwischen -0.29 und 0.48. Nur eine der Korrelationen ist größer als .40; zwei Korrelationen liegen zwischen 0.30 und 0.40 und 12 zwischen 0.20 und 0.30. Insgesamt sind somit nur 15 von 325 Korrelationen größer als $t_b = |0.20|$ (4.6 %).

Man kann sich also mit Fug und Recht fragen, ob es sinnvoll ist, die Korrelationsmatrix weiter zu verarbeiten. Die Faktorisierung zerlegt ja nur die gemeinsame Varianz der Korrelationsmatrix. Die Folge ist meist eine große Anzahl von Faktoren bei relativ schlechter Ausschöpfung der totalen Varianz. Wir haben diese verschiedenen Faktorenanalysen methodisch-empirisch verglichen, also nicht nur per Augenschein, wie das leider allzu häufig gemacht wird.

Der methodische Vergleich kann durch geometrische Rotation der einzelnen Faktorenlösung ineinander erbracht werden. Hier eines der Resultate: Um 70 % der Varianz all dieser Faktorenlösungen ist als stabil zu bezeichnen und findet sich in den verschiedenen Untersuchungen als ihnen allen gemeinsamer Anteil. Die Auswertung nach weiteren Kriterien ist bei uns im Gange.

Ein Nebenzweig dieser Arbeit hat dazu geführt, daß wir im Moment von Heim definierte hypothetische Faktorenstrukturen, sogenannte Basisstrategien, daraufhin prüfen, ob sie sich in unserem empirischen Material wiederfinden lassen.

Die zweite Strategie wäre also eine Analyse, die auf einzelnen Bewältigungsformen beruht: Die Einzelstrategie. Man kann die Bewältigungsform, die man für relevant hält, einzeln in Verbindung mit der eigenen Fragestellung untersuchen. Das war auch unsere ursprüngliche Intention bei der Konstruktion der BEFO. Wir dachten an einen Baukasten von Bewältigungsformen. Wir selbst haben diesen Schritt aber auch noch nicht vollzogen.

4 Repertoire und Stabilität des BEFO

Nun ein ganz anderes Kapitel: Ich möchte Ihnen kurz einen speziellen Beitrag unserer Gruppe vorstellen, eine Untersuchung zum Repertoire, das eine Patientin einsetzt und zur Stabilität der Bewältigungsformen über Zeit.

In unseren frühen Auswertungen hatten wir festgestellt, daß im Schnitt von jeder Patientin ungefähr ein Dutzend von 26 Bewältigungsformen über die Zeit eingesetzt wurde. Das hat uns aber wenig weitergeholfen, denn wann werden sie eingesetzt, bleiben sie über die Zeit stabil, wechselt es von einem zum anderen Mal, oder werden immer alle gleichzeitig eingesetzt? Diese Fragen zielen auf Stabilität und Variabilität der Bewältigungsformen hin.

4.1 Variabilität

Wir meinen mit Variabilität zum Teil auch die Breite des jeweils verwendeten Satzes an Bewältigungsformen, das Repertoire. Weil die Bewältigungsformen nicht gleiche Auftretenswahrscheinlichkeiten haben, muß ein Korrekturgewicht eingebaut werden. Die Formel an sich ist sehr einfach: Repertoire = $P^{**}t$.

P ist die gewichtete Auftretenswahrscheinlichkeit einer Bewältigungsform. Das t im Exponenten bezeichnet die gemittelte Anzahl der Meßzeitpunkte, an denen eine Bewältigungsform aufgetreten ist. Wir können so für jede Patientin einen Wert angeben.

Dieser Repertoire-Koeffizient hat einige attraktive Merkmale. Er liegt wie ein quadrierter Korrelationskoeffizient zwischen 0 und 1 und ist in unseren Daten approximativ normal verteilt. Die folgende Abbildung 2 stellt ein praktisches Beispiel dar:

Patientin mit breitem Bewältigung-Repertoire über 2 Jahre (R = 0.86)

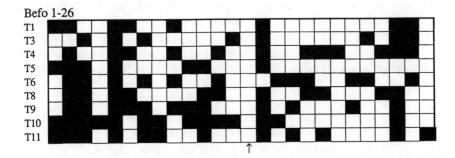

Patientin mit schmalem Bewältigung-Repertoire über 2 Jahre (R = 0.18)

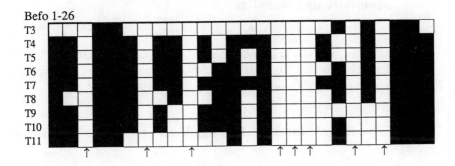

Abbildung 2: Beispiele für breites und schmales Repertoire.

Die Patientin mit dem großen Repertoire hat viele Bewältigungsformen, die über die verschiedenen Zeitpunkte (links auf der Ordinate abgetragen) vorkommen. Nur eines wird nie eingesetzt und ist hier mit einem Pfeil markiert. Bei der anderen Patientin sind es immerhin 8 Bewältigungsformen, die nie auftreten. Die untere Patientin behält über längere Zeit dieselben Bewältigungsformen.

4.2 Stabilität

Das führt uns zur Frage nach der Stabilität des BEFO. Auch hier haben wir uns etwas Neues einfallen lassen müssen. Wir haben eine Anleihe im Gebiet der Sequentialstatistik gemacht. In Siegels Nichtparametrischer Statistik von 1956 findet sich ein einfaches Beispiel dazu (One-Sample-Runs-Test). Er prüfte, ob die Abfolge von Männern und Frauen vor einem Kino einem zufälligen Verteilungsmuster folgte oder nicht. Und genau dasselbe machen wir mit unseren Bewältigungsformen: Wir berechnen einen Stabilitätskoeffizienten, der die beobachteten Wechsel der Bewältigungsformen von "vorhanden" zu "nicht vorhanden" in Bezug setzt zu einer zufällig zu erwartenden Abfolge dieser beiden Zustände. Die Formel für diesen Koeffizienten lautet: Stab = $((C-M)/s)(-1)$.

C bezeichnet die beobachtete Anzahl der Wechsel der Bewältigungsformen. M sind die zufällig zu erwartenden Wechsel. Dividiert wird der Wert durch die Standardabweichung der Zufallswechsel; er wird also standardisiert. Der Koeffizient selbst weicht nicht von einer Normalverteilung ab. Werte größer als 0 bedeuten Stabilität, die überzufällig ist. Nur drei unserer Patientinnen hatten Werte kleiner als 0.

4.3 Repertoire und Stabilität

Von der obenstehenden Grafik her könnte man vermuten, daß Repertoire und Stabilität miteinander verknüpft sind. Das trifft aber nicht zu: Die Korrelation zwischen Stabilität und Repertoire ist gering mit $r = -0.257$.

4.4 Repertoire / Stabilität, Befindlichkeit und soziale Anpassung

Wir haben die beiden Koeffizienten natürlich auch mit der Befindlichkeit und der Sozialen Anpassung verknüpft. Nur kurz gerafft die Resultate: Die Befindlichkeitslage, gemessen als stabiles Merkmal über die Zeit, korreliert leicht negativ mit dem Repertoire ($r = -.345$). Das heißt: Je mehr Bewältigungsformen im Laufe der Zeit auftreten, umso mehr rapportiert die Patientin eine gestörte Befindlichkeit.

Bei der Stabilität scheint bis anhin eine kurvilineare Beziehung vorzuliegen: Mittlere Stabilität ist verknüpft mit erhöhter Irritation, wogegen wenig Stabilität und viel Stabilität mit gutem Wohlbefinden einherzugehen scheinen. Das ist aber vorläufig noch eine Arbeitshypothese aufgrund der vorliegenden Daten.

Die Verknüpfung mit der Sozialen Anpassung zeigt ein einheitliches Bild für das Repertoire: Die Bezüge in der Partnerschaft oder der eigenen Familie sind leicht negativ korreliert: Je mehr Bewältigungsformen eingesetzt werden, umso mehr ist die engere soziale Beziehung instabil. Die Stabilität selbst hat kaum Bezüge zu den sozialen Variablen. Nur mit der häuslichen Verantwortung findet sich eine Korrelation: Je stabiler eine Person in ihren Bewältigungsformen ist, umso höher wird ihre häusliche Verantwortung eingestuft. Die Befindlichkeitsskala korreliert positiv mit fast allen Anpassungsskalen: Höhere soziale Anpassung geht einher mit höherem Wohlbefinden.

Im Moment bauen wir diese Befunde ein in eine Arbeit zur Lebensqualität. Wir werden dort die erwähnten Basisstrategien der Bewältigung mitberücksichtigen.

5   BEFO-Längsverlauf in den Z-Phasen

Aber nun zurück zu den Krankheitsphasen und den Bewältigungsformen. Gegenwärtig versuchen wir den situationsspezifischen Anteil des BEFO empirisch zu belegen. Die Tabelle 3 auf der folgenden Seite listet unsere Bewältigungsformen auf. Oben finden sich die Z-Phasen. Methodisch handelt es sich hier um eine Varianzanalyse mit wiederholten Messungen. Es wird also von jeder Patientin der individuelle Verlauf mitberücksichtigt. In der ersten Spalte ist ein Globaltest aufgetragen, der uns zeigt, welches von den Bewältigungsformen denn über Zeit signifikante Veränderungen zeigt. Die, in den von uns auch durchgeführten Faktorisierungen und Multidimensionalen Skalierungen, so wichtige Problemanalyse beispielsweise zeichnet sich nicht durch Variabilität über Zeit aus. Wir können von daher schließen, daß dieses Bewältigungsformen wohl überdauernden Charakter hat und eher als Persönlichkeitsmerkmal gewertet werden kann. Ganz ähnlich wohl auch die vorletzte Bewältigungsform, das Zupacken.

Die Spalten unter den Z-Phasen zeigen uns die Zerlegung in Einzelkomponenten. Wir können hier ablesen, in welchen Krankheitsphasen welche Bewältigungsformen einen signifikanten Beitrag zur Variabilität erbringen. Beispielsweise könnte uns die Terminalphae interessieren. Zwei Bewältigungsformen prägen hier die Unterschiedlichkeit: Altruismus und Resignation-Fatalismus. Das erste durch einen markant geringeren Wert (hier verdeutlicht durch das Minuszeichen), die Resignation durch entsprechende Erhöhung (die beiden Plus). Das ist natürlich ein triviales Resultat. Es zeigt aber immerhin, daß mit den BEFO's ein Verlauf valide nachgezeichnet werden kann.

Die letzte Spalte dieser Tabelle stellt dann noch den ungefähren Verlauf der Mittelwerte symbolisch über die sieben Z-Phasen dar: Die Resignation etwa stetig steigend (Symbol /), der Altruismus etwa stetig fallend (Symbol \) von Z1 bis Z7.

Tabelle 3: Längsverlauf der Bewältigungsformen in den Z-Phasen

BEFO	Chi²-Wald-Test	Z1 Erstbefund	Z2 Hospitalisation	Z3 Rekonvaleszenz	Z4 Chemotherapie	Z5 Rehabilitation	Z6 Rezidiv Metastasen	Z7 Terminale Phase	Form
Ablenkendes Anpacken	*								/
Ablenken	*	+							/
Aktives Vermeiden	***		+++						C
Akzeptieren Stoizismus									/
Altruismus	*			++				·	C
Dissimulieren	*								/
Emotionale Entlastung	***		++						C
Hadern (vorm. Auflehnung)	**			+					C
Haltung bewahren	**		++	+					/
Isolieren Unterdrücken	*								/
Kompensation									C
Konstruktive Aktivität	**			+++					C
Optimismus	*	÷			++				M
Passive Kooperation	***	÷	+++			÷	++		M
Problemanalyse									W
Relativieren	***				+	+++			C
Religiosität	*					÷			⊃
Resignation Fatalismus	*		·			·		++	/
Rückzug (sozial)									/
Rumifizieren									/
Schuld zuweisen Wut									/
Sinngebung									/
Selbstbeschuldigung									·
Valorisieren	*			+					C
Zupacken									M
Zuwendung	***		+			÷			/

* = $p<0.05$ ** = $p<0.01$ *** = $p<0.001$ / Zerlegung in Einzelkomponenten

6 Ausblick

Ich hoffe, daß genügend deutlich aufgezeigt wurde, wo ich die Schwerpunkte zu setzen versuche. Ich glaube, daß wir und auch andere Gruppen, die Längsschnitte untersuchen, eine wichtige Arbeit leisten, für die wir mehr Geduld aufwenden müssen, als uns manchmal zugestanden wird.

Wir müssen aber auch besonders in methodischen Fragen etwas kreativer sein. Seit längerer Zeit wird immer wieder darauf hingewiesen, daß wir doch dynamische Modelle brauchen. Aber wenige nehmen so etwas an die Hand. Ich würde also erwarten, daß Modelle, wie sie etwa bei den Soziologen unter dem Stichwort der Verlaufsanalyse oder Event History Analysis schon einige Zeit vorliegen, auch zum Einsatz kommen sollten (Allison 1984; Bloßfeld et al. 1989; Mayer et al 1990; Yamaguchi 1991). Attraktiv scheinen mir auch die im Moment so beliebten Linearen Strukturmodelle (Stichwort LISREL: Dwyer et al. 1992; Dwyer 1983). Bis jetzt habe ich im Gebiet der Copingforschung nur von der Trierer Gruppe um Frau Filipp zwei Hinweise auf mögliche methodische Erweiterungen unserer Methodik gefunden. Bei dieser Gruppe in Richtung von Pfadmodellen (Filipp et al. 1989; Aymanns 1992). Solche Modelle können eingesetzt werden, um etwa komplexe Steuerungsprozesse zu beschreiben, wie das etwa Funke (1992) für das Wissen um dynamische Systeme beschreibt. In dem Gebiet der empirischen Copingforschung liegt genügend empirisches Material zur Bearbeitung mit diesen dem Problembereich wohl angemesseneren Modellen vor.

Zum Schluß muß ich Ihnen noch den Ausgang des Märchens von einem, der auszog, das Fürchten (Copen) zu lernen, mitteilen. Nach der Heirat mit der Königstochter hat er das Gruseln erst gelernt, als ihm eine schlaue Zofe des Nachts einen Eimer Gründlinge ins Bett geleert hatte. Auf diese unerwartete und handgreifliche Weise ist er doch noch zum Ziele seines Forschens gekommen.

Anpassungsleistungen bei hämatologisch-onkologischen Erkrankungen

ELLEN BEHNKE, SABINE DIRHOLD, WALTER THOMAS & KARL KÖHLE

1   Einleitung

Im folgenden Beitrag werden erste Auswertungen aus einer prospektiven Längsschnittstudie mit hämatologisch-onkologischen Patienten vorgestellt. Die Erforschung von Krankheitsverarbeitungsprozessen und deren Veränderungen im Krankheits- und Behandlungsverlauf ist neben Analysen des Bedarfs an psychosozialer Betreuung und der Untersuchung von Lebensqualität ein Teilaspekt eines vom BMFT und der Robert-Bosch-Stiftung geförderten vierjährigen Forschungsvorhabens zur psychosozialen Rehabilitation von hämatologisch-onkologischen Patienten in der stationären Akutversorgung.

Ziel dieses vom Institut für Psychosomatik und Psychotherapie an der Universität zu Köln durchgeführten Projektes ist die Evaluation eines gemeinsam mit der Medizinischen Klinik I (Leiter: Prof. Dr. med. V. Diehl) entwickelten Betreuungsmodells zur Erweiterung der internistischen Akutversorgung von Krebskranken um psychosoziale Behandlungsziele. Vom ersten Behandlungstag an findet hier auf drei Stationen der Medizinischen Klinik I eine kontinuierliche psychosoziale Versorgung der Patienten durch je einen Mitarbeiter des Institutes für Psychosomatik und Psychotherapie nach dem Konzept des Liaisondienstes statt.

2   Stichprobe

In die Studie aufgenommen wurden alle Patienten der Medizinischen Klinik I, die folgende Kriterien erfüllen:

- Es handelt sich um eine Ersterkrankung, d. h. es wurde erstmals eine hämatologisch-onkologische Erkrankung diagnostiziert.
- Chemotherapie ist die erste Behandlungsmodalität.
- Die Therapie findet überwiegend unter stationären Bedingungen statt.

Die dadurch angestrebte Homogenisierung der Untersuchungsstichprobe erleichterte die Erfassung der zu sammelnden Daten und ermöglicht eine Verallgemeinerbarkeit der Ergebnisse.

Charakteristisch für die von uns untersuchten Patienten ist die absolute Lebensbedrohlichkeit der Erkrankung und demzufolge der sofort nach der Diagnosesicherung erfolgende Behandlungsbeginn. Für diese Patienten, die meist wegen recht unspezifischer Symptome (Fieber, Gewichtsabnahme, Leistungsminderung etc.) den Arzt konsultieren oder bei denen sich die Diagnose per Zufallsbefund z. B. im Rahmen einer Routine-Blutuntersuchung ergibt, stellen nicht nur die zur Absicherung der Diagnose erforderlichen aufwendigen und oft schmerzhaften diagnostischen Prozeduren (wie z. B. Knochenmarkpunktionen oder Entnahme von Lymphknoten), sondern auch die anschließende ärztliche Mitteilung, an einer schweren, lebensbedrohlichen Krankheit zu leiden, schon zu Beginn eine starke Belastung dar. Die Therapie selbst ist sehr langwierig. Der stationäre Aufenthalt dauert häufig über 8 - 12 Monate, nur in den Therapiepausen sind relativ kurze Heimaufenthalte möglich.

Während der Chemotherapie stehen für den Patienten die körperlichen Nebenwirkungen der Zytostase-Behandlung wie Haarausfall, Übelkeit und Erbrechen, Infektanfälligkeit, Fieber etc. verbunden mit Konzentrationsstörungen, Anspannung, Unruhe oder Angst belastend im Vordergrund.

Zur Therapiekontrolle wird nach Abschluß jedes einzelnen Chemotherapiezyklus ein Restaging, also die Bestimmung des Krankheitsstadiums bzw. der Krankheitsausbreitung durchgeführt. Jedes Restaging ist für den Patienten zusätzlich wieder mit großen Unsicherheiten, Ängsten und Hoffnungen bezüglich des Behandlungserfolges verbunden.

Zusätzlich zu solchen spezifischen Belastungen werden unsere Patienten mit den in der onkologischen Literatur bereits vielfach beschriebenen allgemeinen Belastungen Krebskranker konfrontiert wie - um nur einige zu nennen - Unvorhersehbarkeit des Krankheitsverlaufs, langdauernde Abhängigkeit von medizinischen Spezialisten oder vielfältige Verluste in persönlicher und sozialer Hinsicht. Hier wird die Vielzahl von Belastungsfaktoren deutlich, die von den Patienten bewältigt werden müssen. Im folgenden konzentrieren wir uns auf Bewältigung im Zusammenhang mit soziodemographischen Variablen und im Zusammenhang mit medizinischen Patienteninformationen über Schwere und Verlauf der Erkrankung.

3 Erhebungsmethodik

Die Erfassung des Bewältigungsverhaltens erfolgte in unserer Studie anhand der Berner Bewältigungsformen von Heim und Mitarbeiter (1985, 1988). Bei diesem Verfahren handelt es sich um 26 bzw. mittlerweile 30 empirisch ermittelte Bewältigungsformen, die deskriptiv den Dimensionen Handeln, Kognition und emotionale Verarbeitung zugeordnet wurden.

Die 26 Bewältigungskategorien wurden regelmäßig 14-tägig durch die psychosomatischen Mitarbeiter auf der Grundlage ihrer kontinuierlichen Betreuungskontakte zu den Patienten, beurteilt, als nicht aufgrund spezieller Interviews (vgl. Heim, 1988). Eine entsprechende Schulung der klinischen Mitarbeiter und regelmäßige Rater-Trainings führten zu Übereinstimmungskoeffizienten zwischen $r = .50$ und $r = .60$. Durch eine Reduktion der 5-stufigen Einschätzungsskala auf eine 3-stufige konnten die Übereinstimmungen deutlich verbessert werden und lagen zwischen $r = .65$ bis $r = .75$. Zusätzliche Vergleiche zwischen den Ratings der psychosozialen Mitarbeiter mit den Beurteilungen eines in Bern geschulten neutralen Interviewers führten zu ähnlichen Übereinstimmungen.

Soziodemographische Basis- und Verlaufsdaten wurden ebenso von den psychosozialen Mitarbeitern erhoben, im folgenden interessieren uns hier zunächst die Variablen Alter und Geschlecht im Zusammenhang mit Bewältigung.

Die medizinischen Basis- und Verlaufsdaten z. B. zu Diagnosen, Prognosen, Komplikationen, Art und Umfang der Therapien bzw. der Therapieergebnisse wurden kontinuierlich von den jeweils behandelnden Ärzten der Medizinischen Klinik I dokumentiert. In diesem Zusammenhang konzentrieren wir uns auf die Bewältigung in Zusammenhang mit Informationen über die Schwere und den Verlauf der Erkrankung.

4 Ergebnisse

In einem Zeitraum von drei Jahren konnten für insgesamt 173 Patienten Einschätzungen hinsichtlich des Bewältigungsverhaltens, medizinischer sowie soziodemographischer Daten zu einem oder mehreren Meßzeitpunkten erhoben werden. Todesfälle, unvorhergesehene Verlegungen, Entlassungen oder medizinische Komplikationen führten wie häufig in onkologischen Längsschnittuntersuchungen zu unvollständigen oder zu kurzen Verlaufsdokumentationen und reduzierten damit die potentielle Ausgangsstichprobe.

Insgesamt lagen für 72 Patienten kontinuierliche BEFO-Einschätzungen für einen Zeitraum von 7 Monaten vor. Aufgrund unserer Erfahrungen aus den Rater-Übereinstimmungen wurden die BEFO-Einschätzungen entsprechend einer 3-stufigen Skala umkodiert. In einem ersten Schritt wurden aus Gründen der Datenreduktion mittels Faktoranalyse aus den 26 einzelnen Berner Bewältigungsformen Skalen gebildet. Nach Eliminierung von Variablen mit geringer Kommunalität($< .40$) wurde eine 6-Faktoren-Lösung mit einer Gesamtvarianzaufklärung von 56,4 % zur Skalenbildung herangezogen.

Die folgende Tabelle 1 zeigt die Ergebnisse der Faktorenanalyse.

Tabelle 1: Faktorlösung der Berner Bewältigungsformen

Berner Bewältigungsformen		Faktor I Compliance	Faktor II Eigenverantwortung	Faktor III Abwehr	Faktor IV Ablenkung	Faktor V positives Umdeuten	Faktor VI Rückzug
E 8	Wut ausleben	-.76					
E 5	Passive Kooperation	.65					
E 1	Auflehnung	-.62					
K 2	Akzeptieren/ Stoizismus	.51					
E 4	Optimismus	.48	.44				
K 5	Problemanalyse		.75				
H 7	Zupacken		.74				
H 8	Zuwendung		.49				
E 3	Isolieren/ Unterdrücken			.77			
K 3	Dissimulieren			.70			
K 4	Haltung Bewahren			.68			
H 1	Ablenkendes Anpacken				.75		
K 1	Ablenkung				.68		
H 4	Kompensation				.65		
H 5	Konstruktive Aktivität				.44	.64	
K 9	Sinngebung					.68	
H 6	Rückzug						.71
E 7	Selbstbeschuldigung						.66

Die hoch ladenden Items wurden zu Skalenwerten addiert. Um die absoluten Skalenwerte vergleichbar zu machen wurde jeder Skalenwert durch die Zahl der Items geteilt. Jede Skala kann somit zwischen den Skalenwerten 0 bis 2 variieren. Für fünf Skalen ergaben sich akzeptable Reliabilitätswerte mit Cronbach-Alpha-Werten zwischen .50 bis .73 bzw. mit .32 für die sechste Skala.

Im einzelnen ergaben sich folgende Itemkombinationen:

- Skala 1 wird im positiven Bereich durch Passive Kooperation, Akzeptieren/Stoizismus und Optimismus bestimmt, im negativen Bereich durch Wut ausleben und Auflehnung. Diese Itemkombination wird als Compliance bezeichnet.
- Skala 2 wird durch die Items Problemanalyse, Zupacken, Zuwendung und Optimismus gebildet, was im folgenden mit dem Begriff Eigenverantwortung umschrieben wird.
- Ein deutliches Abwehrverhalten durch Isolieren/Unterdrücken, Dissimulieren und Haltung Bewahren vermittelt die Skala 3.
- Ablenkendes Anpacken im Handlungsbereich, Ablenkung im kognitiven Bereich, Kompensation und Konstruktive Aktivität bei Skala 4 werden unter dem übergeordneten Begriff der Ablenkung subsumiert.
- Sinngebung und Konstruktive Aktivität bei Skala 5 wird als Positives Umdeuten bezeichnet.
- Sozialer Rückzug und Selbstbeschuldigung bei Skala 6 werden unter dem Begriff Rückzug zusammengefaßt.

5 Geschlechts- und Alterseffekte

Die Untersuchungsstichprobe setzt sich aus 97 Männern und 75 Frauen zusammen. Die Patienten sind im Durchschnitt 43,5 Jahre alt (Range 19 - 68 Jahre). In Bezug auf unsere 6 ermittelten Skalen bilden sich jedoch weder Alters- noch Geschlechtseffekte ab. Es zeigen sich auch keine Interaktionseffekte.

6 Informationen über die Schwere der Erkrankung

Nach unseren klinischen Beobachtungen erhalten Patienten schon zu Beginn direkt oder indirekt durch die Ärzte Informationen über ihre Prognose und bekommen dadurch schon frühzeitig eine Vorstellung von der Schwere ihrer Erkrankung vermittelt. Ergebnisse aus Voruntersuchungen zeigen, daß sowohl Diagnose, Alter als auch weitere akute oder chronische Erkrankung in die ärztliche Beurteilung der Prognose einfließen. Die eingeschätzten Prognosen sollen daher als Hinweis für den Informationstand des Patienten über die Schwere seiner Erkrankung herangezogen werden. Abhängig von einer guten, mittelmäßigen oder schlechten Prognose ergaben sich folgende Ergebnisse in Bezug auf unsere gefundenen Bewältigungsskalen:

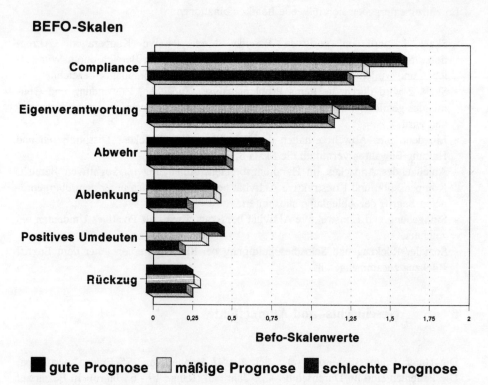

Abbildung 1: Zusammenhang zwischen BEFO-Skalenwerten und den von den Ärzten eingeschätzten Prognosen zu Behandlungsbeginn

Patienten mit guten Prognosen und damit einer günstigen Information über die Schwere der Erkrankung zeigen die weitaus höchsten Werte auf der Compliance-Skala, Patienten mit schlechten Prognosen haben hier die niedrigsten Werte. Patienten mit mittelmäßigen Prognosen liegen dazwischen (p = .001).

Bei der Skala Eigenverantwortung verhält es sich ähnlich. Die höchsten Werte auf dieser Skala weisen Patienten mit guten Prognosen, die geringsten Werte zeigen Patienten mit schlechten Prognosen, mittelmäßige Prognosen liegen wieder in der Mitte (p = .005).

Die gleiche Ergebnisstruktur findet sich auch bei der Abwehr. Hohe Abwehrwerte bei guten Prognosen, geringste Abwehr bei schlechten Prognosen und mittlere Werte bei mittelmäßigen Prognosen (p = .03).

Alle weiteren Skalen zeigten keine signifikanten Unterschiede.

Möglicherweise wird bei einer guten Prognose bereits zu Beginn eine zuversichtliche Einstellung durch die behandelnden Ärzte vermittelt, die den Einsatz eines breiten Spektrums an compliancebezogenen und eigenverantwortlichen Bewältigungsformen fördert und vielleicht den Einsatz abwehrender Strategien zunächst erleichtert.

7 Informationen über den Therapieverlauf

Wenn offenbar schon zu Beginn der Erkrankung ärztliche Hinweise über die Schwere des Krankheitsbildes in einem signifikanten Zusammenhang mit Bewältigungsverhalten stehen, welche Zusammenhänge zeigen sich dann zwischen Informationen über den tatsächlichen Krankheitsverlauf und dem weiteren Coping?

Eine definitive Auskunft über den objektiven Krankheitsverlauf erhalten onkologische Patienten durch die Restaging-Ergebnisse. Wie bereits erwähnt finden solche Therapiekontrollen nach jedem einzelnen Behandlungszyklus statt und liefern dem Patienten die entscheidende Information über Erfolg oder Nichterfolg der äußerst aggressiven Behandlungsmaßnahmen. Dabei können insgesamt im gesamten Behandlungsverlauf verschiedene Restaging-Ergebnisse auftreten. Patienten können ausschließlich gute Ergebnisse aufweisen, nach unserer Definition bedeutet dies, es findet immer eine komplette oder partielle Remission statt. Patienten, deren Restaging-Ergebnisse über den Verlauf ausschließlich in Form von Minor Response, keine Änderung oder gar Progreß vorliegen, weisen demgegenüber nach unserer Definition einen ungünstigen Therapieverlauf auf, da der Krankheits- und Behandlungsverlauf sich nur geringfügig, stagniert bzw. sich verschlechtert.

Über die Gesamtbehandlungszeit wurde für jeden Patienten der relative Anteil günstiger bzw. ungünstiger Restaging-Ergebnisse an der Gesamtanzahl aller vorliegender Therapiedokumentationen berücksichtigt. Es ergaben sich drei Therapieverlaufstypen:

Günstiger Therapieverlaufstyp: 42 Patienten zeigten im Verlauf ausschließlich positive Restaging-Ergebnisse im Sinne einer kompletten oder partiellen Remission. Diese Gruppe weist auch insgesamt die besten Eingangsprognosen auf.

Gemischter Therapieverlaufstyp: Bei 16 Patienten fanden sich im Verlauf der Behandlung sowohl positive als auch negative Ergebnisse. Diese Gruppe weist mittlere Eingangsprognosen auf.

Ungünstiger Therapieverlaufstyp: 14 Patienten haben im Verlauf ausschließlich negative Restaging-Ergebnisse, also minor response, keine Änderung oder Progreß. Diese Gruppe wird insgesamt auch durch die schlechtesten Eingangsprognosen charakterisiert.

Der objektive Therapieverlauf kann sich also je nach Vorliegen günstiger und/oder ungünstiger Restaging-Ergebnisse unterschiedlich belastend gestalten. Die Vermutung liegt nahe, daß sich Patienten mit ausschließlich günstigem Therapieverlaufstyp hinsichtlich ihres Bewältigungsverhaltens von Patienten mit ausschließlich ungünstigem Therapieverlaufstyp unterscheiden sollten. Entsprechend unserer Befunde in Bezug auf die Prognosen könnte man erwarten, daß günstige Therapieverläufe mit stärkerem und ungünstige Therapieverläufe mit eher schwächerem Bewältigungsverhalten beantwortet wird.

In einem nächsten Schritt soll das Bewältigungsverhalten dieser Therapieverlaufstypen auf der Grundlage der ermittelten Skalen über drei Meßzeitpunkte in vierteljährlichen Intervallen betrachtet werden. Für die drei beobachteten Therapieverlaufstypen wurde auf der Grundlage der sechs gefundenen Skalen über die drei Meßzeitpunkte eine mehrfaktorielle Varianzanalyse mit Meßwiederholung gerechnet. Bezüglich der Compliance-Skala findet sich ein signifikanter Verlaufstypeneffekt, aber kein signifikanter Zeiteffekt ($p = 0.02$) Ebenso bildet sich keine Interaktion ab.

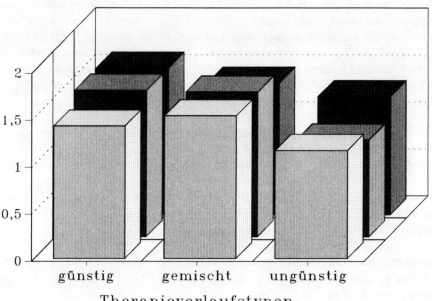

Abbildung 2: BEFO-Skala Compliance bei drei unterschiedlichen Therapieverlaufstypen über drei Meßzeitpunkte

Patienten mit einem günstigen Therapieverlaufstyp weisen die höchsten Ausprägungen auf der Compliance-Skala auf. Patienten mit ausschließlich ungünstigem Therapieverlaufstyp zeigen demgegenüber die schwächsten Ausprägungen. Die Gruppe mit gemischtem Therapieverlaufstyp verhält sich hinsichtlich der Ausprägungen eher wie die günstige Therapieverlaufsgruppe.

Ein hoch signifikanter Verlaufstypeneffekt, aber kein signifikanter Zeiteffekt findet sich hinsichtlich der Eigenverantwortung. (p = 0.000) Hier zeigt sich ebenfalls kein Interaktionseffekt.

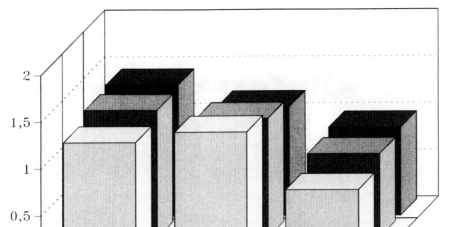

Abbildung 3: BEFO-Skala Eigenverantwortung bei drei unterschiedlichen Therapieverlaufstypen über drei Meßzeitpunkte

Auch hier zeigen sich bei ausschließlich günstigem Therapieverlaufstyp insgesamt die höchsten Werte. Die geringsten Ausprägungen sind bei der Gruppe mit ungünstigem Therapieverlaufstyp zu verzeichnen. Patienten des gemischten Therapieverlaufstyp verhalten sich insgesamt wiederum ähnlich denen mit guten Therapieverläufen.

Hinsichtlich der Abwehrskala ist bei allen drei Patientengruppen ein signifikanter Zeiteffekt zu beobachten, wiederum kein Interaktionseffekt. Die Abwehr nimmt deutlich über die Zeit ab (p = 0.000).

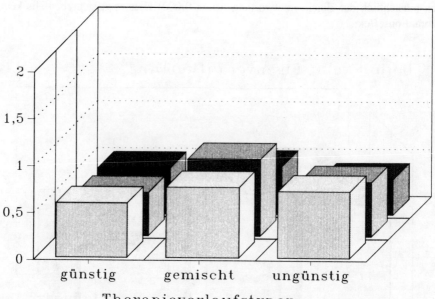

Abbildung 4: BEFO-Skala Abwehr bei drei unterschiedlichen Therapieverlaufstypen über drei Meßzeitpunkte

Für die weiteren Skalen Ablenkung, positives Umdeuten und Rückzug konnten keine signifikanten Unterschiede zwischen den Verlaufstypen, auch nicht über die Zeit, gefunden werden.

Im folgenden sollen kurz einige interessante Trends bei diesen Skalen dargestellt werden. Das Ablenkungsverhalten bei Patienten mit ungünstigem Therapieverlaufstyp ist am schwächsten ausgeprägt (p = 0.7). Auch hinsichtlich der Positiven Umdeutung zeigt die Gruppe mit günstigen Therapieverläufen die weitaus stärkste Ausprägung. Bei ungünstigen Therapieverläufen findet sich tendenziell die schwächste Ausprägung. Der Soziale Rückzug nimmt tendenziell in allen Gruppen über die Zeit ab.

8 Zusammenfassung

Für die drei Therapieverlaufstypen kann festgehalten werden:

Patienten mit günstigem Therapieverlaufstyp weisen in allen ermittelten Bewältigungsskalen die höchsten Ausprägungen auf, während Patienten mit ausschließlich ungünstigem Verlaufstyp insgesamt die schwächsten Ausprägungen zeigen. Patienten mit gemischten Therapieverläufen liegen hinsichtlich der Ausprägungen eher zwischen den beiden Extremgruppen.

Interessant erscheint dabei, daß diese Patientengruppe, deren Therapieverlauf sowohl durch positive als auch negative Restaging-Ergebnisse charakterisiert ist, ein ähnlich starkes Bewältigungsverhalten zeigt wie die Gruppe mit dem günstigen Therapieverlauf. Möglicherweise scheinen Rückmeldungen über positive Restaging-Ergebnisse mit stärkerem Einsatz von Bewältigungstrategien beantwortet zu werden.

Positive Informationen sowohl in Form einer guten Prognose zu Beginn der Erkrankung als auch in Form von günstigen Therapieergebnissen im weiteren Behandlungsverlauf, fördern offenbar eine zuversichtliche Grundhaltung, die eine Mobilisierung aller zur Verfügung stehender Ressourcen begünstigt. Geklärt werden muß die mögliche Spezifität von Bewältigungsmustern zwischen den einzelnen Prognose - und Therapieverlaufstypen sowie die Stabilität solcher Muster über die Zeit.

Psychosoziale Belastungen und Krankheitsverarbeitung im Verlauf einer Krebserkrankung - Erste Ergebnisse einer prospektiven Längsschnittstudie

JOACHIM WEIS, ULRIKE HECKL, UWE KOCH & BERNDT TAUSCH

1 Einführung

Die Krankheitsverarbeitung stellt eines der zentralen Themen in der Erforschung unterschiedlicher psychosozialer Aspekte einer Krebserkrankung dar. Der Stand der empirischen Forschung ist trotz umfangreicher Forschungsarbeiten in den letzten 10 Jahren gekennzeichnet durch eine heterogene Theorienbildung, Mängel in der verwendeten Untersuchungsmethodik und widersprüchliche Ergebnisse bezüglich der Bedeutung der Krankheitsverarbeitung für die Adaptation an die Erkrankung (Rüger et al., 1990; Beutel & Muthny, 1988). Längsschnittstudien sind in der englisch- und deutschsprachigen Literatur bisher selten zu finden (Beutel & Muthny, 1988), obwohl mit großer Übereinstimmung die Krankheitsverarbeitung als ein prozeßhaftes Geschehen aufgefasst wird und deshalb Verlaufsstudien immer wieder gefordert wurden. In den letzten Jahren sind auch im deutschsprachigen Bereich eine Reihe von Längsschnittstudien zur Krankheitsverarbeitung bei Krebs durchgeführt worden; teilweise sind diese Studien bereits abgeschlossen (Buddeberg, 1992; Wirsching, 1990), teilweise liegen bereits erste Ergebnisse vor (Heim et al., 1990). Mit dieser Arbeit legen wir erste Ergebnisse einer Längsschnittstudie vor, die Teil eines umfangreichen Forschungsprojektes zur Krankheitsverarbeitung ist und unserer Information nach erstmalig im deutschsprachigen Bereich mehrere Krebsgruppen vergleichend untersucht. Dieses Forschungsvorhaben untersucht in einer methodischen Kombination von Quer- und Längsschnittstudie die Krankheitsverarbeitung in ihrer wechselseitigen Verbindung zu psychosozialen und somatischen Einflußfaktoren sowie in ihrer Bedeutung für eine erfolgreiche psychosoziale Rehabilitation. Es wurde gefördert durch das Bundesministerium für Forschung und Technologie (BMFT) im Förderschwerpunkt "Rehabilitation nach Krebs". Die konzeptionellen Leitlinien der hier vorgestellten Längsschnittstudie beruhen auf der genannten Auffassung, daß Krankheitsverarbeitung ein prozeßhaftes Geschehen ist, daß stärker von situativen Belastungsfaktoren und weniger von zeitüberdauernden Persönlichkeitsmerkmalen bestimmt wird. Entsprechend liegt der Schwerpunkt unseres Untersuchungsansatzes auf der Analyse situativer Einflußfaktoren im Verlauf der Erkrankung. Darüber hinaus sollte in der Erfassung der Krankheitsverarbeitung mehrere Beurteilungsebenen miteingeschlossen sein.

2 Untersuchungsplan und Methodik

Untersucht wurden drei unterschiedliche Diagnosegruppen (Bronchial-Ca, Colorektale-Ca und hämatopoetische Systemerkrankungen). Die letztere Gruppe umfaßt die verschiedenen Formen der Leukämie (akute und chronische Leukämien) sowie den gesamten Bereich der Lymphomerkrankungen (HL und NHL). Bei der Planung der Studie wurden bewußt diese Krebsarten ausgewählt, um unterschiedliche Tumorlokalisationen zu vergleichen und ein möglichst breites Spektrum von Belastungen und krankheits- oder behandlungsbedingten Behinderungen erfassen zu können. Darüber hinaus sollten solche Diagnosegruppen untersucht werden, die bislang wenig unter psychosozialer Perspektive erforscht worden sind. Aus dem breiten Spektrum von unterschiedlichen Fragestellungen, die in der Längsschnittstudie untersucht wurden, konzentriert sich diese Darstellung auf folgende Untersuchungsfragen:

Wie bewältigen Krebspatienten ihre Erkrankung und die damit verbundenen Probleme im Krankheitsverlauf?
Gibt es Unterschiede zwischen den drei Diagnosegruppen bzgl. Coping und Adaptation im Krankheitsverlauf?
Welche Beziehung besteht zwischen Copingprozessen und verschiedenen Kriterien der erfolgreichen Adaptation wie Lebensqualität, psychisches und körperliches Wohlbefinden sowie soziale Integration?

Der Untersuchungsplan umfaßte sechs Meßzeitpunkte (vgl. Abbildung 1). Unmittelbar nach Diagnosestellung (2 - 14 Tage) erfolgte die Erstbefragung des Patienten (T1); die nächste Befragung (T2) fand unmittelbar vor Entlassung bzw. bei längerdauernden Behandlungszyklen vier bis sechs Wochen nach T1 statt. Die weiteren Meßzeitpunkte T3 - T6) lagen in einem zeitlichen Abstand von drei bzw. sechs Monaten nach T2.

Wichtigstes Auswahlkriterium war die Neuerkrankung an einer der genannten Krebsarten. Ferner sollte entsprechend unseren Hauptfragestellungen keine andere Krebserkrankung in der Anamnese aufgetreten sein. Darüber hinaus wurde entsprechend dem Charakter eines breiten heuristischen Vorgehens bewußt auf eine zu starke Einengung verzichtet. So wurde eine untere Altersgrenze von 20 Jahren festgelegt, während eine obere Altersgrenze nicht markiert wurde. Hier wurden im Einzelfall die altersbedingten Einschränkungen im Hinblick auf Interviewfähigkeit sowie die selbständige Bearbeitung eines Fragebogens abgeklärt. Bezüglich des Schweregrads und der Prognose der Krebserkrankung wurde mit Ausnahme der Bronchialkrebsgruppe keine Begrenzung festgelegt; aus dieser Gruppe wurden aufgrund der im Vergleich zu anderen Tumorarten relativ ungünstigen Prognose nur die operablen nichtkleinzelligen Tumoren ausgewählt.

Die Methodik war durch eine Kombination von Interviewstrategien und Fragebögen bestimmt. Zu jedem Meßzeitpunkt wurde mit dem Patienten ein teilstrukturiertes Interview geführt, was größtenteils auf Tonband mitgeschnitten wurde und teilweise durch ein schriftliches Protokoll des Interviewers dokumentiert wurde. Nach jedem Interview wurden Fremdratings durch den jeweiligen Interviewer/in durchgeführt, die sich inhaltlich auf verschiedene Belastungen und die Krankheitsverarbeitung sowie einige Aspekte der Interviewsituation bezogen. Mit Ausnahme von T1 füllte der Patient nach jedem Interview einen Fragebogen (Selbstrating) aus. Zum Zeitpunkt T2 wurde zusätzlich eine ausführliche medizinische Dokumentation (genaue Diagnose, Histologie, Art der Operation bzw. Chemotherapie, u.ä.) erhoben und ergänzend Fremdratings des behandelnden Arztes zum bisherigen Verlauf der Behandlung und zur weiteren Prognose eingeholt. Folgende Instrumente (vgl. Abbildung 1) wurden eingesetzt:

- Freiburger Fragebogen zur Krankheitsverarbeitung (FKV-LIS; Muthny, 1989)
- Berner Bewältigungsformen (BEFO; Heim et al., 1991)
- Somatische und psychosomatische Beschwerdenliste (BE; Eigenentwicklung der Projektgruppe)
- Erkrankungsbezogene Kontrollattribution (EKOA; Muthny, 1990)
- Fragebogen zur Lebenszufriedenheit (LZ; Eigenentwicklung der Projektgruppe)

Darüber hinaus wurden im teilstrukturierten Interview die Erfahrung des Patienten mit der Diagnosestellung und den erfolgten Behandlungen sowie die soziale Unterstützung, das psychische Wohlbefinden und die Probleme der beruflichen und sozialen Integration erfragt.

Zeitachse (Monate)	0	1	2	3	6	9	15	21-24
		Diagnose-stellung						
Meßzeitpunkt		T1	T2	T3	T4		T5	T6
Instrumente								
1. BE		X	X	X	X		X	X
2. BEFO		X	X	X	X		X	X
3. FKV				X	X		X	X
4. LZ				X	X			X
5. EKOA			X				X	

Abbildung 1: Untersuchungsdesign der Längsschnittstudie

Es handelt sich hier um eine Darstellung erster Ergebnisse, die sich schwerpunktmäßig auf die Analysen des FKV konzentrieren; methodische und inhaltliche Vergleiche zwischen den unterschiedlichen Erhebungsinstrumenten (BEFO, FKV) zur Erfassung der Krankheitsverarbeitung sind den weiteren Auswertungsschritten vorbehalten.

3 Darstellung der Ergebnisse

3.1 Beschreibung der Stichprobe

Die Ausgangsstichprobe umfasste zum Meßzeitpunkt T1 ein N von 100 Patienten, was sich ungefähr in gleichen Teilen (jeweils 33%) auf die drei genannten Diagnosegruppen verteilt. Zwei Drittel der untersuchten Personen sind männlichen (62%), ein Drittel weiblichen Geschlechts (38%). Der Altersmittelwert liegt bei 54 Jahren bei einem sehr großen Range von 20 bis 84 Jahren. In der Ausgangsstichprobe sind 51% erwerbstätig, 26% berentet und 13% Hausfrauen. Bezüglich des Bildungsniveaus hat die Mehrzahl (59,2%) einen Hauptschulabschluß, 24,1% haben einen Fachschulabschluß und nur 4,1% Abitur. Die Ausgangsstichprobe von N = 100 Patienten verringerte sich über einen Zeitraum von knapp zwei Jahren auf ein N = 68 Patienten zu T5. Die Drop-outs sind zahlenmäßig nach den ersten drei Meßzeitpunkten am größten und liegen überwiegend in der Motivation der Patienten begründet. In der zweiten Hälfte der Studie nimmt die Abbruchquote prozentual ab und ist überwiegend durch den progredienten Verlauf der Erkrankung bzw. den Tod des Patienten bestimmt.

3.2 Belastungen im Verlauf der Erkrankung

Betrachten wir den Verlauf der Erkrankung über den Zeitraum bis T5, so nimmt entsprechend den Erwartungen der Anteil der Vollremission bzw. der tumorfreien Patienten über die Zeit zu. Mit zunehmendem Abstand zur Primärbehandlung (T4, T5) steigt der Prozentsatz der Rezidive allmählich an, so daß sich auch der prozentuale Anteil von ambulanten bzw. stationären Behandlungen wieder erhöht (s. Tab. 1).

Die behandlungsbedingten Beschwerden (Schwächegefühl, Haarausfall, Übelkeit, Schmerzen) gehen erwartungsgemäß im Verlauf der Erkrankung zurück. Anders sieht im Bereich psychischer Beschwerden aus. Die depressive Verstimmung fällt bis zum Meßzeitpunkt T4 leicht ab, steigt dann aber wieder bei T5 an. Gereiztheit ist die einzige Beschwerde, die über die Zeit kontinuierlich, aber geringfügig ansteigt. Im Vergleich der Diagnosegruppen ergeben sich nur wenige statistisch signifikante Unterschiede, die weitgehend den unterschiedlichen Behandlungsmodalitäten entsprechen, also im Falle der hämatopoetischen Systemerkrankungen, die Nebenwirkung bzw. Folgewirkung der Chemotherapie (Haarausfall, Übelkeit, Schwächegefühl etc.) während im Bereich der operablen Tumoren vor allem Schwächegefühl, Schmerzen usw. anzutreffen sind.

Tabelle 1: Verlauf der Erkrankung (Prozentangaben)

Medizinischer Status	T2 N=100	T3 N=81	T4 N=74	T5 N=68
Vollremission	67.0	74.3	77.8	81.3
Teilremission	33.0	21.4	11.1	3.1
Rezidiv	0	2.9	7.9	11.0
Metastasen	0	1.4	1.6	3.1
Zweittumor	0	0	1.6	1.6

3.3 Verlauf der Belastungen und der Krankheitsverarbeitung

Die Krankheitsverarbeitung zeigt im FKV, der ab T3 zu jedem Meßzeitpunkt eingesetzt wurde, daß an erster Stelle Ablenkung und Selbstaufbau gefolgt vom aktiven problemzentrierten Coping stehen. An nächster Stelle folgen Religiosität und Sinnsuche, gefolgt von Bagatellisierung und Wunschdenken, während die depressive Verarbeitung an letzter Stelle steht und offensichtlich für alle untersuchten Gruppen unbedeutend ist. Die nachfolgende Tabelle zeigt die kovarianzanalytischen (Kovariate Alter) Ergebnisse zum Meßzeitpunkt T3.

Tabelle 2: Krankheitsverarbeitung im Vergleich der drei Diagnosegruppen zu T3

FKV-Skalen	Leuk./ Lymph.	Bronchial CA	Colorect. CA	F-Wert (ANOVA)	p
Depressives Coping	1.83	1.87	1.77	.03	n.s.
Aktives problemzentr. Coping[2]	3.21	3.07	2.64	.84	n.s.
Ablenkung/Selbstaufbau[2]	3.29	3.06	3.08	.19	n.s.
Religiosität/Sinnsuche	2.46	2.57	2.65	.24	n.s.
Bagatellisierung/Sinnsuche	2.01	1.94	1.89	.01	n.s.

Skalierung: 1=gar nicht bis 5=sehr stark / [2] Kovariate Alter schwach sign. ($p \leq .05$)

Im Vergleich der drei untersuchten Krebsarten zeigen sich für die unterschiedlichen Verarbeitungsformen keine signifikanten Unterschiede. Lediglich das Alter hat als Kovariate bei den an erster Stelle rangierenden Copingformen (Ablenkung, Selbstaufbau) bzw. problemzentriertes Coping einen schwach signifikanten Einfluß ($p < .05$); dabei tendieren jüngere Patienten stärker zu aktiven Copingstrategien, während ältere Patienten stärker Ablenkung und Selbstaufbau einsetzen.

Betrachten wir nun die Krankheitsverarbeitung im Verlauf bis T5, so zeigen sich über die Zeit nur unwesentliche Veränderungen. Trotz leichter Abnahme in allen FKV-Skalen zeigen sich keine signifikanten Änderungen über die ersten eineinhalb Jahre seit Ersterkrankung. Die einzige Ausnahme bildet die Verarbeitungsstrategie "Sinnsuche, Religiosität" bei Zeitpunkt T4, die einen leicht signifikanten Unterschied im Vergleich zu T3 aufweist (MANOVA-Analysen mit Kovariate Alter). Diese Ergebnisse zeigen, daß sich sowohl für die jeweilige Gesamtgruppe, als auch für die über die Zeit stabil gehaltene Verlaufsgruppe bis T5 die Struktur der Verarbeitung zumindest über die ersten eineinhalb Jahre nach Erstdiagnose stabil bleibt. Nicht berücksichtigt werden konnten bisher die Einflüsse von Rezidiven, die allerdings, wie die Übersicht über den Verlauf zeigt, nur bei einem kleinen Teil der Stichprobe auftraten.

Verlauf des Coping
Vergleich der FKV-Subskalen T3 bis T5[*] (N = 68)

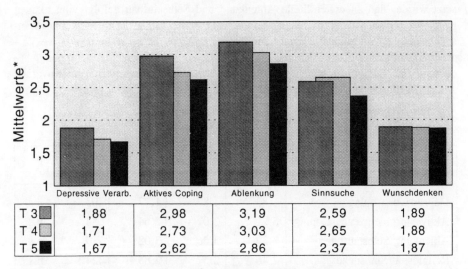

Abbildung 2: Verlauf des Coping. [*]) MANOVA für wiederholte Messungen (T3-T5) erbrachte ein sign. Ergebnis hinsichtlich Sinnsuche ($p = .01$). Zwischen den Diagnosegruppen keine sign. Effekte. Skalierung: 1 = gar nicht bis 5 = sehr stark

Während die oben angeführten Skalen des Freiburger Fragebogens zur Krankheitsverarbeitung (FKV) die Art eingesetzter Bewältigungsformen wiedergeben, erfolgt am Ende des FKV eine Frage nach den im Hinblick auf die Adaptation hilfreichsten Bewältigungsformen. Am hilfreichsten sind das "Vertrauen in die Ärzte setzen", gefolgt von "entschlossen gegen die Krankheit ankämpfen" und "sich vornehmen, intensiver zu leben" erfahren wird, "sich selbst Mut machen" und die "Relativierung der Erkrankung mit dem Schicksal anderer" folgen an nächster Stelle. Im Verlauf bis zu T5 fanden sich diesbezüglich keine wesentlichen Änderungen mit Ausnahme, daß zu T5 die Aspekte "Abstand gewinnen" und "sich mehr gönnen" im Vergleich zu T3 bzw. T4 eine größere Bedeutung haben.

3.4 Korrelative Zusammenhänge zwischen Krankheitsverarbeitung und verschiedenen Aspekten der Lebensqualität

Als Kriterium der Adaptivität wurden neben dem individuellen Zurechtkommen auch die verschiedenen Aspekte der Lebenszufriedenheit mit einbezogen. Die Profile der Lebenszufriedenheit zeigen, daß relativ hohe Zufriedenheitswerte für den Bereich sozialer Beziehungen besteht (Partner, Familie, Freunde), während die Zufriedenheit vor allem in den Bereichen körperliche Leistungsfähigkeit, berufliche Situation, Aussehen, Sexualität und Freizeit geringer ist. Hier zeigen sich keine signifikanten Unterschiede zwischen den verschiedenen Tumorarten.

Im Hinblick auf den Zusammenhang von Krankheitsverarbeitung und verschiedenen Aspekten der Lebensqualität wurden hier, neben der subjektiven Beurteilung der Lebenszufriedenheit, vor allem die psychischen und somatischen Beschwerden, der Optimismus bezüglich des weiteren Krankheitsverlaufs und das allgemeine Zurechtkommen mit der Erkrankung als subjektiver Index für die Adaptation untersucht. Wie Tabelle 3 zeigt, sind die Korrelationen mit den Skalen des FKV gering bis mittel ausgeprägt, wobei sich die höchsten und substantiellen Werte (.35 bis .46) bei allen vier Einflußgrößen auf die Skala "depressive Verarbeitung" beziehen. Am höchsten sind die allgemeine Lebenszufriedenheit und der Optimismus korreliert. Hierbei erklärt sich die negative Korrelation für Lebenszufriedenheit, Optimismus und Adaptation durch die Polung der Skala: Je höher die Lebenszufriedenheit (Optimismus, Adaptation), desto geringer ist die depressive Verarbeitung und umgekehrt. Darüber hinaus weist die Lebenszufriedenheit mit den FKV Skalen Ablenkung/Selbstaufbau und Wunschdenken noch substantielle Korrelationen auf. Auffällig erscheint, daß die Beschwerden außer mit der Skala "Depressive Verarbeitung" keine wesentlichen Korrelationen (.23 bis .27) mit anderen FKV Skalen zeigen. Überraschenderweise sind auch die Korrelationen der FKV Skalen mit der subjektiven Einschätzung der Adaptation eher gering; einzige Ausnahme bildet wie oben bereits genannt die Skala "depressive Verarbeitung" (r = .40).

Die Skala "Religiosität/Sinnsuche" weist die geringsten korrelativen Zusammenhänge mit den Merkmalen der Lebensqualität und Adaptivität auf. Im Verlauf der Längsschnitterhebung bleiben die oben genannten Zusammenhänge mit wenigen Ausnahmen bis T5 weitgehend gleich; als Ausnahmen nimmt die Korrelation zwischen Optimismus und depressiver Verarbeitung zu, während die Zusammenhänge mit den anderen Verarbeitungsformen unbedeutender werden. Weiterhin zeigt die Lebenszufriedenheit nur bei T4 substantielle Korrelationen mit der depressiven Verarbeitung, während für T3 und T5 keine nennenswerten Zusammenhänge auftauchen.

Tabelle 3: Korrelative Zusammenhänge der FKV-Skalen (T4, Spearman-Brown-K.)

Coping (FKV-Skalen)	Optimismus	Beschwerden	Lebenszufriedenheit	Adaptation
Depressives Coping	-.45***	.35*	-.46***	-.40***
Aktives problemzentr. C.	-.24*	.23**	-.22*	-.24*
Ablenkung/Selbstaufbau		.27*	-.31**	
Religiosität/Sinnsuche	-.23*			
Wunschdenken		.24*	-.34**	-.25*

* = p < .05   ** = p < .01   *** = p < .001

3. 5   Krankheitsverarbeitung und Adaptation

Im Hinblick auf die wesentlichste Zielsetzung, inwieweit die Krankheitsverarbeitung zusammen mit den verschiedenen Formen der Belastungen einen Einfluß auf die erfolgreiche Adaptation an die Erkrankung aufweist, wurden erste multivariate Auswertungen vorgenommen. Da hier nur die Ergebnisse bis zum Zeitpunkt T5 einbezogen wurden, sind diese Analysen als vorläufig zu betrachten. Als Kriterien der Adaptivität wurde einerseits die Lebenszufriedenheit zu T4, andererseits die individuelle Einschätzung der Adaptation an die Erkrankung zu T5 einbezogen. Die Ergebnisse zeigen, daß die verschiedenen Formen der Krankheitsverarbeitung im Hinblick auf diese beide Kriterien offensichtlich keinen bzw. im Falle der Lebenszufriedenheit mit nur einer Skala einen wenig substantiellen Beitrag leisten. Vielmehr sind für die individuelle Anpassung die Belastungen durch körperliche Beschwerden und Reihe von Kontrollattributionen verantwortlich. Im Hinblick auf das Kriterium der individuellen Adaptivität an die Erkrankung gelingt eine Varianzaufklärung von 47%, wobei die Beta-Gewichte zeigen, daß die größten prädiktiven Beiträge durch die Beschwerden zum Zeitpunkt T5 und durch die Kontrollattribution (nur Bereich soziale Unterstützung durch den Partner) geleistet werden.

Weder die unterschiedlichen Formen der Krankheitsverarbeitung noch die Belastungsindizes zu früheren Meßzeitpunkten haben einen Einfluß auf die individuelle Adaptivität zu T5. Bezüglich des Kriteriums Lebenszufriedenheit (T4) zeigt sich, daß nur die Beschwerden (in dieser Gleichung jedoch zu T3) einen substantiellen Beitrag leisten. Als einzige Strategien gehen Bagatellisierung und Wunschdenken (T4) mit einem Beta von .28 in die Vorhersagegleichung ein. Ebenfalls keine Bedeutung haben die Strategien zu früheren Meßzeitpunkten. Insgesamt ist die Varianzaufklärung mit einem multiplen R^2 = .26 noch geringer als im Falle des Adaptivitätskriteriums. Bisher wurden allerdings von den medizinischen Daten nur die Diagnose einbezogen; diese hatte in beiden Gleichungen keinen Einfluß. Es bleibt abzuwarten, inwieweit sich die medizinischen Variablen wie Initialstadium und Prognose bzw. Verlaufsmerkmale auf die Vorhersage der verschiedenen Adaptationskriterien auswirken.

4   Abschließende Diskussion

In einer ersten Ergebnisdarstellung einer prospektiven Längsschnittstudie zur Krankheitsverarbeitung bei Krebs wurde der Schwerpunkt auf die Krankheitsverarbeitung im Verlauf der ersten 15 Monaten nach Diagnosestellung gelegt. Zugrundegelegt wurden bisher die Auswertungen des Freiburger Fragebogens zur Krankheitsverarbeitung (FKV) bis zum Erhebungszeitpunkt T5; eine vergleichende Gegenüberstellung mit den Ergebnissen der Berner Bewältigungsformen konnte noch nicht erfolgen. Obwohl der abschließende Erhebungszeitpunkt (T6) in diesen Analysen fehlt und die Ergebnisse somit nur vorläufigen Charakter haben, zeichnen sich bereits wichtige Ergebnisse ab. Zunächst ergeben sich zu keinem der Erhebungszeitpunkte signifikante Unterschiede im Vergleich der untersuchten Tumorarten. Trotz Unterschiede in der Art der Primärbehandlung und den damit verknüpften Belastungen für die einzelnen Gruppen weist die Krankheitsverarbeitung in allen Gruppen eine ähnliche Struktur auf. Die Krankheitsverarbeitung ist dabei gekennzeichnet durch Ablenkung und Selbstaufbau gefolgt von aktiven problemzentrierten Strategien. Depressive Verarbeitung und Bagatellisierung sind in allen drei Gruppen am geringsten ausgeprägt. Unter inhaltlichen Aspekten fällt auf, daß offensichtlich ein breites Spektrum von unterschiedlichen Strategien eingesetzt wird, die sich teilweise widersprechen. Dies dürfte als ein erneuter Beleg dafür zu werten sein, daß die Patienten bei der Verarbeitung einer Krebserkrankung gleichzeitig unterschiedliche Strategien einsetzen und für die Verarbeitung weniger die Art der Diagnose als vielmehr die Krebserkrankung als solche von Bedeutung ist. Obwohl die Analyse der Beschwerden eine Reihe von signifikanten Unterschieden im Vergleich der Diagnosegruppen aufweist, sind die Ausprägungen absolut gesehen nicht sehr hoch und scheinen dadurch eher die Unterschiede in der Primärbehandlung widerzuspiegeln. Dies würde auch erklären, warum sich keine differentiellen Effekte bezüglich des Bewältigung finden.

Die Korrelationen zwischen den verschiedenen Skalen des FKV und Lebenszufriedenheit, Optimismus und Beschwerden als Belastungsindex sprechen von der Ausprägung und Richtung der Werte für eine inhaltliche Validität der Skalen, allerdings müssen diese Ergebnisse noch über die Analyse des weiteren Verlaufs geprüft werden. Unter methodischen Gesichtspunkten bleibt anzumerken, daß der FKV unseres Wissens hier erstmalig als Instrument für eine Verlaufsmessung eingesetzt wurde und weitere Ergebnisse der methodischen Analyse abzuwarten sind.

Als weiteres wichtiges Ergebnis zeigt die bisherige Verlaufsanalyse, daß das Muster der Verarbeitung in der Struktur der Gesamtgruppe über die Zeit relativ stabil bleibt. Dies würde dafür sprechen, daß sich die Patienten im Verlauf der Erkrankung ein relativ stabiles Konstrukt in Bezug auf ihre Verarbeitung bilden, sofern keine neuen Belastungen durch Rezidive oder Neuerkrankungen auftreten. Natürlich ist für die hier dargestellten Ergebnisse zu berücksichtigen, daß der FKV erst ab T3 eingesetzt wurde und unter Umständen im ersten Zeitintervall unmittelbar nach Diagnosestellung (T1 - T3) eine größere Variabilität der Verarbeitung auftreten kann. Für diese Hypothese können die Auswertungen mit Hilfe des BEFO, der von Beginn der Studie an als Fremdrating eingesetzt wurde, weitere Aufklärungen leisten. Da es sich hier um Ergebnisse der Gesamtgruppe handelt und bis zum Zeitpunkt T5 der Großteil der Untersuchungsgruppe einen günstigen Verlauf (wenige Rezidive bzw. Neuerkrankungen) aufweist, sind die weiteren Analysen abzuwarten. Ein weiteres wichtiges, wenn auch vorläufiges Ergebnis scheint der geringe Einfluß der unterschiedlichen Copingstrategien in ihrer Einzelausprägung auf die verschiedenen Outcomekriterien wie Lebensqualität und individuelle Anpassung an die Erkrankung zu sein. Dies zeigen sowohl die korrelativen Zusammenhänge, als auch die regressionsanalytischen Analysen. Hierbei ist sicher für das Kriterium Lebenszufriedenheit zum Zeitpunkt T4 keine große Veränderung zu erwarten, zumal keine Vergleichsmessung vor Erkrankung herangezogen werden kann. Allerdings ist der geringe Zusammenhang zwischen der individuellen Einschätzung des Zurechtkommens mit der Erkrankung und den meisten FKV Skalen überraschend und wäre vorbehaltlich der genannten Einschränkungen ein Hinweis darauf, daß die unterschiedlichen Verarbeitungsstrategien und die Einschätzung der Anpassung an die Erkrankung verschiedene Aspekte erfassen. Aus den weiteren Analysen wird sich zeigen, ob neben den einzelnen Verarbeitungsformen evtl. ein Index der Krankheitsverarbeitung insgesamt einen Einfluß auf die verschiedenen Outcomekriterien hat. In den weiteren differentiellen Auswertungen unter Einbeziehung der Ergebnisse bis zu T6 sollen Subgruppen mit günstigem vs. ungünstigen Verlauf im Hinblick auf die Belastungen und die Krankheitsverarbeitung im gesamten Längsschnittverlauf identifiziert werden und dabei analysiert werden, ob und in welchem Ausmaß ein günstiger Krankheitsverlauf durch psychosoziale Merkmale vorhergesagt werden kann.

B Chronische Erkrankungen

Die Bewältigung chronischer Krankheiten im Jugendalter: Individuelle und familiäre Bewältigungsformen

INGE SEIFFGE-KRENKE, ANNETTE BOEGER, ALBERT HÜRTER, DORIS MOORMANN, DORIS NILLES & ANJA SUCKOW

1   Einleitung

Der juvenile Diabetes mellitus ist eine chronische Stoffwechselerkrankung, verbunden mit einem Mangel an Insulin und einem daraus folgenden erhöhten Blutzuckerspiegel. Er ist eine der häufigsten und am weitest verbreiteten Erkrankungen im Kindes- und Jugendalter. Allerdings finden wir nur eine relativ geringe Anzahl von Erstmanifestationen im Jugendalter, während der Gipfel der Ersterkrankungen um das 9. Lebensjahr zu sein scheint. Im Schnitt stehen einer großen Anzahl frisch und lange erkrankter Kinder und Jugendlicher nur rund 7 % Erstmanifestationen bei Jugendlichen gegenüber (vgl. Brath & Seiffge-Krenke, 1990). Gegenüber anderen chronischen Beeinträchtigungen weist der juvenile Diabetes Besonderheiten auf, da er kaum subjektive Beschwerden verursacht und bei erfolgreicher Einhaltung kurativer Maßnahmen (tägliche Insulininjektionen und Blutzuckerkontrollen, strenge Einhaltung von Diät sowie gezielte körperliche Aktivitäten) ein vergleichsweise "normales" Leben ermöglicht (vgl. Hürter, 1985). Fragen der Krankheitsbewältigung wurden allerdings aus psychologischer Sicht nur sehr selten untersucht. Obwohl es sich um eine vergleichsweise häufige Fragestellung im Rahmen von "adolescent coping" handelt, waren die meisten Studien zur Krankheitsbewältigung zunächst auf extrem selten auftretende Krankheitsbilder mit hoher Mortalität beschränkt (Seiffge-Krenke & Brath, 1990). Erst in jüngster Zeit rücken gut therapierbare, häufigere Erkrankungen stärker in den Blickpunkt der Aufmerksamkeit; dazu zählt auch der juvenile Diabetes. Trotz dieser insgesamt erfreulichen Wende ist auffällig, daß psychosoziale Faktoren in der Forschung eher ausgeklammert oder auf bestimmte Variablen, insbesondere Persönlichkeitsvariablen, eingeengt wurden. In den letzten Jahren wurde dann eine Vielzahl von psychologischen Variablen untersucht, bei denen man eine Auswirkung auf die glykämische Kontrolle bzw. Compliance vermutete. Dazu zählen krankheitsbezogene Kenntnisse und Einstellungen, biographisch bedeutsame Ereignisse, das Entwicklungsalter des Erkrankten, seine Bewältigungsfertigkeiten sowie die Einflüsse des sozialen Stützsystems. In den meisten Fällen fand man Hinweise auf Zusammenhänge mit der Diabeteskontrolle, es handelte sich allerdings in der Regel um korrelative Studien, in denen die Höhe des Zusammenhangs nur von mittlerer Ausprägung war. Kritisch sei jedoch angemerkt, daß der in den meisten Studien vorherrschende "shotgun-approach", wie es La Greca (1988) ironisch ausdrückt, d. h. der univariate Zugang zu einer Vielzahl von Variablen, der Komplexität des Krankheitsgeschehens und der Krankheitsverarbeitung nicht gerecht wird.

2 Die Längsschnittstudie an chronisch kranken Jugendlichen und ihren Familien

Die Bonner Längsschnittstudie hat zum Ziel, die Bewältigung des Diabetes bei Jugendlichen in einer prospektiven Längsschnittstudie zu analysieren (vgl. Seiffge-Krenke, Hürter, Boeger, Moormann, Nilles und Suckow, 1992). Ein Anliegen der Studie ist es, herauszufinden, welche Bewältigungsstrategien Jugendliche in den einzelnen Phasen der Erkrankung wählen und welche Hilfen ihnen das medizinische Stützsystem (Ärzte) sowie das soziale Stützsystem (Freunde und Familie) anbieten. Eine wichtige Überlegung ist, inwieweit das Auftreten einer chronischen Erkrankung zum Zeitpunkt der Ablösung vom Elternhaus zu einer Entwicklungsbehinderung in verschiedenen Entwicklungsaufgaben führen kann. Dabei muß auch geprüft werden, in welchem Umfang persönliche Ressourcen (Selbstkonzept, Bewältigungsfertigkeiten) des Jugendlichen diesen neben dem social support in die Lage versetzen, mit dieser Belastung fertig zu werden. Veränderungen in der Familiendynamik als Ergebnis einer schweren chronischen Erkrankung sind eine weitere wichtige Fragestellung.

Die Studie umschließt wegen der geringen Inzidenz chronischer Erkrankungen bei Jugendlichen insgesamt 17 medizinische Kliniken in der BRD; auf eine strenge Parallelisierung mit gesunden Jugendlichen wurde geachtet. Insgesamt nahmen 108 12- bis 16jährige diabeteserkrankte Jugendliche sowie 107 gleichaltrige gesunde Jugendliche und ihre Familien teil. In der Stichprobe der erkrankten Jugendlichen werden außerdem die Ärzte befragt. Jede der jährlichen Erhebungswellen schließt umfangreiche Fragebogenerhebungen sowie Interviews mit den Jugendlichen, ihren Eltern, Freunden und den Ärzten ein. An einer ausgewählten Gruppe werden jährlich zusätzlich je eine Intensiverhebung mit der Familie sowie eine Intensiverhebung mit den Jugendlichen durchgeführt. Das Design der Studie ist demnach so ausgelegt, daß neben dem Jugendlichen seine wichtigsten Bezugspersonen (die Familie, seine Freunde) sowie die medizinischen Experten befragt und aus der Zusammenschau der Ergebnisse schließlich Schlußfolgerungen für die Frage der Krankheitsbewältigung gezogen werden. Als wichtige Außenkriterien für eine erfolgreiche Adaptation werden die Symptombelastung im psychischen Bereich und die Güte der Anpassung (HbA1 bzw. HbA1c-Wert) herangezogen.

3 Wahrgenommene Belastung, Bewältigung und Abwehr

Obwohl beim juvenilen Diabetes im Unterschied zu den meisten anderen chronischen Erkrankungen des Kindes- und Jugendalters die Chancen für eine medizinisch erfolgreiche Bewältigung sowohl hinsichtlich aktueller wie auch langfristiger Gefährdungen weitgehend in den Händen des Erkrankten selbst liegt, zeigen verschieden Studien, daß sich der Typ-I-Diabetes sehr häufig nur schlecht kontrollieren läßt (z. B. Laron & Galatzer, 1982) und die erforderliche Einhaltung des medizinischen Regimes (Compliance) oftmals nur mangelhaft und unregelmäßig ausgeführt (z. B. Watts, 1980) bzw. von manchen Erkrankten nur vorgetäuscht wird (Ernould et al., 1982). Charakteristika der Erkrankung (kurzfristiges subjektives Wohlbefinden auch bei gesundheitsschädigendem Verhalten, z. B. Süßigkeiten, Essen, Alkohol) scheinen vermindertes Gesundheitsbewußtsein und nachlassende Therapiemitarbeit geradezu herauszufordern; überdies verleitet die leicht manipulierbare Symptombildung dazu, den Diabetes als Mittel zur sozialen Kontrolle, etwa zur Konfkliktvermeidung oder exhibitionistischen Selbstdarstellung, einzusetzen (vgl. Lautenbacher, 1988). Neben einer Reihe krankheitsübergreifender Bewältigungsversuche (etwa Wunschdenken, Perfektionismus, Schuldgefühle durch eigene Verursachungstheorien, Bagatellisierung u. a., vgl. Kovacs & Feinberg, 1982) scheinen die spezifischen Bedingungen der "heimlichen Krankheit" Diabetes mellitus darüber hinaus insbesondere in der Initialphase massive Abwehrprozesse wie Verleugnung und Agieren zur Folge zu haben, was zahlreiche Falldarstellungen belegen (vgl. Jakobson et al., 1986). Bei der Auseinandersetzung mit der Diagnose, der stationären Aufnahme zur Einstellung und den entsprechenden kurativen Maßnahmen lassen sich verschiedene Phasen des Krankheitsverlaufs unterscheiden. Mehrere Untersuchungen (z. B. Börner, 1976; Kovacs et al., 1985) weisen darauf hin, daß v. a. die Anfangsphase krisenhaft verläuft, der Diabetes im Laufe der Zeit jedoch zunehmend besser bewältigt werden kann.

Wir können zunächst nur Aussagen über die ersten zwei Meßzeitpunkte in unserer Längsschnittstudie machen. Sie bestätigen jedoch im großen und ganzen das Vorliegen starker Abwehrformationen insbesondere bei den erkrankten Jugendlichen selbst. Diese Abwehrformationen zeigten sich u. a. in einer extrem niedrigen Rate berichteter Alltagsprobleme (every day hassles), inbesonders den selten berichteten Körperbeschwerden und psychischen Symptomen bis hin zu einer nach außen gerichteten Fassade der "Super-Normalität" (vgl. auch Broughton, 1981). Während gesunde Jugendliche relativ offen eine Vielzahl von Alltagsproblemen und -ärgernissen nennen, die sie belasten, fallen erkrankte Jugendliche durch eine ungewöhlich niedrige Zahl genannter Alltagsbelastungen auf. Ihre Eltern dagegen erleben sich als deutlich belastet, wobei insgesamt die höchsten Werte von den Vätern diabetischer Jugendlicher angegeben werden. Dieser Befund stimmt recht gut mit unserem Intervieweindruck überein, in dem in aller Regel die Eltern diabetischer Jugendlicher wesentlich mehr Belastungen und Probleme schilderten (wie die ständige Beschäftigung mit der Krankheit des Kindes, das Gefühl der Verantwortlichkeit für alles, die organisatorische Überlastung durch Arztbesuche und Mahlzeiten, die "Überwachung" des Kindes außer Haus etc.; vgl. Cook, 1984) als die erkrankten Jugendlichen. Während die Eltern im Gespräch sehr bedürftig wirkten und auch öfter ihrem Wunsch nach psychologischer Betreuung Ausdruck gaben, boten sich die Jugendlichen als "besonders normal" an. Wir fanden demnach erstaunlicherweise große Diskrepanzen in der wahrgenommenen Belastung zwischen den einzelnen Familienmitgliedern.

Die Frage der Krankheitsbewältigung wurde dann auf zwei verschiedene Ebenen angegangen: der individuellen Krankheitsbewältigung durch den Jugendlichen sowie den familiären Bewältigungsmustern. Da Informationen über Bewältigungsfertigkeiten in anderen Bereichen, die nicht die Krankheit betreffen, in der Forschung vielfach ausgeklammert werden, wurde auch die Auseinandersetzung mit nicht krankheitsbezogenen Alltagsbelastungen überprüft. Wir werteten hierzu den CASQ (Seiffge-Krenke, 1989) aus, der die Bewältigungsfertigkeiten in verschiedenen Problembereichen (wie Zukunft, Schule, Familie, Freunde, heterosexuelle Beziehungen, selbstbezogene Probleme) erfaßt. Er erfaßt drei verschiedene Bewältigungsstile, (1) die Suche nach sozialer Unterstützung, (2) die Reflexion über das Problem und (3) den Rückzug, die Problemmeidung. Chronisch kranke Jugendliche unterscheiden sich von gesunden Jugendlichen dadurch, daß sie weniger aktiv sind, was die Nutzung sozialer Ressourcen angeht, und auch signifikant weniger über das in Frage stehende Problem nachdenken, während Problemmeidung (eine Skala, die eher Abwehrmechanismen erfaßt) nicht signifikant erhöht ist. Nimmt man die beiden Ergebnisse zusammen, so imponieren die erkrankten Jugendlichen durch eine auffällig geringe angegebene Alltagsbelastung einerseits und vergleichsweise geringe Aktivität bei der Lösung auftretender Probleme.

Die Frage der krankheitsspezifischen Bewältigungsmechanismen wurde von uns in enger Anlehnung an die Güte der Anpassung untersucht, weil in anderen Studien bislang nur ansatzweise Maße psychologischen Bewältigungsverhaltens mit dem medizinischen Status, insbesondere der Stoffwechselkontrolle, in Beziehung gesetzt wurden. Marrero et al. (1982) zufolge scheinen jugendliche Diabetiker, die eher problem- als emotionsbezogene Bewältigungsversuche unternehmen, mit den Belastungen ihrer Erkrankung insgesamt weniger gut fertig zu werden als Patienten, die über ein ausgeglicheneres Verhältnis zwischen diesen beiden Copingmodalitäten verfügen. Die bessere metabolische Kontrolle bei diesen Patienten unterstreicht im Grunde die Bedeutung der Verarbeitung starker negativer Affekte. Andere Autoren wie Delamater et al. (1987) fanden hinsichtlich problembezogener Bewältigungsversuche keine signifikanten Unterschiede zwischen Adoleszenten mit guter bzw. schlechter Diabeteskontrolle. Ihre Ergebnisse zeigen hingegen, daß schlecht eingestellte Patienten weitaus häufiger Wunschdenken und Vermeidung, aber auch aktives Hilfesuchen praktizierten. In unserer Stichprobe ergab eine Analyse der Stoffwechselgüte, daß eine große Zahl unserer diabetischen Stichprobe (N = 49) eine gute Stoffwechseleinstellung hatte (HbA1 <9 bzw. HbA1c <7,5), 32 Diabetiker eine befriedigende Stoffwechseleinstellung hatten (HbA1 9 bis 12 bzw. HbA1c 7,5 bis 9) und nur 16 diabetische Jugendliche eine schlechte Stoffwechseleinstellung aufwiesen (HbA1 >12 bzw. HbA1c >9). Die Jugendlichen können also überwiegend als gut angepaßt gelten. In dem von uns entwickelten Verfahren zur individuellen Krankheitsbewältigung FKJA (vgl.

Seiffge-Krenke, Moormann, Nilles und Sukkow, 1991) wurden nun Copingstile in der Auseinandersetzung mit neun krankheitsspezifischen Problemen (wie Krankenhausaufenthalte, Stoffwechseleintgleisungen, Blutabnehmen, Spritzen, Diät, Spätschäden) untersucht. Die Ergebnisse zeigten, daß die Jugendlichen in ihren Bewältigungsstilen sehr stark nach den in Frage stehenden Problemen differenzieren. Besonders auffällige Unterschiede fanden sich in den Bewältigungsstilen von Jugendlichen mit guter und schlechter Stoffwechseleinstellung. Sie greifen das bereits zuvor bei alltäglichen Problemen beobachtete Bild der zögernden Nutzung sozialer Ressourcen auf:

Jugendliche mit schlechter Stoffwechseleinstellung können weniger Unterstützung von Eltern, Freunden und Ärzten annehmen, sie haben die Einstellung, alleine mit allem fertig werden zu müssen. Auf Stoffwechselschwankungen reagieren sie mit Selbstvorwürfen und diabetesbezogene Probleme bestätigen ihren verminderten Selbstwert, so daß sie ungern erzählen, daß sie Diabetes haben. Es scheint, als nähmen sie den Diabetes nicht an und wollten ihn, wenn möglich, gegenüber anderen verheimlichen. Für die Gruppe der schlecht eingestellten Diabetiker sind demnach Verleugnung, Vermeidung und Verheimlichen relativ prominente Umgangsformen. Besorgniserregend ist aber auch der starke Rückzug aus den sozialen Beziehungen und die Schwierigkeit, Hilfe annehmen zu können, was ja generell für problembelastete Jugendliche gilt (vgl. Seiffge-Krenke, 1986).

Da der juvenile Diabetes in unserer Stichprobe zu einem Zeitpunkt auftritt, wenn die Jugendlichen sich vom Elternhaus abzulösen beginnen, die Krankheit aber zu einem Großteil von den Eltern selbst behandelt werden muß und damit Kooperation und Kontrolle der Familie gefordert ist, stellt dies auch erhebliche Anforderungen an die betroffenen Familienmitglieder (Crain et al., 1966; Steinhausen & Börner, 1978). Die bereits geschilderten Befunde aus unserer Studie belegen die vergleichsweise große Belastung aus der Sicht der Eltern erkrankter Jugendlicher. Die reziproke Natur des Anpassungsprozesses im Kontext der Familie wurde von Hauser und Solomon (1985) herausgearbeitet. Familiäre Bewältigungsformen beeinflussen den erkrankten Jugendlichen; deren Krankheit wiederum ist eine Quelle von zunächst akutem, dann chronischem Streß in der Familie. Eine derartige systemische Sichtweise ist bisher am konsequentesten von Minuchin et al. (1975, 1978) vertreten worden, welche die diabetische Familie als den Prototyp einer "psychosomatischen Familie" beschrieben, die durch unklare Rollendefinitionen, überbeschützendes Verhalten, Rigidität sowie Konfliktvermeidung und mangelnde Problemlösungskompetenz auffällt. Es muß allerdings einschränkend hinzugefügt werden, daß diese Spezifitätsannahme bislang noch nicht überprüft wurde (vgl. Coyne & Anderson, 1988). Auch von strenger empirisch orientierten Autoren (u. a. Koski, 1969; White et al., 1984) wurden wiederholt Zusammenhänge zwischen pathologischen Familienbeziehungen und beeinträchtigten Krankheitsverlauf bzw. mangelnder Compliance beschrieben. So zeigen Shouval et al. (1982) in einer Studie an 10- bis 20-jährigen Heranwachsenden, daß eine Familienatmosphäre, die emotional unterstützend ist, eine faire Organisation hat und wenig

Nachdruck auf die Einhaltung der Vorschriften legt, zur Einhaltung des medizinischen Regimes beiträgt. Nach Befunden von Anderson et al. (1981) ermunterten Eltern, deren Kinder als "gut eingestellt" geratet wurden, die Patienten zu mehr Selbständigkeit und offener Affektabfuhr als Eltern von Patienten mit ungenügendem Blutzuckerniveau. Die jugendlichen Patienten, deren metabolische Kontrolle als gut bezeichnet wurde, charakterisierten das Familienklima als kohäsiv und wenig konfliktreich. Auch Arbeiten von Hauser et al. (1985) und Wertlieb et al. (1986) belegen die Auswirkungen des wahrgenommenen Familienklimas auf die diabetische sowie psychosoziale Anpassung. Bei der Diabetikergruppe standen familiäre Orientierung in Richtung Selbständigkeit, aktiver Freizeitgestaltung und hohem Organisationsniveau bedeutsam mit wahrgenommener sozialer Kompetenz und guter diabetischer Anpassung in Zusammenhang (Hauser et al., 1985). Nach Wertlieb et al. (1986) geht ein hohes Maß an aktiver Freizeitgestaltung sowie klare Organisation und Verantwortlichkeit in der Familie auch mit weniger Verhaltensproblemen einher.

In unserer eigenen Längsschnittstudie an wie erwähnt überwiegend recht gut eingestellten jugendlichen Diabetikern konnten wir ein ganz besonderes Familienklima (erfaßt mit dem FES von Moos & Moos, 1981) feststellen. Wir fanden im Familienklima mit einem diabeteserkrankten Jugendlichen deutliche Veränderungen gegenüber Familien mit gesunden Jugendlichen, und zwar in Richtung auf eine starke Strukturierung, Organisation und Kontrolle des Familiengeschehens verbunden mit einer starken Leistungsorientierung. Diese Änderungen des Familienklimas entsprechen einem funktionalem Bewältigungsverhalten in der Konfrontation mit dem Diabetes, kann jedoch zu einer rigiden Familienstruktur führen, die der weiteren Entwicklung der Familienmitglieder abträglich ist (vgl. Shulmann, 1990), eine Gefahr, die sich in den niedrigen Werten in persönlicher Entwicklung und Autonomie des erkrankten Jugendlichen andeutet, der hier niedrigere Werte hat als seine gesunden Altersgenossen. Zusätzlich erleben die Familien gesunder Jugendlicher weniger Belastung und mehr Nähe zwischen den Familienmitgliedern. Damit entsprechen unsere Diabetikerfamilien dem "leistungsorientierten Familientyp" (Billings & Moos, 1982) mit den Kennzeichen eines hohen Grades an Familienorganisation, Kontrolle und Zielorientierung sowie einer geringen Beachtung der Unabhängigkeit der Familienmitglieder. Diesen Typus der leistungsorientierten Familie finden wir sowohl bei den Familien mit gut als auch bei den Familien mit schlecht stoffwechseleingestellten Jugendlichen, so daß wir hier einen durchgängigen Typus der Familien mit einem diabeteserkrankten Jugendlichen identifiziert haben. Patterson et al. (1990) betonen, daß in besonderem Maße den intellektuellen und Freizeitaktivitäten Bedeutung für die Krankheitsbewältigung deswegen zukommt, weil sie Entspannung und Ausgleich zu den Belastungen bieten und damit ressourcenfördernd sind. Zu unterscheiden sind die Gruppen der schlecht und gut eingestellten Jugendlichen und ihre Familien lediglich an der besseren Qualität der interpersonalen Beziehungen bei den Familien mit gut eingestellten Jugendlichen (vgl. Anderson et al., 1981; Koski & Kumento, 1975).

Vor dem Hintergrund dieser generellen Veränderungen im Familienklima sind nun Befunde zu sehen, die die spezifischen familiären Bewältigungsfertigkeiten betreffen, sowohl in Bezug auf allgemeine familiäre Belastung als auch in Bezug auf die chronische Erkrankung (Powers et al., 1985; McCubbin et al., 1983). Auf Fragen zum generellen Bewältigungsverhalten bei familiären Krisen äußern die Eltern diabeteserkrankter Jugendlicher eine bemerkenswerte Aktivität. Die Väter diabeteserkrankter Jugendlicher zeigen ein deutlich stärkeres Engagement in der Bewältigung familiärer Krisen, indem sie mehr soziale und religiöse Unterstützung suchen als die Väter gesunder Jugendlicher. Die Mütter gesunder Jugendlicher geben in stärkerem Maße als die Mütter diabetischer Jugendlicher an, Schwierigkeiten in der Familie mit passivem Hinnehmen zu begegnen. Dieses stimmt mit der Untersuchung von Powers et al. (1985) überein. Die Autoren attestieren den Diabetesfamilien stärkere Problemlösungsbemühungen bei familiären Krisen als den Familien gesunder Jugendlicher. Innerhalb der Diabetesgruppe zeigt sich nur ein Unterschied: Die Mütter gut eingestellter Jugendlicher zeigen stärkere Bemühungen, die Familie zur Annahme von Hilfe zu bewegen, als die Mütter schlecht eingestellter Jugendlicher.

Die krankheitsbezogenen Bewältigungsbemühungen der Eltern unterscheiden sich dagegen deutlich voneinander (vgl. Blotcky et al., 1985). Während die Mütter diabeteserkrankter Jugendlicher keinen Unterschied in Abhängigkeit vom Geschlecht ihres Kindes und der Stoffwechseleinstellung machen, engagieren sich Väter verstärkt bei erkrankten Töchtern, und zwar in Richtung auf eine Wahrung der sozialen Unterstützung, Selbstachtung und psychischen Stabilität und einer guten medizinischen Compliance. Dieses Bewältigungsverhalten steht in in einem engen Zusammenhang zu der systemerhaltenden Kraft von hoher Organisation und Kontrolle beim leistungsorientierten Familientyp (vgl. auch McCubbin et al., 1983). Der statistische Zusammenhang zwischen Stoffwechseleinstellung und krankheitsbezogenem Bewältigungsverhalten der Eltern ist zu vernachlässigen. Dieses Ergebnis deckt sich mit der Literatur, in der ebenfalls nur von sehr vereinzelten Zusammenhängen zwischen Coping-Variablen und somatischen Parametern berichtet wird (vgl. Patterson et al., 1990; Koski & Kumento, 1975).

4   Ausblick

In der vorliegenden Arbeit werden erste Ergebnisse einer vierjährigen Längsschnittstudie an chronisch kranken Jugendlichen und ihren Familien berichtet. Gegenstand des Forschungsprojektes sind u. a. der Einfluß von alltäglichen und kritischen Lebensereignissen, diabetesspezifisches Wissen und krankheitsbezogene Einstellung sowie allgemeine und krankheitsspezifische Bewältigungsfertigkeiten. Von besonderer Bedeutung sind ferner Familienstruktur und Familienklima. Unsere Befunde verweisen auf die Diskrepanzen zwischen individuellen und familiären Bewältigungsformen.

Bei der Untersuchung der erkrankten Jugendlichen waren wir - im Vergleich zu gesunden Jugendlichen - auf das Bedürfnis gestoßen, besonders normal zu sein bis hin zum Extrem, keine Schwächen und Probleme zugeben zu können. Diese nach außen gerichtete Fassade der "Normalität" kontrastiert mit Befunden aus dem Selbstkonzeptbereich und der Körperwahrnehmung (vgl. Seiffge-Krenke et al., 1992) wie eher negative Körperwahrnehmungen (im Sinne von sich häßlich und unattraktiv fühlen) und einen besonders niedrigen Selbstwert bei der Gruppe der diabeteserkrankten Jugendlichen. Diesem niedrigen Selbstkonzept kommt sicher eine zentrale Bedeutung im Belastungs-Bewältigungs-Paradigma zu (vgl. Seiffge-Krenke, 1990), wird doch daran deutlich, daß die an Diabetes erkrankten Jugendlichen über nur sehr geringe internale Ressourcen zur Pufferung der Effekte von Belastungen verfügen (Cohen & Wills, 1985). Eine Konsequenz des geringen Selbstkonzeptes sind möglicherweise Hemmungen in der Nutzung des sozialen Stützsystems, wie wir sie bei unserer Stichprobe diabetischer Jugendlicher gefunden haben. Charakteristisch für die erkrankten Jugendlichen war demnach geringe Problembelastung (erhöhte Abwehr) und eine spezifische Problembelastung im Alltag (Inaktivität in der Nutzung sozialer Ressourcen). Dieser Rückzug aus der sozialen Unterstützung war bei der Krankheitsbewältigung ebenfalls zu bemerkem, insbesondere bei den schlecht eingestellten Diabetikern.

Es bleibt abzuwarten, ob im Zuge der Längsschnitterhebung bei einem engeren Kontakt mit den Untersuchern die Abwehr von Problemen eher nachläßt und einer angemesseneren Sicht Platz macht. Bemerkenswert ist nämlich, daß die Gruppe der schlecht angepaßten Diabetiker schon jetzt durch eine größere Offenheit, d. h. eine größere Anzahl berichteter Probleme auffällt. Diese Gruppe ist sicher als Risikogruppe anzusehen; ihr größerer, offen geäußerter Leidensdruck könnte eine gute Ansatzmöglichkeit für Interventionen darbieten.

Im Gegensatz zu ihren Kindern imponieren die Eltern erkrankter Jugendlicher durch ein großes Ausmaß an Belastungen und Stressoren und eine relativ umfangreiche Nutzung des medizinischen und sozialen Netzwerkes. Familien mit chronisch erkrankten Jugendlichen greifen in stärkerem Maße Hilfe im Familienkreis, bei Betroffenen, in der Selbsthilfe oder bei Verbänden und den drei klassischen Berufsgruppen der medizinischen Diabetestherapie (Ärzte/Ärztinnen, Diätberater/innen, Schwestern/Pflegern) auf. Dabei liegt bei diesen Familien eine starke Handlungsbereitschaft zur Lösung ihrer Probleme vor; sie beklagen ferner, daß sie keine ausreichenden psychologischen Hilfsangebote erhalten, die bereits zum Zeitpunkt der Diagnosestellung einsetzen. Hier besteht ein deutlicher Handlungsauftrag durch die betroffenen Eltern. Vor dem Hintergrund des doch recht rigiden, leistungsorientierten Familienklimas, das sicher in Bezug auf die erfolgreiche Diabeteseinstellung unserer Patienten recht effizient ist, bleibt jedoch die Frage offen, in wie weit die langfristigen Folgen für die Jugendlichen - im Sinne einer Behinderung von Entwicklungsaufgaben, die sich schon jetzt ankündigt (vgl. Seiffge-Krenke et al., 1992) - nicht doch sehr gravierend sein dürften.

Die langfristige Adaptivität von Krankheitsverarbeitung bei Morbus Crohn-Patienten - Erste Ergebnisse einer Dreijahres-Nachuntersuchung

JOACHIM KÜCHENHOFF & ROLF MANZ

1 Fragestellung

Die Frage nach der Adaptivität, die Frage also, was gelungene Krankheitsverarbeitung eigentlich ist, ist sowohl theoretisch als auch klinisch von großem Interesse. Welche Faktoren tragen bei chronisch kranken Patienten zu einer Besserung der Krankheit oder der Krankheitsfolgen im Krankheitsverlauf bei? Diese zunächst globale Frage muß konkretisiert und spezifiziert werden:

1. Um welche chronische Krankheit handelt es sich? Die Anforderungen an Krankheitsverarbeitung variieren von Krankheit zu Krankheit erheblich.

2. An welchen Maßstäben ist Adaptivität orientiert? Es ist wichtig zu berücksichtigen, daß die Frage nach der Adaptivität von Verarbeitungsprozessen Werturteile enthält. Adaptivität ist ein Bewertungsmaßstab, der an das Gelingen der Krankheitsbewältigung angelegt wird und auf spezielle Ziele bezogen ist (vgl. Heim, 1988). Diese Ziele sind nicht statisch, sondern wandeln sich je nach Krankheitssituation und Krankheitsprozeß.

3. Chronisch rezidivierende Erkrankungen haben einen vielgestaltigen, nach Schwere und Symptomatik wechselnden Verlauf, in dessen verschiedenen Phasen sehr unterschiedliche Anforderungen an den Patienten gestellt werden. Adaptivitätsstudien sollten daher nach Krankheitsphasen differenziert geplant werden.

4. Bewältigungsformen sind an Lebenssituationen gebunden. Bewältigungsformen, die in bestimmten Situationen erfolgreich sind, müssen es in anderen durchaus nicht sein. Hierfür gibt es gute empirische Belege (z. B. die Studie von Pearlin und Schooler, 1978).

5. Schließlich müssen kurzfristige Anpassungsziele anders als langfristige definiert werden. Was als kurz oder lang zu gelten hat, hängt wiederum sehr von den Verlaufscharakteristika und der Prognose einer Erkrankung ab.

Welche Adaptivitätskriterien kommen in Frage? Es können objektive und subjektive Parameter miteinander konkurrieren. Es ist verlockend, nach Einflußfaktoren zu suchen, die den objektivierbaren Krankheitsverlauf bzw. den organischen Prozeß selbst steuern, aber die empirische Verbindung von psychologischen und z. B. Labor-Daten ist schwierig, die Ergebnisse solcher Untersuchungen daher oft enttäuschend. Subjektiv - objektive Misch-Parameter sind z. B. internistische Untersuchungsbefunde. Aber auch subjektive Parameter entscheiden bei weiter bestehendem Krankheitsprozeß über die Lebensqualität der Krankheitsanpassung, ihre Bedeutsamkeit wird in zunehmendem Maße auch und gerade von Internisten herausgestellt.

Eine eigenartige Diskrepanz besteht zwischen dem Differenzierungsgrad von Forschungsdesigns und der Monotonie von Forschungsergebnissen im Bereich der Krankheitsverarbeitung. Die Forschungsdesigns werden immer komplexer; z. B. ist die Forderung von Cohen und Lazarus (1983), daß Coping als 'constellation of many acts' aufzufassen sei, daß Prozeßmodelle in der Krankheitsverarbeitung berücksichtigt werden müssen, in der theoretischen Diskussion unumstritten. Die empirischen Analysen aber zeigen, diesem theoretischen Wunsch nach immer größerer Differenzierung zum Trotz, relativ gleichförmige Ergebnisse. Heim hat in einer 1988 veröffentlichten Metaanalyse Globalfaktoren benannt, einen vorteilhaften und einen negativen Globalfaktor; vorteilhaft ist ein aktives Zupacken, das von einer eigenständigen Problemanalyse getragen wird, ungeeignet hingegen erscheint eine passive Grundhaltung, die zur Resignation der Krankheit gegenüber und einer passiven Kooperation mit den behandelnden Ärzten führt.

Die beschriebene Diskrepanz zwischen theoretischer Vielfalt und Ergebnismonotonie kann u. E. nicht zu der Schlußfolgerung führen, daß die Frage nach der Adaptivität bereits erschöpfend bearbeitet sei. Vielmehr sollte immer wieder überprüft werden, ob die empirischen Designs und Erhebungsmethoden der theoretischen Komplexität angemessen sind oder ob Methodenartefakte zu den einförmigen Ergebnissen führen. Verschiedene noch zu wenig begangene Wege, die Vielfalt von Anpassungsprozessen abzubilden, bieten sich an:

- die Intensivierung von Einzelfallanalysen anstatt von Gruppenstatistiken,
- der multimethodale Einsatz verschiedener Erhebungsinstrumente aus verschiedenen theoretischen Konzeptionen,
- die Intensivierung der Verlaufsbeobachtung durch Mehrpunkterhebungen im Rahmen von Longitudinaluntersuchungen.

Den ersten Weg haben wir andernorts dargestellt (Küchenhoff, 1992; Küchenhoff und Mathes, 1992). Die beiden letztgenannten Gesichtspunkte sollen in der vorliegenden Arbeit forschungspraktisch umgesetzt werden. Sie hat zwei zentrale Anliegen: eine Vielzahl von Determinanten der Krankheitsverarbeitung, nämlich Persönlichkeitsfaktoren, Abwehrstrukturen und Copingstrategien nebeneinander in ihren Auswirkungen auf die Krankheitsverarbeitung zu untersuchen, und außerdem zwischen kurzfristigen und langfristigen Anpassungsvorgängen zu differenzieren und beide miteinander vergleichbar zu machen.

2 Aufbau der Studie

In der von der DFG geförderten Heidelberger M. Crohn - Studie wurde eine konsekutive Stichprobe (n = 119) nicht selektierter M. Crohn-Patienten untersucht. Kriterium für die Aufnahme in die Studie war der akute Schub eines M. Crohn, der an Hand von internistischen Kriterien (v.a. Crohn's Disease Activity Index - CDAI - > 150; cf Best et al., 1976), festgelegt worden war. Die Patienten wurden zum zweiten Mal untersucht, wenn sie in die Remissionsphase ihrer Krankheit eingetreten waren (n = 89). Dabei wurde die Remission wieder nach internistischen Kriterien definiert, die Patienten mußten einen CDAI unter 1OO erreicht haben und bis auf eine Erhaltungsdosis medikamentenfrei geworden sein. Die Patienten, die im Verlaufe eines Jahres nicht gesundeten, wurden nach Ablauf dieses Jahres untersucht. Drei Jahre nach dem Erstuntersuchungszeitpunkt fand die Nachuntersuchung statt, bislang gingen die Daten von 38 Patienten in die Nachuntersuchung ein. (Die Drop-out-Patienten unterscheiden sich nicht wesentlich von den untersuchten Patienten.)

Wir haben folgende Dimensionen zu erfassen versucht:
- Die Persönlichkeit der Probanden im Selbsturteil mit Hilfe des psychoanalytisch fundierten PSACH (Meyer, 1978) und mit Hilfe des FPI (Fahrenberg et al., 1984).
- Die Krankheitsverarbeitung mit den wissenschaftlich im Augenblick bedeutsamsten Konzepten der Krankheitsverarbeitung, nämlich dem Abwehr- und dem Coping-Konzept. Wir haben die Abwehr mit Hilfe eines Fremdratings (KBAM) (Ehlers et al., 1984) und im Selbsturteil (SBAK) (Ehlers et al., 1988) zu erfassen versucht, für das Coping wurde die FKV-Lis-Version (Muthny, 1988) benutzt.
- Außerdem erhielten die Patienten einen Fragebogen zur Lebenszufriedenheit (FLZ) (Fahrenberg et al., 1986).
- In der ersten und zweiten Untersuchungsphase wurde ein psychoanalytisch orientiertes Interview mit dem Patienten geführt.
- In der ersten Untersuchungsphase lagen, da die Patienten alle vom Internisten überwiesen wurden, internistische Befunde und Diagnosen vor, zum Zeitpunkt der Nachuntersuchung wurden die Patienten erneut für das Projekt von einem Internisten untersucht. Zwischen den Untersuchungsphasen wurde zunächst in 4wöchigen, später in 4monatigen Abständen der aktuelle medizinische Befund erhoben.

3 Ergebnisse der Adaptivitätsuntersuchungen von der Akut- zur Remissionsphase

Zunächst soll die kurzfristige Adaptivität von Persönlichkeit und Krankheitsverarbeitung untersucht werden, also die Frage, durch welche psychologischen oder somatischen Faktoren der Akutphase (Prädiktoren) sich einerseits die Dauer eines

Krankheitsschubes (medizinisches Kriterium), andererseits die Lebenszufriedenheit (psychologisches Adaptivitätskriterium) in der Remissionsphase prädizieren läßt. Dabei ist als Schubdauer die Zeit bis zum Eintritt in die Remission zu verstehen. Die Lebenszufriedenheit wurde folgendermaßen operationalisiert: Aus 5 Einzelskalen des FLZ (Arbeit, Finanzen, Freizeit, Gesundheit und Selbstzufriedenheit) wurde faktoranalytisch ein Gesamtfaktor als Maß der Lebenszufriedenheit gebildet. (Für das Verständnis der Ergebnisse ist die Polung zu berücksichtigen: Hohe Werte bedeuten grosse Unzufriedenheit!) Für die Auswertung wurden Regressionsanalysen angewendet.

Sofern Regressionsmodelle zur Vorhersage abhängiger Variablen zu einem späteren Zeitpunkt verwendet werden, muß für die Prädiktoren eine zeitliche Stabilität vorausgesetzt werden. Zum einen wird in solchen Modellen ein konstanter Einfluß der Prädiktoren unterstellt, zum anderen könnte eine mögliche Prädiktoreigenschaft auch auf unberücksichtigte Drittvariablen, in unserem Fall etwa die Krankheitsschwere, zurückgeführt werden. Daher wurden nur solche Variablen als Prädiktoren verwandt, deren zeitliche Stabilität, ausgedrückt als Korrelationskoeffizient zwischen Erst- und Remissionsinterview, mindestens .50 beträgt. (Zwar enthält ein Teil der Modelle auch Vorhersagen vom Erstinterview zur Nachuntersuchung; in diesem Fall bezieht sich aber nur ein Teil des Outcome-Kriteriums ausschließlich auf den Katamnesezeitpunkt, der restliche Teil dagegen entfällt auf die Zeit zwischen Remissionsinterview und Katamnese.) Die ermittelten Stabilitätskoeffizienten aller in den Modellen als Prädiktoren verwendeten Variablen liegen meist deutlich über .60, also in einem Bereich, der auf hinreichende Stabilität schließen läßt, und lauten:

- FPI: Körperbeschwerden .75, Aggressivität .59, Leistungsorientierung .79, Gehemmtheit .69;
- FKV: aktives problemorientertes Coping .69, Ablenkung und Selbstaufbau .55, Religiosität und Sinnsuche .74;
- SBAK: Verleugnung .69, Rationalisierung .61;
- PSACH: Urmißtrauen .64, Sich-gehen-lassen .70.

Für die Prädiktion der Schubdauer aus den Daten der Akutphase sind der FPI und der FKV maßgeblich (Abbildung 1). Patienten, die in der akuten Krankheitsphase subjektiv stark unter ihren körperlichen Beschwerden leiden (FPI - Körperbeschwerden), die in ihrem Copingverhalten Trost bei der Religion suchen oder sich auf andere Art und Weise abzufinden versuchen (FKV-Skala 4), die jedenfalls nicht in der Lage sind, sich aktiv von der Krankheit abzulenken, um sich selbst aufzubauen (FKV-Skala 3), tragen das Risiko, länger krank zu bleiben. Die Konstellation dieser Faktoren beschreibt Patienten, die sehr unter ihren Symptomen leiden, aber sich allenfalls trösten können, die aber nicht in der akuten Notlage für sich sorgen und sich selbst aufrichten können. Entscheidend für das Risiko einer Verlängerung des Krankheitsschubs könnte also eine mangelhafte Selbstfürsorge in einer akuten Notlage sein.

	β	Partial-r^2	p
Körperbeschwerden (FPI)	.400	.14	.0009
Ablenkung und Selbstaufbau (FKV)	-.314	.057	.0253
Religiosität (FKV)	.273	.069	.0112

Gesamtergebnis

N	r^2	Adj. r^2	p
76	.266	.236	.0001

Abbildung 1: Kurzfristige Adaptivität psychologischer Faktoren der Akutphase (Regressionsmodell für das Kriterium "Schubdauer")

Die Lebenszufriedenheit in der Remissionszeit läßt sich in deutlich größerem Ausmaß vorhersagen als die Schubdauer, wie in der folgenden Abbildung 2 deutlich wird.

	β	Partial-r^2	p
Sich gehen lassen, Bevorzugung nutzloser Tätigkeiten (PSACH)	.555	.30	.0001
Gehemmtheit (FPI)	.443	.196	.0001

Gesamtergebnis

N	r^2	Adj. r^2	p
51	.496	.475	.0001

Abbildung 2: Kurzfristige Adaptivität psychologischer Faktoren der Akutphase (Regressionsmodell für das Kriterium "Lebens(un)zufriedenheit" in der Remission)

Dabei ist eine Persönlichkeitskonstellation ausschlaggebend: Gehemmte Patienten, die sich zugleich als Menschen beschreiben, die sich gern gehen lassen, unsinnige Tätigkeiten bevorzugen und alle Verpflichtungen von sich weisen, sind in der Remission mit ihrem Leben unzufriedener. Die beiden Persönlichkeitsdimensionen lassen sich inhaltlich gut miteinander verbinden: Sie beschreiben beide eine Hemmung der Eigeninitiative oder eine Blockade der Handlungsfähigkeit in der zwischenmenschlichen (FPI) und der gegenständlichen Praxis (PSACH). Fehlt die innere Sicherheit, etwas bewirken und Einfluß nehmen zu können, so wirkt sich das Entmächtigungserlebnis, erneut oder wiederum krank zu werden, besonders auf die eigene Zufriedenheit mit dem Leben aus, und zwar bis in die Remissionszeit.

4 Ergebnisse der Adaptivitätsuntersuchung von der Akutphase zur Nachuntersuchung

Diesen kurzfristigen Adaptivitätsfaktoren wurden langfristig wirkende Adaptivitätsfaktoren gegenübergestellt: Erlauben die seelischen Dispositionen und die Verarbeitungsformen während des akuten Krankheitsschubes auch langfristige Prognosen zum medizinischen Krankheitsverlauf und zum subjektiven Wohlbefinden nach 3 Jahren? Dauerhafte Einflußfaktoren lassen sich so von phasenabhängigen, also situativ bedeutsamen Einflußfaktoren trennen. Damit leistet die Untersuchung einen Beitrag zur zeitlichen und situativen Differenzierung der Adaptivität von Verarbeitungsstrategien.

Auch für die Untersuchung der langfristigen Adaptivität wurde je ein subjektives Kriterium, die Lebenszufriedenheit, und ein medizinisches Adaptivitätskriterium gewählt. Mit Hilfe von Daten der Nachuntersuchungsphase, nämlich den Angaben des nachuntersuchenden Internisten, wurde festgelegt, welche medizinischen Verläufe und Befunde zum Zeitpunkt der Nachuntersuchung als günstig und welche als ungünstig betrachtet werden. Als ungünstig soll demnach ein Krankheitsverlauf gelten, bei dem die Patienten in der Zeit zwischen der Remission und der Nachuntersuchung entweder

- mindestens einmal wegen des M. Crohns im Krankenhaus aufgenommen werden mußten oder
- wegen des M. Crohns zwischenzeitlich operiert wurden oder
- einen akuten Schub in der dritten Phase hatten, gemessen am Aktivitätsindex CDAI > 150, oder
- wenn die Patienten zum Nachuntersuchungszeitpunkt eine therapeutische (> 10mg/d) Prednisolondosis oder Imurek einnehmen mußten.

Für einen Teil der nachuntersuchten Patienten (24) sind mit Hilfe der Zwischenberichte über den Krankheitsverlauf, die von den Patienten alle 4 Monate ausgefüllt wurden, die Krankheitsverläufe recht genau dokumentiert. Diese Verlaufsbeschreibungen konnten zur Validierung des soeben beschriebenen medizinischen Zustands-Verlaufs-Kriteriums verwandt werden. Die Einteilung in günstige und ungünstige Verläufe ließ sich an Hand der Verlaufsprotokolle insgesamt sehr gut bestätigen.

Von den in die Berechnungen einbezogenen 34 Patienten zeigten 13 Patienten einen günstigen, 21 Patienten einen ungünstigen Verlauf im oben beschriebenen Sinne.

Um nun zu überprüfen, ob die Qualität des Krankheitsverlaufes über 3 Jahre hin mit den psychologischen Dimensionen der ersten Untersuchungsphase prädiziert werden kann, wurden Diskriminanzanalysen über die Gruppen der guten und schlechten Verläufe mit den Daten der Akutphase gerechnet, und zwar zunächst für jedes psychologische Instrument getrennt. Nur Skalen des FPI und des SBAK trugen zur Vorhersage bei, nicht jedoch das klinische Abwehrrating, aber auch die Copingeinschätzung mit dem FKV nicht und auch nicht die medizinischen Verlaufsdaten. Die relevanten Skalen des FPI und des SBAK wurden nun gemeinsam in eine Diskriminanzanalyse eingegeben (Abbildung 3).

Standardisierte kanonische Diskriminanzkoeffizienten und Signifikanzniveau

	Koeff.	p
Körperbeschwerden (FPI)	+ .884	.0065
Leistungsorientierung (FPI)	+ .922	.0001
Aggressivität (FPI)	+ .735	.0028
Rationalisierung (SBAK)	- .522	.0003
Verleugnung (SBAK)	- .389	.0116

Kanonische Diskriminanzfunktion

Kanonische Korrelation:	.784
Wilks Lambda:	.385
χ^2 :	28.136
Freiheitsgrade:	5
p:	<.0001

		Durch die Diskriminanzfunktion vorhergesagte Gruppenzuordnung	
		Guter Verlauf	Schlechter Verlauf
Tatsächliche Verteilung der Patienten auf die Gruppen	Guter Verlauf (N = 13)	10 / 76.9%	3 / 23.1%
	Schlechter Verlauf (N = 21)	2 / 9.5%	19 / 90.5%

Richtige Zuordnung anhand der Diskriminanzfunktion: 85.29%

Abbildung 3: Langfristige Adaptivität psychologischer Faktoren der Akutphase (Diskriminanzanalyse zu gutem und schlechtem Krankheitsverlauf über 3 Jahre)

Für die Phase I konnte mit insgesamt 5 Skalen des FPI und des SBAK eine Diskriminanzfunktion gefunden werden, die immerhin über 85 % der Gruppen mit 'gutem' und 'schlechtem' Verlauf richtig zuordnete. Günstige Verläufe lassen sich dann erwarten, wenn die Patienten in der Akutphase eines M. Crohn-Schubes

- wenig aggressiv und wenig leistungsorientiert (FPI) sind,
- wenn sie wenig über Körperbeschwerden (FPI) klagen, und
- wenn sie verleugnen und rationalisieren können.

Dieser Befund weist zunächst darauf hin, daß die langfristige Adaptivität - anders als die obengeschilderten kurzfristigen Prognosefaktoren - nicht von dem unmittelbar auf die Krankheit bezogenen Copingverhalten, sondern von allgemeinpsychologischen Persönlichkeitseigenschaften und von generellen, also nicht krankheitsbezogenen Abwehrstilen abhängt. Persönlichkeitsfaktoren sind für die langfristige Adaptation offensichtlich bedeutsamer als erwartet. Anders gesagt: Gezielte Krankheitsverarbeitung wirkt sich nach unseren Ergebnissen zwar auf den aktuellen Krankheitsschub aus, für die langfristige Prognose aber sind allgemeine Konfliktlösungsmuster bedeutsamer. Die Ergebnisse lassen sich inhaltlich als eine Merkmalskonstellation lesen, die eine Balance zwischen entgegengesetzten Persönlichkeits- und Abwehreigenschaften beschreibt. Weder ein forcierter Kampfgeist und Leistungswille noch ein depressives Klagen, auf das die Dimension "Körperbeschwerden" hinweist, ist günstig für die langfristige Krankheitsverarbeitung, jedoch eine funktionierende Affektabwehr im Sinne von Verleugnung und Rationalisierung. Klinische Verlaufsbeobachtungen unterstützen diese Interpretation und zeigen die Folgen einer fehlenden Balance. Depressive Persönlichkeiten, die sich durch Verleugnung nicht ausreichend schützen können, erleben die Krankheit als Bestätigung ihrer depressiv-unglücklichen Weltsicht. Krankheit und depressive Persönlichkeitsstruktur verstärken sich gegenseitig in einem Circulus vitiosus. Aus Einzelfallanalysen haben wir diesen Verlaufstyp als "Assimilation ans Krankheitsleiden" beschrieben, bei dem die Krankheit die depressive Weltsicht nur verstärkt und verschlimmert.- Bei den sehr leistungsorientierten und ehrgeizig-extravertierten Pesönlichkeiten interveniert die Krankheit mit den Lebensentwürfen besonders stark. Entweder sind diese Patienten in der Akutphase besonders verunsichert, oder aber sie reagieren gar nicht auf die Belastungen der Krankheit und nehmen eine Haltung ungebrochener Forschheit an, die über lange Zeit aufrechterhalten werden kann und die wir in unseren Einzelfallanalysen als "non-reaktive Verlaufsform" (cf. Küchenhoff, 1992) bezeichnet haben. Offensichtlich greifen beide Haltungen langfristig ungünstig in den somatischen Verlauf ein.

Die langfristige Adaptivität von Krankheitsverarbeitung bei Morbus Crohn 91

Die langfristigen Auswirkungen somatischer und psychologischer Parameter der Akutphase auf die Lebenszufriedenheit 3 Jahre später wurden erneut mit Regressionsanalysen berechnet (Abbildung 4).

	β	Partial-r²	p
Aggressivität (FPI)	.470	.267	.0035
Urmißtrauen; paranoid; Schuldgefühle; Selbstunsicherheit (PSACH)	.380	.142	.0170

Gesamtergebnis

N	r²	Adj. r²	p
30	.4085	.3646	.0008

Abbildung 4: Langfristige Adaptivität psychologischer Faktoren der Akutphase (Regressionsmodell für das Kriterium "Lebens(un)zufriedenheit" in der Nachuntersuchung

Eine hohe langfristige Lebenszufriedenheit läßt sich bei Patienten voraussagen, die sich in der Akutphase ihrer Erkrankung als wenig aggressiv - kämpferisch und nicht als grundlegend mißtrauisch und selbstunsicher beschreiben. Wiederum sind es Persönlichkeitsfaktoren, die über die langfristige Lebenszufriedenheit entscheiden; erneut ist Aggressivität ein ungünstiger Prognosefaktor, hinzu kommt die Dimension eines gestörten Urvertrauens und einer paranoiden Gestimmtheit. Das Ergebnis harmoniert inhaltlich mit den Resultaten der eben beschriebenen Adaptivitätsuntersuchung zum medizinischen Verlauf. Die PSACH-Skala 5 verweist auf eine schwerwiegende Selbstunsicherheit, die FPI - Dimension Aggressivität auf ein - möglicherweise überkompensierendes - aggressiv - kämpferisches Verhalten, das in der Akutphase, also in der Zeit schwerer Krankheit, offenbar unangemessen ist.

Natürlich muß als Einschränkung betont werden, daß die Untersuchung der langfristigen Adaptivität an einer kleinen Stichprobe erfolgte; die Ergebnisse müssen an der noch zu untersuchenden, etwa ebenso großen zweiten Stichprobenhälfte der Nachuntersuchung kreuzvalidiert werden.

5 Vergleich der Ergebnisse und Interpretationen

Ziel der Untersuchung ist es, Prognosefaktoren für den Krankheitsverlauf unter möglichst großer Differenzierung der Einflußfaktoren und der Zielkriterien zu untersuchen, und dabei besonders den zeitlichen Verlauf der Erkrankung zu berücksichtigen.

Die Ergebnisse sollen nun zusammenfassend interpretiert werden:

1. Mit Hilfe der von uns angewandten statistischen Verfahren lassen sich Prädiktoren ermitteln, die eine statistische Vorhersagekraft haben, sowohl für den kurzfristigen als auch den langfristigen Krankheitsverlauf, und zwar auf psychologische als auch auf medizinische Dimensionen.

2. Eine relativ große Bedeutung haben Persönlichkeitsfaktoren, wie sie im FPI von den Patienten angegeben werden. Abwehr- und Copingfaktoren treten im Vergleich zu ihnen an die zweite Stelle. Es sind vor allen Dingen zwei Persönlichkeitsdimensionen, die eine besondere Relevanz haben: Die eine Persönlichkeitsdimension ist durch einen aggressiven Durchsetzungswillen und eine hohe Leistungsbereitschaft gekennzeichnet, die andere durch ein starkes subjektives Leiden unter den Körperbeschwerden der akuten Zeit. Beide Dimensionen sind in allen Untersuchungen jeweils ungünstige Prädiktoren.

3. Inhaltlich sind die psychologischen Voraussetzungen für die Lebenszufriedenheit im Verlauf und den Krankheitsverlauf selbst miteinander gut vergleichbar. Dies könnte dafür sprechen, daß körperliche und seelische Prozesse nicht voneinander unabhängig, sondern ganzheitlich psychosomatisch ablaufen und daher von vergleichbaren Einflußgrößen gesteuert werden.

4. Deutlich hingegen ist die Differenz zwischen den kurzfristigen und den langfristigen Auswirkungen bestimmter Persönlichkeits- und Verarbeitungsmuster. Für die untersuchten MC-Patienten wirkt sich - wir fassen im folgenden die subjektiven und medizinischen Dimensionen in der Interpretation zusammen - kurzfristig aus, ob sie bei der Erst- oder Wiedererkrankung, jedenfalls in der akuten Krankheitskrise, das Gefühl behalten, handlungsfähig sein zu können und mit ihrem Handeln etwas zu bewirken. Ist die Handlungsfähigkeit blockiert oder unsicher, fehlt die Möglichkeit zur Selbstfürsorge, z. B. bei depressiven Patienten, ist das Risiko, länger und subjektiver belasteter krank zu sein, größer.

Langfristig sind zwei Gruppen von Merkmalskonstellationen besonders ungünstig: ein starkes subjektives Leiden an der Krankheit oder eine starke Verunsicherung in der Akutphase, aber - und das ist bedeutsam - auch eine Einstellung ungebrochener Aktivität und Leistungsorientierung. Bei Patienten mit dieser Haltung kann die Krankheit mit ihrem in der Persönlichkeitsstruktur verdichteten Lebensentwurf besonders stark interferieren und langfristig zu schwerwiegenden Anpassungsproblemen führen, die sich sowohl als psychologische wie auch als medizinische Belastungen äußern.

Damit erlauben unsere Ergebnisse die Differenzierung des einleitend zitierten globalen Adaptivitätsfaktors "aktives Coping", den Heim gefunden hatte. Zur Überwindung aktueller Nöte in der Krankheit ist eine solche aktive Einstellung sinnvoll; ist sie aber in der Persönlichkeit und zwar in der Weise verankert, daß der Bereich eines depressiven Erlebens, z. B. auch von Trauer und trauernder Durcharbeitung, durch sie blockiert ist, ist eine solche aktive Haltung langfristig ungünstig.

5. Wir verstehen unsere Ergebnisse als Stütze eines transaktionalen Modells der Krankheitsverarbeitung, in dem Disposition, Krankheitsgeschehen und Verarbeitungsformen als ineinandergreifend betrachtet werden. Eine bestimmte Eigenschaft kann sich zu unterschiedlichen Zeitpunkten des Krankheits- bzw. des Krankheitsverarbeitungsprozesses unterschiedlich, ja vielleicht sogar in der Tendenz gegensätzlich auswirken. Unsere Befunde unterstreichen auf diese Weise die Notwendigkeit von zeitlichen Differenzierungen in der Erforschung der Krankheitsverarbeitung.

"Depressiv getönte Krankheitsbewältigung" bei Herzinfarktpatienten - Zusammenhänge mit dem längerfristigen Krankheitsverlauf und Veränderbarkeit durch eine Gruppentherapie auf indirekt-suggestiver Grundlage[1]

JOSEF ROGNER, MATTHIAS BARTRAM, WINFRIED HARDINGHAUS, DIETMAR LEHR & ALFRED WIRTH

Ein Herzinfarkt (HI) tritt meist unerwartet ein, ist mit einer massiven Bedrohung der physischen und sozialen Existenz verbunden, führt zu einer mit Kontrollverlust einhergehenden Hospitalisierung und erfordert oft weitreichende Veränderungen in der Lebensplanung. Diese Konfrontationen sind mit erheblichen emotionalen Belastungen verbunden, die ihrerseits die psychosoziale Adaptation, z. B. die berufliche Wiedereingliederung (Mæland & Havik, 1987; Myrtek, 1987; Stern, Pascale & McLoone, 1976) beeinflussen und auch mit dem weiteren Erkrankungsverlauf assoziiert sind - etwa durch Auslösung ventrikulärer Arrhythmien (Roose et al., 1991), durch Auswirkungen auf den Lipidstoffwechsel (Rogner et al., 1993) oder durch Beeinträchtigung der Compliance (Guiry et al., 1987).

Die emotionalen Reaktionen auf den HI weisen aber bereits in der Akutphase deutliche interindividuelle Unterschiede auf. Etwa 1/3 der Patienten ist depressiv (Cay et al., 1972; Guiry et al., 1987; Stern et al., 1976); bei etwa 1/5 sind die klinischen Merkmale einer depressiven Episode festzustellen (Carney et al., 1990; Schleifer et al., 1989). Nach einer Verlaufsbeobachtung der ersten fünf Tage des Klinikaufenthaltes typisieren Garrity und Klein (1975) die Hälfte der Patienten als "adjustors" mit durchgängig oder zunehmend positivem Befinden und die Hälfte als "nonadjustors" mit stabil hohem oder zunehmendem negativen Befinden. In letzterer Gruppe treten in der Folge mehr Reinfarkte auf. Auch für den langfristigen Adaptationsverlauf (6 Erhebungszeitpunkte zwischen 6-10 Tagen und 3-5 Jahren nach dem HI) berichten Havik und Mæland (1990) eine durchgängig geringe emotionale Belastung (Angst, Depression, Gereiztheit) bei etwa der Hälfte der Patienten. Eine ausgeprägte emotionale Fehladaptation nach 3-5 Jahren weisen 24 % der Patienten auf. Diese sind insbesondere in zwei Verlaufsformen vertreten, einer (I) mit durchgängig hohen Werten (7 %) und einer (II) mit einem starken Belastungsanstieg nach der Entlassung aus der Klinik (10 %) mit sich anschließenden häufigeren kardialen Komplikationen. Stern et al.

---

1 Die Untersuchung ist im Rahmen eines Kooperationsvertrages zwischen der Landesversicherunganstalt Hannover und der Universität Osnabrück in der Teutoburger-Wald-Klinik durchgeführt worden. Für die engagierte Mitarbeit bei den Datenerhebungen danken wir den Dipl.-Psych. S. Balkenhohl, S. Koch, S. Schlüter und B. Freifrau von Seherr-Thos-El-Hamourie.

(1976) und Stern, Pascale und Ackerman (1977) finden ebenfalls in einjährigen Verlaufsstudien bei etwa 10 % der Patienten eine stabile depressive Verstimmung im Verbund mit einer ungünstigen Rehabilitation.

Die naheliegende Annahme, daß derartige Unterschiede in den emotionalen Folgen eines HI auf die Schwere der Erkrankung zurückzuführen sind, läßt sich in allen zitierten Studien nicht bestätigen. Sie dürften eher - wie in psychologischen Streßtheorien (z. B. Lazarus, 1991; Lazarus & Folkman, 1984) und Theorien der Krankheitsbewältigung (z. B. Ben-Sira & Eliezer, 1990; Beutel, 1988; Heim, Augustiny & Blaser, 1983) konzeptualisiert - durch die subjektive Bedeutung und Bewältigung der Erkrankung und Merkmale (Stressoren, Ressourcen) der physikalischen und sozialen Umwelt (vgl. Langosch, 1989) vermittelt werden. Entsprechend erlebt sich Gruppe I aus der Studie von Havik und Mæland im Vergleich mit den übrigen Patienten während des Klinikaufenthaltes durch den HI stärker in ihrer Autonomie und körperlichen Leistungsfähigkeit beeinträchtigt und weniger in der Lage, die Auswirkungen der Erkrankung zu verleugnen. Diese Patienten berichten zudem retrospektiv eine stärkere prämorbide psychische und körperliche Beeinträchtigung (u. a. Angina pectoris) sowie häufiger Ehekonflikte und Arbeitslosigkeit. Prämorbide Depression und die Qualität der Partnerbeziehung prädizieren auch in der Oldenburger Longitudinalstudie das psychische Wohlbefinden 1, 3 1/2 und 5 Jahre nach dem HI (Waltz & Badura, 1988), sowie die 3 1/2 Jahre nach dem HI erfaßte Depressivität, für die auch die soziale Schicht und insbesondere die 1 Jahr nach dem HI eingeschätzte negative Bedeutung (primäre Bewertung) der Erkrankung einen Erklärungsbeitrag leisten (Waltz et al., 1988). Pancheri et al. (1978) differenzieren in der stationären Behandlung nach HI zwischen Personen mit und ohne Verbesserung kardialer Funktionen. Letztere sind u.a. depressiver und leiden häufiger unter chronischer beruflicher Belastung sowie neurotischen Störungen in der Kindheit.

Die genannten Untersuchungen zeigen, daß ein Teil der HI-Patienten bereits prämorbide Adaptationsstörungen aufweist. Damit übereinstimmend stellen Depressivität (Booth-Kewley & Friedman, 1987), "vitale Erschöpfung" (Appels & Mulder, 1989) und "Burnout" (Appels & Schouten, 1991) einen Risikofaktor für die Entwicklung koronarer Herzkrankheiten dar. Bei diesen Patienten wird die Adaptation an den HI somit neben einer reaktiven Komponente, die durch die eingangs erwähnten Konfrontationen ausgelöst wird, zusätzlich durch eine eher habituelle mitbestimmt. Fielding (1991) beschreibt diese habituelle Komponente als "chronisch depressiven Copingstil" und referiert Studien, die auf Zusammenhänge mit der psychosozialen Rehabilitation und dem Erkrankungsverlauf (Morbidität, Mortalität) hinweisen. Entsprechend finden wir in unserer nachfolgend dargestellten Untersuchung, daß der kardiale Befund 4 Jahre nach dem HI durch eine "depressiv getönte Krankheitsverarbeitung" während der Anschlußheilbehandlung prädiziert wird.

1 Untersuchung I

1.1 Methode

An der Untersuchung nahmen 68 männliche Patienten teil, die zwischen März und Juli 1987 zur Anschlußheilbehandlung (AHB) nach ihrem ersten HI in die Teutoburger-Wald-Klinik, Bad Rothenfelde, eine Schwerpunktklinik der LVA Hannover, gekommen waren und an deren Hausärzte etwa 4 Jahre später ein Kurzfragebogen zu ihrem Gesundheitszustand verschickt worden war. Die Patienten waren im Mittel 53 Jahre alt (s = 6,5) und befanden sich 29 Tage (s = 9,2) in der Akutklinik sowie 33 Tage (s = 7,5) in der AHB. 31 Patienten hatten einen Vorderwand- und 37 einen Hinterwandinfarkt. 7 Hausärzte antworteten nicht, 4 Patienten hatten den Hausarzt gewechselt und 2 waren verstorben. Von den verbliebenen 55 Patienten waren bei 13 die psychologischen Daten unvollständig. Die 42 Patienten, die die Untersuchungsgruppe bilden, unterscheiden sich in oben genannten Merkmalen nicht (p > .10) von den beiden Patientengruppen mit unvollständigen psychologischen oder fehlenden katamnestischen Daten.

Aus der in der ersten Woche der AHB durchgeführten Interviews wurden Interviewer-Ratings (nicht/mäßig/ziemlich/stark) zur Belastung durch den HI und zur prämorbiden Belastung in Beruf, Familie, Kindheit und im finanziellen Bereich ausgewertet; zudem Interviewer-Ratings der Kongruenz der verbalen und nonverbalen Belastungspräsentation bei jedem dieser fünf Themen. Zur Belastungspräsentation wurden zwei Scores gebildet: (1) die Summe nur verbal hoher Belastetheit und (2) die Abweichung (Residuen) der nonverbalen Belastetheit von der durch die verbale Belastetheit regressionsanalytisch prädizierten. Beide Scores indizieren eine affektisolierende Belastungspräsentation. Eine Faktorenanalyse der Gottschalk-Gleser-Sprachinhaltsanalyse (Schöfer, 1980) des Interviews erbrachte zwei Affektdimensionen (Rogner et al., 1993). Auf Faktor I laden Schamangst, Todesangst und innengerichtete Aggression; auf Faktor II außengerichtete offene und verdeckte sowie ambivalente Aggression.

Ebenfalls zu Beginn der AHB wurde mittels Fragebogen zu vorgegebenen beruflichen Streßsituationen die Häufigkeit und Belastetheit sowie die Bewältigung eines individuellen beruflichen Belastungsereignisses erhoben (Bartram & Rogner, in Vorb.).

In der letzten Woche der AHB beurteilten die Patienten mittels Fragebogen (HI-KB; Rogner & Bartram, 1989) ihre Beeinträchtigung durch den HI (primäre Bewertung), ihr depressiv getöntes emotionales Befinden und ihre Krankheitsbewältigung.

Medizinische Daten der Akutklinik (Rhythmusstörungen, Serumenzymwerte, Komplikationen) indizierten in Anlehnung an Badura et al. (1987) die Schwere des HI.

Von den medizinischen Daten der AHB und der Katamnese wurden Rhythmusstörungen, Dyspnoe (in Ruhe oder unter Belastung) und Angina pectoris (in Ruhe oder unter Belastung) als "kardiale Befunde" ausgewertet. Die Datenanalysen erfolgten mittels SPSS/PC+ (Norusis, 1988) unter α = .10 (zweiseitige Tests).

1.2 Ergebnisse

Personen, bei denen 4 Jahre nach dem HI mindestens ein kardialer Befund besteht, erleben sich gegen Ende der AHB, im Vergleich mit Personen ohne kardialem Befund, durch den HI stärker beeinträchtigt (primäre Bewertung) sowie emotional depressiver und bewältigen mehr über soziale Unterstützung durch Mitpatienten, ohnmächtige Wut, Selbstbeschuldigung und positive Neubewertung sowie weniger über Optimismus (Tabelle 1).

Tabelle 1: Krankheitsbewältigung während der stationären Anschlußheilbehandlung und kardialer Befund nach vier Jahren.

	KOR	M(0)	M(1)	SgM.	S(0)	S(1)	SgS.
Primäre Bewertung M=3.61 S=2.09 IK=.69	.50	1.50	3.87	*	1.45	2.05	
depressive Emotionen M=4.64 S=3.89 IK=.83	.55	1.00	5.87	*	1.04	3.98	*
Haltung bewahren M=5.00 S=2.33 IK=.77	.07	4.50	4.90		2.24	2.62	
soz.Unterstützung/Mitpatienten M=2.72 S=1.34 IK=.72	.47	1.50	2.87	*	1.17	1.20	
ohnmächtige Wut M=1.90 S=1.59 IK=.70	.41	0.83	2.27	*	0.94	1.66	*
Selbstbeschuldigung M=2.60 S=1.74 IK=.65	.34	1.75	2.87	*	1.14	1.55	
Optimismus M=3.57 S=1.28 IK=.56	-.48	4.58	3.17	*	0.67	1.34	*
soz.Unterstützung/Partner M=4.90 S=1.63 IK=.80	.23	4.17	5.03		2.08	1.52	
Positive Neubewertung M=4.53 S=1.42 IK=.72	.44	3.25	4.77	*	1.91	1.19	*
Relativieren M=2.29 S=1.46 IK=.74	-.16	2.67	2.17		1.23	1.56	

Legende: M: Mittelwert, S: Streuung, IK: Cronbach's alpha der Skalen,
Kor: Korrelation Skala mit Genesungsgruppe (ohne/mit kard.Befund)
M(0): Mittelwert, S(0): Streuung; Gruppe ohne kard.Befund (N=12)
M(1): Mittelwert, S(1): Streuung; Gruppe mit kard.Befund (N=30)
SgM: * signifikanter Mittelwertsunterschied (p<.05)
SgS: * signifikanter Streuungsunterschied (p<.05)

Die aus diesen Merkmalen (Optimismus invertiert) gebildete Skala einer "depressiv getönten Krankheitsverarbeitung" ("DGK") differenziert nicht zwischen Personen mit und ohne kardialem Befund während der AHB, prädiziert aber Veränderungen der kardialen Befunde im Katamnese-Intervall (F 2,39 = 4,4, p = .02). DGK ist im Vergleich zu einer mittleren Ausprägung bei gleichbleibendem Befund bei einer Verbesserung niedriger und bei einer Verschlechterung höher (Abbildung 1).

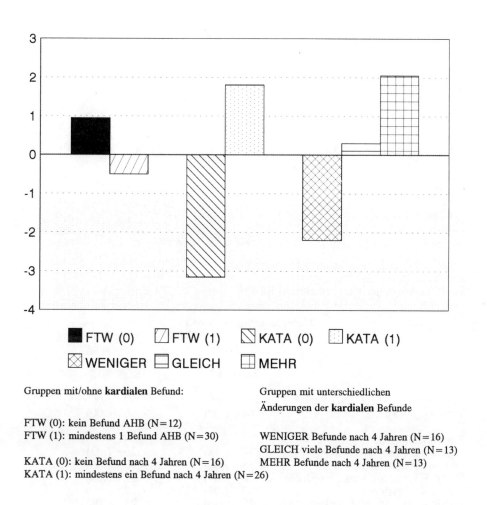

Gruppen mit/ohne **kardialen** Befund:

Gruppen mit unterschiedlichen
Änderungen der **kardialen** Befunde

FTW (0): kein Befund AHB (N=12)
FTW (1): mindestens 1 Befund AHB (N=30)

WENIGER Befunde nach 4 Jahren (N=16)
GLEICH viele Befunde nach 4 Jahren (N=13)
MEHR Befunde nach 4 Jahren (N=13)

KATA (0): kein Befund nach 4 Jahren (N=16)
KATA (1): mindestens ein Befund nach 4 Jahren (N=26)

Abbildung 1: Mittelwerte depressiv getönter Krankheitsbewältigung und kardiale Befunde (Angina Pectoris, Rythmusstörungen und Dyspnoe) in der AHB und nach 4 Jahren

DGK ist weder mit der Schwere des HI, noch mit Befunden des ersten Ruhe-EKG's der Akutklinik assoziiert (p <.10). Dies trifft auch für die Schwere der Erkrankung indizierende Merkmale aus der AHB zu (Echokardiographie: Verkürzungskoeffizient; Laevokardiographie: Ejektionsfraktion; Ergometrie: ST-Senkung; Thoraxröntgen: Herzgröße).

Tabelle 2: Validitäten der depressiv getönten Krankheitsbewältigung

	Untersuchung I:		
Interview:	KOR	SIG	N
Inhaltsanalyse (Gottschalk-Gleser)			
Niedergeschlagenheit (Faktor I)	.35	.04	34
Aggression (Faktor II)	-.03	.89	34
Belastungspräsentation (1)	.41	.01	41
Belastungspräsentation (2)	-.28	.08	41
Belastung durch:			
Herzinfarkt	.18	.25	41
Beruf	.38	.01	41
Familie	.23	.15	41
Finanzen	.14	.38	41
Kindheit	.19	.24	41
Fragebogen: Berufliche Belastung/Bewältigung			
Berufliche Belastung	.35	.04	36
Suche nach sozialer Unterstützung/Kollegen	.38	.04	29

	Untersuchung II (N=81):			
	depressive Krankheitsbewältigung			
	Aufnahme		Entlassung	
	KOR	SIG	KOR	SIG
Depression (modif.ZUNG-Skala)	.66	(.00)	.60	(.00)
Trait-Angst (STAI)	.66	(.00)	.66	(.00)
Kontrollambitionen				
Verausgabungsbereitschaft	.17	(.13)	.26	(.02)
Distanzierungsunfähigkeit	.38	(.00)	.60	(.00)
FAPK:Emotionale Beziehungsleere	.30	(.01)	.32	(.00)
FAPK:Aggression	.23	(.04)	.20	(.07)
FAPK:Aggressionsunfähigkeit	.17	(.13)	.23	(.04)

Legende: KOR: Korrelation mit depressiv getönter Krankheitsbewältigung,
SIG: Signifikanzwahrscheinlichkeit,
N = Stichprobenumfang

Nach den in Tabelle 2 dargestellten Zusammenhängen mit weiteren psychologischen Merkmalen geht DGK mit einer stärkeren prämorbiden Belastung im Beruf einher (Interview). Eine differenziertere Analyse der beruflichen Belastung mittels Fragebogen zeigt, daß beruflich belastende Situationen nicht häufiger genannt werden; wenn sie auftreten, aber affektiv negativer erlebt und eher über Suche nach sozialer Unterstützung bei den Arbeitskollegen bewältigt werden. Die Belastungspräsentation im Interview ist häufiger affektisolierend (nur verbal hoch) bzw. seltener affektverleugnend (nur nonverbal hoch). Von den mittels Sprachinhaltsanalyse des Interviews erfaßten Affekten ist der durch nach innen gerichtete Aggressivität, Todesangst und Schamangst markierte Faktor I positiv mit DGK korreliert, während der durch die restlichen drei Aggressionsskalen (außengerichtete offene sowie verdeckte Aggressivität, ambivalente Aggressivität) gebildete unabhängig von DGK variiert.

1.3 Diskussion

Depression ist in den eingangs zitierten Studien recht unterschiedlich operationalisiert worden: durch Selbst- und Fremdeinschätzung, Einzelitems, psychometrisch evaluierte Fragebogen und klinische Diagnosesysteme. Damit sind verschiedene Manifestationsbereiche (Hautzinger, 1981) - emotional, motivational, kognitiv, vegetativ-physiologisch, Verhalten - und variierende Schweregrade erfaßt worden. Unsere kriteriumsorientiert konstruierte Skala DGK bezeichnen wir als "depressiv getönt" um eine Gleichsetzung mit klinisch depressiven Syndromen zu vermeiden. Sie umfaßt mit Verlusterleben (primäre Bewertung), niedergedrückter Stimmung, Selbstbeschuldigung und Pessimismus vorwiegend kognitive, emotionale und motivationale Manifestationen. Da in DGK keine somatischen Symptome erfragt wurden, können die Zusammenhänge mit dem katamnestischen kardialen Befund nicht auf Item-Überlappungen zurückgeführt werden. Ein weiteres Element von DGK ist "Suche nach sozialer Unterstützung bei Mitpatienten". DGK ist auch mit der beruflichen Bewältigungsstrategie "Suche nach sozialer Unterstützung bei Kollegen" korreliert. In Übereinstimmung mit diesen Ergebnissen berichten auch Coyne, Aldwin und Lazarus (1981) sowie Folkman und Lazarus (1986) eine ausgeprägtere Suche nach sozialer Unterstützung bei Depressiven. Dies korrespondiert mit der insbesondere in psychoanalytischen Therapien postulierten erhöhten interpersonalen Dependenz Depressiver (vgl. Barnett & Gotlib, 1988), die auch die eingangs erwähnten protektiven Effekte einer vertrauensvollen Partnerbeziehung erklärt: Depressive suchen mehr soziale Unterstützung und sind verletzbarer, wenn diese nicht ihren Forderungen entspricht (vgl. Coyne et al., 1981). Die von daher erwartbaren Zusammenhänge von DGK mit der prämorbiden familialen Belastung ($r = .23$, $p = .15$) und der Suche nach sozialer Unterstützung in der Partnerschaft ($r = .13$, $p = .38$) lassen sich in vorliegender Untersuchung allerdings nicht sichern. Wie bei Folkman und Lazarus (1978), die bei Depressiven eine ausgeprägtere feindselige Tendenz der Bewältigung feststellen, umfaßt DGK auch "ohnmächtige Wut". Daß schließlich "positive Neubewertung" DGK zu subsumieren ist, ist zunächst überraschend. Nun hat aber Bar-On (1985) gezeigt, daß die Akzeptanz der Verletzlichkeit durch und die Verantwortlichkeit für den HI für den längerfristigen Adaptationsverlauf förderlich ist. Da positive Neubewertung diese Akzeptanz abwehrt, wird ihre maladaptive Funktion plausibel.

Den in Tabelle 2 dargestellten Validitätshinweisen ist noch zu entnehmen, daß DGK im Einklang mit der psychodynamischen Theoriebildung (Hoffmann & Hochapfel, 1991) mit erhöhter Todes- und Schamangst sowie Wendung der Aggression gegen das Selbst einhergeht. Das Interviewer-Rating der Kongruenz der verbalen und nonverbalen Belastungspräsentation weist auf eine mit DGK zunehmende, nur verbal hohe bzw. affektisolierende Belastungspräsentation hin. Eine derartige inadäquate expressiv-kommunikative Emotionskomponente findet sich sowohl bei Depressiven, als auch bei Personen mit psychosomatischen Erkrankungen (Pfeifer & Leuzinger-Bohleber, 1989). Zusammenfassend ergibt sich eine befriedigende Konstuktvalidität von DGK, die durch weitere Korrelate aus Untersuchung II noch gestützt wird. Daß DGK den kardialen Befund vier Jahre nach dem HI sowie die Befundentwicklung im Katamneseintervall unabhängig von der Schwere des HI prädiziert, stimmt mit der eingangs zitierten Literatur überein. Vorliegenden Befunden entspricht auch, daß emotionale Labilität/psychische Belastung Angina pectoris und Dyspnoe prädiziert (Booth-Kewley & Friedman, 1987; Faller, 1990; Fontana et al., 1989; Langosch, 1989; Philip et al., 1979).

In nachfolgender Untersuchung II soll nun überprüft werden, ob DGK durch eine psychotherapeutische Intervention während der AHB modifiziert werden kann.

2 Untersuchung II

wurde ebenfalls in der Teutoburger-Wald-Klinik bei 81 männlichen Herzinfarkt-Patienten, die im Mittel 55 Jahre alt (s = 9,0) waren und 30 Tage (s = 5,5) an der AHB teilgenommen hatten, durchgeführt. 35 Patienten hatten einen Vorderwand- und 46 einen Hinterwandinfarkt. Über eine Randomisierung wurde eine Kontrollgruppe (KG, N = 47) mit der üblichen AHB und eine Therapiegruppe (TG, N = 34) mit zusätzlich 15 Stunden Gruppentherapie auf indirekt-suggestiver Grundlage gebildet (Lehr, in Vorb., s. Anhang 3). TG und KG unterscheiden sich in den oben genannten Merkmalen nicht (p > .10).

In der ersten und letzten Woche der AHB bearbeiteten die Patienten eine gegenüber Untersuchung I veränderte Version der Skalen zur Krankheitsbewältigung (HI-KB, Rogner & Bartram, 1991).

Aus diesen wurde nach dem Kriterium inhaltlicher Übereinstimmung sowie unter Berücksichtigung der Korrelationsstruktur der Bewältigungsstrategien eine neue Skala depressiv getönter Krankheitsbewältigung (DGK 2) konstruiert, in der 19 von 33 Items mit DGK übereinstimmen. Primäre Bewertung und depressiv getöntes emotionales Befinden sind identisch geblieben. Bei den Bewältigungsstrategien sind insbesondere die Items zur positiven Neubewertung aus DGK nicht mehr vertreten. Ebenfalls in der ersten und letzten Woche der AHB wurden berufliche "Distanzierungsunfähigkeit" und "Verausgabungsbereitschaft" (Subskalen aus dem "Fragebogen zur Messung von Kontrollambitionen"; Dittmann & Matschinger, 1983) erfaßt; nur in der ersten Woche zudem Ängstlichkeit (Eigenschaftsangst-Skala aus dem State-Trait-Angstinventar; Laux et al., 1981), Depressivität (an die Patientengruppe und Kliniksituation angepaßte Version der Skala von Zung, 1965) und "emotionale Beziehungsleere", "Aggressivität" und "Aggressionsunfähigkeit" (Subskalen aus dem "Fragebogen zur Abschätzung psychosomatischen Krankheitsgeschehens"; FAPK; Koch, 1981).

Veränderungen von DGK 2 während der AHB werden einzelfallanalytisch über die lineare Vorhersage eines hypothetischen Palleltests (Schöttke, Bartram & Wiedl, 1993) ausgewertet. Die Datenanalysen erfolgen wieder über SPSS/PC+ (Norusis, 1988) unter $\alpha = .10$ (zweiseitige Tests).

2.1 Ergebnisse

DGK 2 geht zu beiden Testzeitpunkten mit erhöhter Depressivität, Ängstlichkeit, emotionaler Beziehungsleere, Aggressivität und Distanzierungsunfähigkeit einher (Tabelle 2). Unter einzelfallanalytischer Auswertung verringert sich DGK 2 während der AHB in TG häufiger und in der KG seltener (Tabelle 3). Dieser Behandlungseffekt ist auch bei varianzanalytischer Auswertung zu sichern (Interaktion Gruppe x Zeit, $F_{1,79} = 5{,}92$; $p < .02$).

Tabelle 3: Änderungen der depressiv getönten Krankheitsbewältigung

Änderungsgruppen	Therapiegruppe		Kontrollgruppe		Gesamt
	N	N %	N	N %	N
Bodeneffekt	0	0,0	1	2,1	1
kleiner	14	41,2	6	12,8	20
stabil	18	52,9	32	68,1	50
größer	2	5,9	8	17,0	10

Legende: N: Anzahl der Patienten in den Gruppen; N% : prozentualer Anteil bezogen auf Therapie- bzw Kontrollgruppe. Eine Kontingenztafelanalyse (ohne Bodeneffekt) ergibt einen Chi-Quadratwert von 9,13 ($p < .01$).

2.2 Diskussion

Erwartungsentsprechend korreliert DGK 2 mit Depressivität und in Übereinstimmung mit anderen Studien (z. B. Watson & Clark, 1984) auch hoch mit Ängstlichkeit. Ähnlich der in Untersuchung 1 festgestellten Assoziation mit Affektisolierung findet sich eine Assoziation mit emotionaler Beziehungsleere. Ebenso sind wieder Zusammenhänge mit Aggressivität zu sichern, verbunden mit Hinweisen auf Aggressionskonflikte (Aggressionsunfähigkeit), die vermutlich auch für die Kovariation mit beruflicher Distanzierungsunfähigkeit bedeutsam sind.

Durch die Gruppentherapie kann die depressiv getönte Krankheitsbewältigung verringert werden (für differenzierte Wirksamkeitsanalysen vgl. Lehr, in Vorb.). Ob damit auch die aus Untersuchung 1 zu erwartenden Effekte auf den längerfristigen kardialen Befund verbunden sind, soll in einer geplanten weiteren katamnestischen Studie überprüft werden.

3 Anhang

Anhang 1: Der Fragebogen zur depressiv getönten Krankheitsbewältigung:
   Untersuchung I

Primäre Bewertungen	P	KS	KG	KK
+Mein berufliches Fortkommen ist in Frage gestellt	.39	.45	.42	.17
+Meine Familie muß darunter leiden.	.33	.44	.36	.20
+Ich kann jetzt wichtige Ziele nicht mehr erreichen.	.61	.42	.49	.34
+Meine finanziellen Sorgen sind größer geworden.	.35	.41	.37	.17
+Ich muß jetzt auf vieles verzichten, was mir Freude machte.	.69	.37	.49	.44
+Ich bin körperlich nur mehr die Hälfte wert.	.58	.36	.43	.56
+Mein ganzes Leben ist durcheinander gebracht worden.	.54	.32	.30	.29
+Meine Ehe/Partnerschaft hat darunter gelitten.	.11	.29	.21	.07

Depressive Emotionen

	XQ	SD	KS	KG	KK
mutlos	0.65	0.85	.77	.62	.46
hilflos	0.68	0.85	.70	.56	.47
ängstlich	0.61	0.78	.62	.57	.43
ratlos	0.67	0.80	.62	.59	.36
erschöpft	1.10	1.00	.58	.44	.39
traurig	0.93	0.86	.56	.47	.42

Antworten: (0) überhaupt nicht   (1) selten   (2) manchmal   (3) oft

Soziale Unterstützung/Mitpatienten	P	KS	KG	KK
+Es hat mir gut getan, über meine Sorgen und Probleme mit anderen Patienten zu reden.	.69	.66	.39	.26
+Ich habe oft mit Mitpatienten über meine Zukunftspläne gesprochen.	.54	.53	.50	.36
+Ich hatte das Bedürfnis, die Meinung von anderen zu hören.	.65	.50	.41	.41
+Ich habe versucht, anderen Patienten mit Rat und Tat zu helfen.	.83	.34	.31	.28

Ohnmächtige Wut	P	KS	KG	KK
+Ich habe mich über Dinge geärgert, die mir sonst egal sind.	.24	.56	.45	.20
+Ich habe Mühe gehabt, meinen Ärger zu verbergen.	.33	.53	.46	.31
+Ich habe Angst gehabt, an die Zukunft zu denken.	.58	.42	.55	.38
+Ich war oft gereizt und aggressiv.	.32	.41	.38	.22
+Ich fühlte mich schlecht, weil ich nichts tun konnte.	.43	.39	.36	.26

Selbstbeschuldigung	P	KS	KG	KK
+Mir ist klar geworden, daß ich selber Schuld habe.	.43	.58	.33	.23
+Ich habe mir versprochen, daß ich mich ändern will.	.72	.52	.30	.27
-Ich sagte: "Gewissensbisse brauchst Du Dir nicht zu machen".	.18	.39	.13	.11
-Ich dachte: "Dich trifft keine Schuld".	.47	.35	.12	.00
-Ich sagte mir: "Du kannst damit fertig werden".	.03	.29	.22	.10
+Ich habe mir oft Vorwürfe gemacht.	.32	.28	.46	.35
-Ich habe alles unterlassen, was meiner Gesundheit schaden könnte.	.44	.22	-.06	.15

Pessimismus	P	KS	KG	KK
-Ich ließ mir nichts anmerken.	.33	.47	.39	.45
-Ich sagte mir, alles ist halb so schlimm.	.49	.32	.41	.39
+Ich fühlte mich vom Schicksal vernachlässigt.	.21	.30	.26	.14
-Ich habe mich nicht aus der Ruhe bringen lassen.	.36	.28	.28	.31
-Ich sagte mir, daß ich das durchstehen werde.	.04	.28	.20	.14

Positive Neubewertung	P	KS	KG	KK
+Ich habe mir vorgenommen, daß ich es mir in Zukunft besser gehen lassen werde.	.86	.60	.45	.42
+Durch die Krankheit hat mein Leben einen neuen Sinn bekommen.	.76	.58	.46	.46
+Ich habe durch meine Krankheit wiederentdeckt, was wichtig im Leben ist.	.81	.54	.43	.31
+Ich dachte: "Nur nicht aufregen, das schadet nur".	.86	.41	.55	.28
+Meine Frau und ich verstehen uns jetzt viel beser als vor meiner Krankheit.	.28	.33	.19	.20
+Ich sagte mir: "Nur nicht schlapp machen".	.96	.29	.24	.03

Kodierungen: + (stimmt), - (stimmt nicht)

XQ: Mittelwert,
SD: Streuung,
P: Schwierigkeitskoeffizient,
KS: korrigierte Trennschärfe für den Subtest,
KG: Korrelation Itemwerte mit Gesamttestwerten (Summe aus den z-transformierten Subtestwerten),
KK: Korrelation Item mit Genesungsgruppe.

Anhang 2: Der Fragebogen zur depressiv getönten Krankheitsbewältigung:
Untersuchung II

Primäre Bewertung	KS1	KS2	KG1	KG2
Mein ganzes Leben ist durcheinander gebracht worden.	.57	.50	.55	.63
Meine Familie muß darunter leiden.	.50	.46	.53	.54
Mein berufliches Fortkommen ist in Frage gestellt.	.57	.49	.48	.43
Ich kann jetzt wichtige Ziele nicht mehr erreichen.	.51	.50	.53	.59
Meine Ehe/Partnerschaft hat darunter gelitten.	.18	.39	.19	.30
Meine finanziellen Sorgen sind dadurch größer geworden.	.58	.49	.49	.50
Ich muß jetzt auf vieles verzichten, was mir Freude gemacht hat.	.34	.48	.41	.53

Depressive Emotionen	XQ1	XQ2	SD1	SD2	KS1	KS2	KG1	KG2
hilflos	1.01	0.44	1.08	0.75	.71	.74	.53	.53
traurig	1.04	0.66	1.01	0.85	.67	.69	.51	.60
ängstlich	1.21	0.66	1.15	0.85	.77	.74	.48	.51
ratlos	0.84	0.52	1.05	0.85	.78	.76	.56	.57
erschöpft	1.41	1.10	1.05	0.94	.55	.50	.33	.45
mutlos	0.80	0.57	0.99	0.78	.67	.69	.55	.57

Skalen zur Krankheitsbewältigung

Haltung bewahren	KS1	KS2	KG1	KG2
1 gezweifelt, ob ich das überstehe.	.45	.43	.51	.56
2 mir Vorwürfe gemacht, daß ich es soweit habe kommen lassen.	.45	.43	.41	.38
15 mir Sorgen um meinen Arbeitsplatz gemacht.	.37	.39	.34	.38
17 darunter gelitten, daß ich andere mit meinen Problemen belästigen mußte.	.45	.55	.50	.58
18 am liebsten niemanden sehen wollen.	.37	.46	.40	.49
19 Angst gehabt an die Zukunft zu denken.	.64	.70	.81	.76
21 alles in mich hineingefressen.	.49	.64	.52	.77
23 meine Ängste und Sorgen verborgen.	.50	.57	.50	.61
27 gedacht, daß ich selber Schuld habe.	.46	.29	.33	.32
36 gedacht, mit einem Herzinfarkt ist man nur noch ein halber Mensch.	.64	.61	.70	.71
37 mich gefragt, wozu ich eigentlich noch zu gebrauchen bin.	.69	.71	.75	.69

Aggressive Stabilisierung	KS1	KS2	KG1	KG2
16 meine schlechte Laune an anderen ausgelassen.	.46	.50	.30	.42
22 gereizt und aggressiv reagiert.	.47	.52	.46	.54
24 mich über Dinge geärgert, die mir sonst egal sind.	.50	.55	.40	.59
34 mich geschämt, dass ich so krank bin.	.49	.59	.55	.63
35 mir gedacht, daß ich den ganzen Aufwand um meine Person nicht wert bin.	.47	.42	.47	.50

Besorgtheit	KS1	KS2	KG1	KG2
3 genau überlegt, wie es weitergehen soll.	.46	.43	.25	.31
12 unter starken Schmerzen gelitten.	.35	.44	.45	.47
20 mich schlecht gefühlt, weil ich nichts tun konnte.	.43	.48	.55	.70
25 mit anderen Patienten über meine Sorgen geredet.	.54	.56	.35	.32
26 mich mit anderen Patienten beraten, wie es weitergehen wird.	.57	.61	.39	.28

Kodierungen: alle Items werden mit "stimmt" (1) kodiert

XQ: Mittelwert,
SD: Streuung,
KS: korrigierte Trennschärfe für den Subtest,
KK: Korrelation Itemwerte mit Gesamttestwerten (Summe aus den z-transformierten Subtestwerten),
1: am Anfang der Anschlußheilbehandlung,
2: bei Entlassung aus der Anschlußheilbehandlung.

Anhang 3: Erickson'sche Hypnotherapie bei Herzpatienten - Entwicklung und Erprobung eines gruppentherapeutischen Programms für die kardiale Rehabilitation

Umfang und Dauer: 15 Sitzungen á 50 Minuten
Gruppengröße: 8-10 Teilnehmer

Baustein 1:   Hypnotherapeutische Dialoge in der Gruppe zur Modifikation depressiv getönter Krankheitsbewältigung

Als Techniken werden dabei verwendet:
- "Prozeßsprache": (Gebrauch von Formulierungen, die möglichst vage und offen sind. Prozeßsprache induziert oder verstärkt trance-ähnliche Zustände, wobei davon ausgegangen wird, daß Patienten in diesem Zustand Art leichter zu neuen Sichtweisen gelangen)
- "Reflektierende Sprachmuster": (Spiegeln des Inhalts- und Beziehungsaspektes einer Patientenäußerung auf ressourcenbetonte Weise)
- "Indirekte, weiterführende Fragen": ("W"-Fragen, die den Patienten über seine kognitiven Grenzen führen)
- "Suggestive Einstreutechniken": (Einstreuen positiver Ideen im Rahmen von Problemlöseprozessen)
- "Reframing": (Positives Umdeuten von ursprünglich negativ bewerteten Erlebens- und Verhaltensmustern)
- "Paradoxe Interventionen": (Therapeutische Aufgaben, die vordergründig widersinnig erscheinen und bei der Ausführung musterverändernd wirken)
- "Metaphern und Anekdoten: (Gebrauch von Bildern und Geschichten, in denen verschlüsselt Anregungen liegen)

Beispielthemen:
- Umgehen mit Ängsten, die durch Erinnerung an das Infarkterlebnis entstehen
- Verändern depressiver Erlebens- und Verhaltensmuster, die mit der Wahrnehmung körperlicher Einschränkungen zusammenhängen
- Verringern psychischer Belastung durch Entwickeln positiver Zukunftsperspektiven
- Umgang mit Gefühlen wie Verbitterung, Gereiztheit und Wut
- Beenden negativer "Grübelattacken"

Baustein 2:   "Mentales Entspannungsprogramm"

Vorgehen:
- Vermittlung der Formeln des Autogenen Trainings auf "Erickson'sche Art"
- Induktion von Trance (entspanntes Wahrnehmen körperlicher Empfindungen)
- Einstreuen von posthypnotischen Anregungen (Einbau regelmäßiger Entspannungspausen in den Tagesablauf)

Therapeutische Intentionen:
- Angstfreies Erleben körperlicher Prozesse (Verringern von Herzängsten)
- Wahrnehmen des Unterschiedes Anspannung/Entspannung
- Entwicklung von Wertschätzung Entspannung gegenüber
- Transfer von Entspannungsressourcen in den Alltag

C Schmerzerkrankungen

Veränderung von Bewältigungsstrategien durch kognitive Verhaltenstherapie bei chronischen Kopf- und Rückenschmerzpatienten

CHRISTIAN JÄKLE, HEINZ-DIETER BASLER, CARMEN FRANZ, JULE FRETTLÖH, BIRGIT KRÖNER-HERWIG, KARIN PETERS, HANS PETER REHFISCH, HANNE SEEMANN & SUZAN UNNEWEHR

1 Einleitung

In einem von BMFT geförderten Forschungsprojekt zur kognitiven Verhaltenstherapie bei chronischen Kopf- und Rückenschmerzpatienten (FKZ 07015089, Prof. Basler) wurde als ein Erfolgsmaß in der Evaluation der Therapiestudie die Veränderung des Copingverhaltens berücksichtigt. Hierbei wurde der Frage nachgegangen, ob mittels standardisiertem Therapieprogramm spezifische Veränderungen im Bewältigungsverhalten chronischer Schmerzpatienten zu erzielen sind.

Die Autoren eines exzellenten neueren Überblicksartikels zu Bewältigungsstrategien bei chronischen Schmerzpatienten (Jensen et al., 1991) weisen auf die bisher wenig beachtete Notwendigkeit der Entwicklung reliabler und valider Meßinstrumente hin. Besonderes Gewicht sollte dabei auf die inhaltliche Validität der Copingskalen gelegt werden, um relevante Aspekte der Bewältigung chronischer Schmerzerkrankungen zu berücksichtigen. Hierzu erscheint es notwendig, nicht globale Copingskalen (z. B. aktives vs. passives Bewältigungsverhalten; Brown & Nicassio, 1987), sondern spezifische und voneinander unabhängige Copingskalen zu entwickeln (Jensen, Turner & Romano, 1992).

Für die Evaluation des Therapieprogrammes wurde deshalb mit dem Heidelberger Schmerzcoping-Fragebogen (HCB-S) ein Meßinstrument ausgearbeitet, welches spezifisches schmerzbezogenes Bewältigungsverhalten zu erfassen versucht. Die Veränderbarkeit des Bewältigungsverhaltens mittels kognitiver Verhaltenstherapie wurde durch ein Wartekontrollgruppendesign überprüft.

2 Bewältigungsverhalten bei chronischen Schmerzpatienten

Das Bewältigungsverhalten von Patienten mit chronischen Erkrankungen wird als wichtiger Faktor für die Anpassung an die Erkrankung betrachtet. Für Patienten mit chronischen Schmerzen liegen bisher 29 Studien vor, die dieser Frage nachgingen (vgl. zusammenfassend Jensen et al., 1991). Als Meßinstrumente wurden hauptsächlich schmerzbezogene Versionen der "Ways of Coping Checklist" (WCCL; Folkman & Lazarus, 1980), sowie die beiden explizit schmerzbezogenen Fragebogen "Coping Strategies Questionnaire" (CSQ; Rosenthiehl & Keefe, 1983) und "Vanderbilt Pain Management Inventory" (VPMI; Brown & Nicassio, 1987) eingesetzt (vgl. deGood & Shutty, 1992).

Mit Hilfe einer revidierten Form der WCCL konnten Parker et al. (1988) einen negativen Zusammenhang zwischen kognitivem Bewältigungsverhalten ("cognitive restructuring") und Depression, Hilflosigkeit, Beeinträchtigung sowie psychologischem Distress bei 84 Schmerzpatienten mit rheumatischen Beschwerden feststellen. Regan et al. (1988) fanden mit einer revidierten Form der WCCL einen positiven Zusammenhang zwischen der Bewältigungsstrategie Suche nach sozialer Unterstützung ("dependency") und Schmerzintensität sowie Depression bei 151 Patienten mit Ostheoarthritis. Die Bewältigungsstrategie Rückzugverhalten ("anger-withdrawal") ging mit erhöhter Depression und geringerem Aktivtätsniveau einher. Eher kognitive Bewältigungsstrategien, wie Problemlösen, Neubewerten, Ablenken ("adapting") zeigten überraschenderweise einen positiven Zusammenhang mit der Schmerzintensität. Turner et al. (1987) konnten ähnliche Ergebnisse zur Bewältigungsstrategie Suche nach sozialer Unterstützung bei 37 chronischen Rückenschmerzpatienten (low back pain) aufzeigen. Eine stärkere Suche nach sozialer Unterstützung (WCCL) war mit stärkeren Schmerzen verbunden. In einer heterogenen Schmerzpopulation von 118 Patienten konnten Jensen & Karoly (1991) mit Hilfe des CSQ aufzeigen, daß die Bewältigungsstrategien Ignorieren der Schmerzen, selbstermutigende Selbstinstruktionen und Erhöhung des Aktivitätsniveaus unabhängig von der jeweiligen Schmerzintensität mit höherer Lebenszufriedenheit und geringerer Depressivität assoziiert sind. Weiterhin konnten die Autoren nachweisen, daß Ignorieren der Schmerzen, selbstermutigende Selbstinstruktionen und Ablenkungsstrategien mit erhöhtem Aktivitätsniveau der Patienten einhergehen. Dies trifft nach den Analysen der Autoren jedoch nur auf die Untergruppe der Schmerzpatienten mit geringerer Schmerzintensität zu. Einen negativen Zusammenhang zwischen der Verwendung von selbstermutigenden Selbstinstruktionen bzw. einer Erhöhung des Aktivitätsniveaus und der Depressionswerte fanden auch Keefe & Williams (1990). Hasenbring (1992) veröffentlichte vor kurzem einen ersten deutschsprachigen, schmerzbezogenen Copingfragebogen ("Copingreaktionen in Schmerzsituationen", CRSS), der uns leider zu Beginn unserer Studie noch nicht zur Verfügung stand. Sie konnte aufzeigen, daß Bewältigungsreaktionen zur Vorhersage der Chronifizierung bei 120 Bandscheibenpatienten nach konservativer oder operativer Behandlung beitrugen. Kurz- und langfristig persistierende Schmerzen hingen mit dem vor Behandlungsbeginn bestehenden sozialen Rückzug ("Vermeidungsverhalten") der Patienten positiv zusammen. Weiterhin erwies sich die direkte Form der Suche nach sozialer Unterstützung ("Bitte um soziale Unterstützung") vor Behandlungsbeginn als durchgehend negativer Prädiktor für kurz- und langfristig persistierende Schmerzen. Dagegen hing eine indirekte Form der Suche nach sozialer Unterstützung ("nichtverbal/motorisches Ausdrucksverhalten") positiv mit anhaltenden

Schmerzen nach Behandlungsende zusammen. Studien zu katastrophisierenden schmerzbezogenen Selbstinstruktionen konnten im Längsschnittdesign aufzeigen, daß diese kognitive Bewältigungsreaktion mit erhöhter Depression, Beeinträchtigung und Schmerzintensität positiv zusammenhängt (Keefe et al., 1989).

Eine kritische Sichtung der bisher vorliegenden Ergebnisse zeigt auf, daß in den meisten Untersuchungen einzelne Copingskalen verwendet wurden, die in sich mehrere Facetten von Bewältigungsverhalten beinhalten und so eine inhaltliche Interpretation der Ergebnisse erschweren (vgl. Jensen et al., 1991). Die Vergleichbarkeit der einzelnen Copingskalen wird durch unterschiedliche Konzeptualisierungen der Meßinstrumente erschwert. Manne & Zautra (1992, S.1276) kommen in ihrem Überblicksartikel zu folgendem Schluß: "Thus even though some parallels can be drawn between concepts assessed by each measure, there is confusion about how the coping construct is conceptualized and classified across studies".

Aufgrund der geschilderten empirischen Hinweise zur Beurteilung der Effizienz schmerzbezogener Bewältigungsstrategien und aufgrund der Ziele und Inhalte unseres Schmerzbewältigungstrainings (vgl. 3.3), entwickelten wir eine schmerzbezogene Copingskala, durch die neun verschiedene Aspekte des Coping mit dem Schmerz operationalisiert werden sollen. Wir vermieden die Erfassung globaler Strategien und berücksichtigten neben kognitiven auch behaviorale Bewältigungsstrategien (Jensen et al., 1991; Keefe, Salley & Lefebvre, 1992). Im Rahmen der Evaluation des Schmerzbewältigungstrainings überprüften wir die Veränderbarkeit dieser Bewältigungsstrategien. In einem ersten Schritt untersuchten wir den Verlauf der Copingstrategien getrennt für Kopf- und Rückenschmerzpatienten. In einem zweiten Schritt gingen wir der Frage nach, ob sich unterschiedliche Veränderungen bei den behandelten Kopf- und Rückenschmerzpatienten aufzeigen lassen. Schließlich erfolgte in einem dritten Schritt eine Analyse der den Copingprozeß begleitenden schmerzbezogenen Kognitionen.

3 Methode

3.1 Design

Kooperierende Ärzte erstellten zunächst bei Patienten, die sich bei ihnen wegen chronischer Kopf- oder Rückenschmerzen vorstellten, die Diagnose anhand eines standardisierten Befundbogens. Die Kopfschmerzpatienten müssen dabei die Kriterien der International Headache Society für Migräne, Spannungskopfschmerz oder Kombinationskopfschmerz erfüllen. Die Rückenschmerzpatienten wurden nach den Kriterien der Toronto-Klassifikation diagnostiziert.

An dem psychologischen Schmerzbewältigungstraining interessierte Patienten nahmen anschließend an einer psychologischen Eingangsuntersuchung teil. Mit Hilfe eines halbstrukturierten Interviews wurden hier eine Verhaltensanalyse des Schmerzes sowie andere psychologisch relevante Aspekte bezüglich der Schmerzen erhoben. Eine randomisierte Zuweisung der Patienten auf Therapiegruppe und Kontrollgruppe folgte anschließend. Veränderungen durch das Therapieprogramm wurden somit durch ein Wartekontrollgruppendesign experimentell überprüft. Vor Beginn (t1) und nach Beendigung des dreimonatigen Schmerzbewältigungstrainings (t2) füllten die Patienten verschiedene psychologische Selbstbeschreibungsskalen aus.

3.2 Erhebungsinstrumente

Hinsichtlich des hier interessierenden Copingverhaltens sind folgende Skalen relevant:

(1) Heidelberger Copingfragebogen-Schmerz (HCB-S)
(2) Skala "katastrophisierende Selbstinstruktionen" aus dem Fragebogen zur Erfassung schmerzbezogener Selbstinstruktionen (FSS; Flor, 1991)
(3) Skala "aktiv bewältigende Selbstinstruktionen" aus dem Fragebogen zur Erfassung schmerzbezogener Selbstinstruktionen (FSS; Flor, 1991)

Im HCB-S wird nach der Häufigkeit der Benutzung bestimmter Bewältigungsreaktionen gefragt (Skala von 0 = nie bis 5 = immer). Die Instruktion erlaubt eine explizite Einschätzung schmerzbezogener Bewältigungsreaktionen ("Wenn ich meinen typischen Schmerz habe..."). Unter den neun Skalen sollen zum einen folgende kognitive Copingstrategien erfasst werden: Selbstermutigung (6 Items; "...sage ich mir, daß ich mit den Schmerzen schon zurechtkomme"), Ignorieren (4 Items; "...schenke ich den Schmerzen keine Aufmerksamkeit"), Relativieren (3 Items; "...sage ich mir, es könnte alles noch schlimmer sein") und mentale Ablenkung (3 Items; "...versuche ich an etwas anderes zu denken, d.h. mich in Gedanken mit etwas anderem als den Schmerzen zu beschäftigen"). Zum anderen wurden folgende eher behaviorale Copingstrategien gebildet: Sozialer Rückzug (3 Items; "...ziehe ich mich zurück und möchte niemanden sehen"), Genießen (2 Items; "...gönne ich mir etwas Gutes, mache etwas, das mir Freude bereitet"), ablenkende Aktivitäten (4 Items; "...gehe ich unter Leute, um mich abzulenken"), schmerzbezogene Maßnahmen ergreifen (3 Items; "...wende ich selbst lindernde Maßnahmen an") sowie Suche nach sozialer Unterstützung (3 Items; "...bitte ich andere, mir zu helfen, sich um mich zu kümmern"). Die Retest-Reliabilitäten für ein zweiwöchiges Intervall liegen bei den 9 Skalen zwischen $r_{tt} = .65$ und $r_{tt} = .95$ in einer projektexternen Stichprobe von 18 Rückenschmerzpatienten, sowie zwischen $r_{tt} = .78$ und $r_{tt} = .97$ in einer projektexternen Stichprobe von 19 Kopfschmerzpatienten. Der Fragebogen wird zur Zeit item- und faktoranalytisch ausgewertet.

Die Skala "katastrophisierende Selbstinstruktionen" aus dem FSS erfaßt Bewältigungsversuche behindernde Kognitionen. Ihre interne Konsistenz liegt bei .92; die Retest-Stabilitätswerte über 2 Wochen liegen bei .87. Die Skala "aktiv bewältigende Selbstinstruktionen" aus dem FSS erfragt Bewältigungsversuche fördernde Kognitionen. Angaben zur internen Konsistenz liegen bei .88; die Retestreliabilität über 2 Wochen beträgt .77. Daten zur Konstruktvalidität liegen vor (Flor, 1991).

3.3 Das Schmerzbewältigungstraining

Ein wesentliches Ziel der psychologischen Therapie ist eine verbesserte Selbstkontrolle im Umgang mit dem Schmerz. Hierdurch sollen sich die Patienten weniger hilflos und weniger durch die Schmerzen beeinträchtigt fühlen, wobei letztendlich eine Verbesserung der Lebensqualität trotz Schmerz angestrebt wird. Ein Training relevanter schmerzbezogener Bewältigungsstrategien wird als Mittel der Wahl betrachtet. Die psychologische Behandlung beinhaltet hierzu die Verdeutlichung des Therapierationals. Dies geschieht im wesentlichen durch einen Informationsteil, in dem es um die Vermittlung krankheitsspezifischer Informationen geht. Den Patienten wird weiterhin verdeutlicht, inwieweit das Schmerzerleben durch psychologische Variablen wie Emotionen oder Kognitionen beeinflußt wird. Hierzu wird unter anderem der in Düsseldorf (Prof. Dr. Kröner-Herwig) entwickelte und evaluierte Schmerzedukationsfilm eingesetzt.

Die Patienten erlernen die Methode der Progressiven Muskelrelaxation nach Jacobson, die dann später auch mit Imaginationsübungen kombiniert wird.

Weiterhin werden Übungen zur Aufmerksamkeitslenkung eingesetzt. Die Patienten sollen hier zum einen lernen, ihre Aufmerksamkeit in Situationen, in denen sie Schmerzen haben, gezielt vom Schmerz abzulenken. Darüber hinaus werden Übungen durchgeführt, in denen es darum geht, die Aufmerksamkeit - unabhängig von den Schmerzen - auf angenehme Dinge zu lenken, Angenehmes intensiver wahrzunehmen und angenehme Aktivitäten gezielt aufzusuchen. Es handelt sich hierbei um eine modifizierte Version des Genußtrainings von Lutz (1983).

Eine wichtige Bewältigungsstrategie, die in den Sitzungen eingeübt wird, besteht in einer zunehmenden körperlichen und sozialen Aktivierung der Patienten. Gymnastische Übungen werden durchgeführt, sowie Pläne für sonstige Aktivitäten entworfen, insbesondere für solche Aktivitäten, die die Patienten aufgrund ihrer Schmerzen zuvor vermieden. Insbesondere soll hierdurch der vorherrschenden Tendenz chronischer Schmerzpatienten zu sozialem Rückzug entgegengewirkt werden.

Dysfunktionales, katastrophisierendes Denken, das zur Aufrechterhaltung der Schmerzen bzw. zu einer Verschlechterung des emotionalen Befindens beitragen kann, wird über Selbstbeobachtungsverfahren verdeutlicht. Mit Hilfe kognitiver Umstrukturierungsverfahren wird anschließend ein Abbau hinderlicher schmerzbezogener Kognitionen und ein Aufbau förderlicher Kognitionen im Umgang mit dem Schmerz eingeübt. Die Patienten werden weiterhin trainiert, Möglichkeiten zur Verbesserung der Problembewältigung, insbesondere für Belastungssituationen, die in Zusammenhang mit dem Schmerz stehen, anzuwenden.

Das Schmerzbewältigungstraining umfaßt 12 Sitzungen, die in wöchentlichen Abständen stattfinden und jeweils etwa 2 Stunden dauern. Die Gruppengröße schwankt zwischen 5 und 8 Patienten. Das therapeutische Handeln ist weitgehend standardisiert, d.h. die Therapeuten gehen nach einem Manual vor, in dem Inhalt und Ablauf der Sitzungen genau festgelegt sind. Während die Patienten an dem psychologischen Therapieprogramm teilnehmen, werden medizinische Behandlungsmaßnahmen in der Regel unverändert weitergeführt. Es wird insofern überprüft, inwieweit die psychologische Behandlung zusätzliche Effekte zu einer rein konservativen medizinischen Behandlung bewirkt.

3.4 Stichprobenbeschreibung

Die Zuweisung der Patienten auf Therapie- und Wartekontrollgruppe erfolgte randomisiert. In wesentlichen Stichprobenkennwerten sind deshalb auch keine signifikanten Unterschiede zwischen beiden Gruppen nachweisbar. Dies betrifft sowohl die Gruppe der Kopfschmerzpatienten als auch die Gruppe der Rückenschmerzpatienten, für die deshalb nachfolgend zusammengefaßt eine Beschreibung soziodemographischer und schmerzbezogener Variablen erfolgt. In der Diagnosegruppe Kopfschmerzpatienten befanden sich 15 Patienten mit Migräne (45,5 %), 10 Patienten mit Spannungskopfschmerz (30,3 %) und 8 Patienten mit Migräne und Spannungskopfschmerz kombiniert (24,2 %). Das Durchschnittsalter betrug 40,9 Jahre (s = 11,9), wobei das Alter zwischen 17 und 61 Jahren variierte. Es befanden sich 30 Frauen (90,9 %) und 3 Männer (9,1 %) in der Kopfschmerzstichprobe. 72,7 % der Patienten waren verheiratet bzw. in fester Partnerschaft, 18,2 % ledig und 9,1 % geschieden bzw. getrennt lebend. 16 Patienten (48,5 %) hatten die Hauptschule besucht, 7 Patienten (21,2 %) besaßen die mittlere Reife und 10 Patienten (30,3 %) hatten das Abitur absolviert. Stationäre Behandlungen und Operationen wegen der Schmerzen lagen bei keinem der Kopfschmerzpatienten vor. Die durchschnittliche Schmerzdauer betrug 17,4 Jahre.

Die Diagnosegruppe Rückenschmerzen unterschied sich, wie in den meisten Untersuchungen, hinsichtlich bestimmter oben erwähnter Merkmale von den Kopfschmerzpatienten. So lag das Durchschnittalter der Rückenschmerzpatienten mit 47,5 Jahren (s = 11,2) höher (F = 4.80; df = 1,57; p = 0,03), wobei die Variationsbreite 24 bis

65 Jahren betrug. Die durchschnittliche Schmerzdauer von 10,7 Jahren lag ebenfalls unter dem Vergleichswert der Kopfschmerzpatienten (F = 5.09; df = 1,56; p = 0,03). 19 Frauen (73,1 %) und 7 Männer (26,9 %) befanden sich in der Rückenschmerzgruppe. 84,6 % der Patienten waren verheiratet bzw. in fester Partnerschaft und 15,4 % ledig. 15 Patienten (57,7 %) besuchten die Hauptschule, 7 Patienten (26,9 %) hatten mittlere Reife und 4 Patienten (15,4 %) hatten das Abitur absolviert. 3 Patienten (11,5 %) waren schon einmal wegen ihrer Schmerzen in stationärer Behandlung und 1 Patient (3,8 %) hatte eine Operation wegen der Schmerzen hinter sich.

4 Ergebnisse

In einem ersten Schritt erfolgte die Analyse der per Augenscheinvalidität zusammengestellten neun Copingskalen des HCB-S. Tabelle 1 gibt einen Überblick zu Mittelwerten und Streuungen der abhängigen Copingvariablen bei Kopf- und Rückenschmerzpatienten vor Therapiebeginn (t1) und nach Therapieende (t2).

Tabelle 1: Mittelwerte und Streuungen der Copingskalen des HCB-S bei Kopf- (TG: n=18, KG: n=15) und Rückenschmerzpatienten (TG: n=15, KG: n=11)

		Kopfschmerzpatienten				Rückenschmerzpat.			
		t1		t2		t1		t2	
		M	(S)	M	(S)	M	(S)	M	(S)
(1) Schmerzbezogene	TG	3,9	(0,9)	3,7	(1,0)	3,3	(0,8)	3,6	(1,1)
Maßnahme	KG	3,6	(0,8)	3,6	(0,8)	2,7	(1,3)	3,0	(0,9)
(2) Suche nach SOZU	TG	1,6	(1,2)	1,5	(0,9)	1,6	(1,0)	1,7	(1,3)
	KG	1,6	(0,8)	1,4	(1,0)	1,4	(0,9)	1,0	(1,0)
(3) Selbstermutigung	TG	2,4	(1,1)	2,8	(1,1)	2,8	(1,1)	3,2	(1,2)
	KG	2,6	(1,3)	2,5	(1,4)	2,8	(1,1)	3,0	(1,2)
(4) Relativieren	TG	2,8	(1,2)	2,9	(1,3)	3,2	(1,3)	3,2	(1,2)
	KG	3,3	(1,2)	3,4	(1,4)	3,2	(1,1)	3,5	(1,2)
(5) Genußverhalten	TG	1,7	(1,6)	3,3	(1,6)	2,2	(1,4)	3,0	(1,6)
	KG	1,1	(1,1)	1,6	(1,4)	2,0	(1,4)	3,0	(1,0)
(6) Ablenkende Aktivit.	TG	2,3	(1,0)	3,0	(1,1)	2,6	(1,0)	3,1	(0,8)
	KG	2,4	(0,9)	2,4	(1,0)	2,6	(1,2)	2,8	(0,9)
(7) Mentale Ablenkung	TG	2,4	(1,3)	3,2	(1,3)	2,6	(1,0)	3,3	(1,3)
	KG	2,2	(1,1)	2,2	(1,4)	3,0	(1,3)	3,4	(1,2)
(8) Ignorieren	TG	2,3	(0,9)	2,9	(1,0)	2,5	(0,6)	3,0	(1,0)
	KG	2,6	(1,0)	2,8	(1,2)	2,5	(1,1)	2,8	(1,0)
(9) Sozialer Rückzug	TG	3,0	(0,8)	2,0	(1,1)	1,9	(1,0)	1,7	(0,7)
	KG	2,7	(1,2)	2,7	(1,2)	1,8	(1,1)	2,1	(0,8)

Die Diagnosegruppe Kopfschmerzpatienten erzielte in der MANOVA unter Einschluß der in Tabelle 1 aufgefürhten Copingvariablen einen sehr signifikanten Interaktionseffekt Gruppe*Zeit (F = 3,84; df = 9,23; p = 0,004). Therapie- und Wartekontrollgruppe unterschieden sich in ihrem Ausgangsniveau vor Therapie nicht, wodurch der Haupteffekt Gruppe kein signifikantes Ergebnis aufwies (F = 1,13; df = 9,23; p = 0,38), erzielten jedoch bei Betrachtung des Haupteffektes Zeit bedeutsame Veränderungen über die Zeit (F = 4,11; df = 9,23; p = 0,003). Bei univariater Betrachtung der Ergebnisse (siehe Tabelle 2) wird deutlich, daß im Vergleich zur Wartekontrollgruppe die behandelte Kopfschmerzgruppe eine hoch signifikante Reduktion der Copingsstrategie "sozialer Rückzug" und eine signifikante Zunahme bei der Copingstrategie "Genußverhalten" erzielte. Außerdem zeigt sich in der Therapiegruppe ein Trend zur Zunahme der Anwendungshäufigkeit der Copingstrategien "Selbstermutigung", "mentale Ablenkung" und "ablenkende Aktivitäten".

Bei der Diagnosegruppe Rückenschmerzpatienten konnte im Vergleich zur Wartekontrollgruppe keine Verbesserung der Bewältigungsstrategien in der Behandlungsgruppe durch kognitive Verhaltenstherapie nachgewiesen werden. Der Interaktionseffekt Gruppe*Zeit wurde multivariat über alle Copingvariablen betrachtet nicht signifikant (F = 1,09; df = 9,16; p = .42). Der bei univariater Betrachtung zu beobachtende Trend einer Abnahme des sozialen Rückzugs bei Rückenschmerzpatienten nach Beendigung der Therapie (F = 3,86; df = 1,24; p = .06) im Vergleich zu den Wartekontrollpatienten, ist aufgrund des nicht vorhandenen multivariat signifikanten Interaktionseffektes nicht zu interpretieren. In der MANOVA unterschieden sich Therapie- und Kontrollgruppe in ihrem Ausgangsniveau nicht hinsichtlich der Ausprägung auf den Copingskalen (F = 1,18; df = 9,16; p = .37). Die Copingstrategien veränderten sich jedoch über die Zeit betrachtet (F = 2,60; df = 9,16; p = .04) bei Therapie- und Wartekontrollgruppe (siehe Tabelle 3).

Tabelle 2: Ergebnisse der univariaten Varianzanalysen der abhängigen Variablen des Copingfragebogens bei Kopfschmerzpatienten

Variable	Haupteffekt Gruppe			Haupteffekt Zeitpunkt			Interaktion Gruppe* Zeit		
	F	df	p	F	df	p	F	df	p
(1) Schmerzbezogene Maßnahmen	0,22	1,31	n.s.	0,77	1,31	n.s	0,77	1,31	n.s.
(2) Suche nach SOZU	0,05	1,31	n.s.	1,23	1,31	n.s.	0,29	1,31	n.s.
(3) Selbstermutigung	0,04	1,31	n.s.	1,50	1,31	n.s.	3,48	1,31	.07
(4) Relativieren	1,37	1,31	n.s.	0,19	1,31	n.s.	0,00	1,31	n.s.
(5) Genußverhalten	6,38	1,31	.02	21,49	1,31	.000	4,81	1,31	.04
(6) Ablenkende Aktivitäten	0,79	1,31	n.s.	2,52	1,31	n.s.	3,74	1,31	.06
(7) Mentale Ablenkung	2,71	1,31	n.s.	4,27	1,31	.04	3,41	1,31	.07
(8) Ignorieren	0,17	1,31	n.s.	3,22	1,31	.08	0,83	1,31	n.s.
(9) Sozialer Rückzug	0,38	1,31	n.s.	14,46	1,31	.001	15,80	1,31	.000

Tabelle 3: Ergebnisse der univariaten Varianzanalysen der abhängigen Variablen des Copingfragebogens bei Rückenschmerzpatienten

Variable	Haupteffekt Gruppe			Haupteffekt Zeitpunkt			Interaktion Gruppe* Zeit		
	F	df	p	F	df	p	F	df	p
(1) Schmerzbezogene Maßnahmen	3,17	1,24	.09	2,73	1,24	n.s	0,02	1,24	n.s.
(2) Suche nach SOZU	1,41	1,24	n.s.	0,57	1,24	n.s.	0,98	1,24	n.s.
(3) Selbstermutigung	0,06	1,24	n.s.	3,78	1,24	.06	0,12	1,24	n.s.
(4) Relativieren	0,21	1,24	n.s.	0,66	1,24	n.s.	0,89	1,24	n.s.
(5) Genußverhalten	0,02	1,24	n.s.	10,83	1,24	.003	0,26	1,24	n.s.
(6) Ablenkende Aktivitäten	0,21	1,24	n.s.	5,11	1,24	.03	0,35	1,24	n.s.
(7) Mentale Ablenkung	0,27	1,24	n.s.	8,84	1,24	.007	0,61	1,24	n.s.
(8) Ignorieren	0,10	1,24	n.s.	4,85	1,24	.04	0,38	1,24	n.s.
(9) Sozialer Rückzug	0,18	1,24	n.s.	0,16	1,24	n.s.	3,86	1,24	.06

Von Interesse bezüglich einer unterschiedlichen Wirksamkeit kognitiver Verhaltenstherapie bei Kopf- und Rückenschmerzpatienten ist ein direkter Vergleich der Veränderungen in beiden Therapiegruppen. In einem zweiten Schritt wurde deshalb in einer weiteren MANOVA die neun Copingvariablen erneut als abhängige Variable betrachtet. Der Faktor Diagnosegruppe (Kopfschmerz/Rückenschmerz) sowie der Meßwiederholungsfaktor Zeit (prä/post) bildeten die unabhängigen Variablen. Kopfschmerz- und Rückenschmerzpatienten unterschieden sich multivariat nicht in ihrem Ausgangsniveau vor Beginn der Therapie hinsichtlich der neun Copingvariablen (F = 1,83; df = 9,23; p = .12). Der nicht signifikante Interaktionseffekt Diagnose*Zeit (F = 1,40; df = 9,23; p = .24) verdeutlicht, daß es keine unterschiedlichen Verläufe von Therapiebeginn zu Therapieende bei Kopf- und Rückenschmerzpatienten hinsichtlich der Copingstrategien gibt. Veränderungen über die Zeit sind jedoch über beide Diagnosegruppen betrachtet bei den mit kognitiver Verhaltenstherapie behandelten Patienten multivariat nachweisbar (F = 4,62; df = 9,23; p = .001). Univariate Analysen der Bewältigungsstrategien verdeutlichen, daß es bei den behandelten Schmerzpatienten zu einer hochsignifikanten Zunahme im Genußverhalten und einer hochsignifikanten Abnahme des sozialen Rückzugs kam. Weiterhin werden von den Patienten signifikante Verbesserungen in der Inanspruchnahme der kognitiven Bewältigungsstrategien "Selbstermutigung", "Ignorieren der Schmerzen" und "Mentale Ablenkung" berichtet (siehe Tabelle 4).

Tabelle 4: Ergebnisse der univariaten Varianzanalysen der abhängigen Variablen des Copingfragebogens bei Kopf- und Rückenschmerzpatienten

Variable	Haupteffekt Gruppe			Haupteffekt Zeitpunkt			Interaktion Gruppe* Zeit		
	F	df	p	F	df	p	F	df	p
(1) Schmerzbezogene Maßnahmen	1,17	1,31	n.s.	0,17	1,31	n.s	3,21	1,31	.08
(2) Suche nach SOZU	0,03	1,31	n.s.	0,02	1,31	n.s.	0,14	1,31	n.s.
(3) Selbstermutigung	1,23	1,31	n.s.	7,06	1,31	.01	0,13	1,31	n.s.
(4) Relativieren	0,78	1,31	n.s.	0,02	1,31	n.s.	0,05	1,31	n.s.
(5) Genußverhalten	0,05	1,31	n.s.	18,91	1,31	.000	2,28	1,31	n.s.
(6) Ablenkende Aktivitäten	0,23	1,31	n.s.	0,36	1,31	n.s.	0,24	1,31	n.s.
(7) Mentale Ablenkung	2,97	1,31	.10	5,87	1,31	.02	1,41	1,31	n.s.
(8) Ignorieren	0,50	1,31	n.s.	6,87	1,31	.01	0,01	1,31	n.s.
(9) Sozialer Rückzug	6,31	1,31	.02	18,23	1,31	.000	6,49	1,31	.02

In einem dritten Schritt erfolgte eine Analyse der Skalen des Fragebogens zu schmerzbezogenen Selbstinstruktionen (FSS) von Flor (1991), die in einem weiteren Sinne als Variablen des Copingprozesses zu betrachten sind (Lazarus & Folkman, 1984). In der Diagnosegruppe Kopfschmerzpatienten wurde bei den behandelten Patienten hinsichtlich der Subskala "katastrophisierende schmerzbezogene Selbstinstruktionen" im Vergleich zur Wartekontrollgruppe eine sehr signifikante Reduktion im Verlauf der dreimonatigen Therapiephase erzielt (Interaktion Gruppe*Zeit: F = 8,48; df = 1,31; p = .007). In die gleiche Richtung gehen die Ergebnisse bei der Subskala "aktiv bewältigende schmerzbezogene Selbstinstruktionen" (Interaktion Gruppe*Zeit: F = 5,41; df = 1,31; p = .03), wo zu Therapieende ein signifikanter Anstieg dieser Variable bei behandelten Kopfschmerzpatienten zu verzeichnen ist.

In der Diagnosegruppe Rückenschmerzpatienten weist die behandelte Therapiegruppe bei Auswertung über univariate Varianzanalysen in der abhängigen Variable "katastrophisierende schmerzbezogene Selbstinstruktionen" im Vergleich zur Wartekontrollgruppe ebenfalls eine sehr signifikante Reduktion auf (Interaktion Gruppe*Zeit: F = 11,53; df = 1,26; p = .002). Ein stärkerer Anstieg der "aktiv bewältigenden schmerzbezogenen Selbstinstruktionen" ist jedoch bei den behandelten Rückenschmerzpatienten im Vergleich zur Wartekontrollgruppe nicht zu verzeichnen (Interaktion Gruppe*Zeit: F = 0,22; df = 1,26; p = .88).

5 Diskussion

Unsere Ergebnisse zur Veränderung von Bewältigungsstrategien bei chronischen Kopf- und Rückenschmerzpatienten mit Hilfe eines multimodalen Schmerzbewältigungstrainings deuten auf spezifische Therapieeffekte im Bewältigungsrepertoire bei den behandelten Patienten hin. Die Gruppe der Kopfschmerzpatienten erzielte dabei die deutlichsten Verbesserungen bei den eher behavioralen Bewältigungstrategien des sozialen Rückzugs und des Genußverhaltens. Hier konnte eine statistisch hochsignifikante Abnahme des Rückzugsverhaltens und eine signifikante Zunahme des Genußverhaltens im Vergleich zu einer ausschließlich konservativ weiterbehandelten Wartekontrollgruppe nachgewiesen werden. Dies erscheint besonders relevant, da eine Abnahme sozialer und sonstiger Aktivitäten zu einem Verstärkerverlust führen und in Folge dessen einen Beitrag zur Aufrechterhaltung von Depressionen leisten kann. Entgegengesetzt wird eine Verbesserung des genußvollen Erlebens mit einer Verringerung depressiver Zustände in Zusammenhang gebracht (vgl. Lutz, 1990). Neben einer Veränderung behavioraler Copingstrategien konnte ein Trend zur Verbesserung eher kognitiver Copingstrategien ausgemacht werden. Die behandelten Kopfschmerzpatienten wiesen tendenziell einen Anstieg der Bewältigungsreaktionen Selbstermutigung und mentale Ablenkung beim Umgang mit dem Schmerz nach dem psychologischen Training auf. Die verbesserten kognitiven Bewältigungsfertigkeiten werden noch dadurch unterstrichen, daß gleichzeitig eine Abnahme katastrophisierender schmerzbezogener Selbstinstruktionen und ein Aufbau aktiv bewältigender schmerzbezogener Selbstinstruktionen in der Kopfschmerztherapiegruppe nachweisbar ist.

In der Gruppe der Rückenschmerzpatienten konnte hingegen im Vergleich zur Wartekontrollgruppe keine deutliche Verbesserung der Bewältigungsstrategien erreicht werden. Hier bleibt zu berücksichtigen, daß insbesondere die Rückenschmerzkontrollgruppe eine bisher noch geringe Stichprobengröße aufweist. Dies schränkt die Interpretationen des mangelnden Therapieeffektes zur Zeit noch ein. Aufgrund relativ hoher Retestreliabilitäten der Copingskalen erscheint das Ergebnis jedenfalls nicht durch eine zu geringe Stabilität der Copingskalen erklärbar. Bei univariater Betrachtung der Ergebnisse stellen die Verringerung der katastrophisierenden schmerzbezogenen Kognitionen und die Abnahme des Rückzugsverhaltens die einzigen Effekte im Bereich des Bewältigungsverhaltens bei Rückenschmerzpatienten dar. Das Schmerzbewältigungstraining scheint sich hier insofern nur in einer Verringerung maladaptiver Strategien, jedoch nicht in einem Aufbau adaptiver Strategien auszuwirken.

Betrachtet man die beiden behandelten Gruppen der Kopfschmerz- und Rückenschmerzpatienten im unmittelbaren Vergleich, so konnten wir keine differentielle Effektivität des Schmerzbewältigungstrainings in den beiden Schmerzgruppen feststellen. Lediglich bei univariater Betrachtung zeigten Kopfschmerzpatienten eine stärkere Reduktion des Rückzugsverhaltens als Rückenschmerzpatienten. Dies läßt sich jedoch als Bodeneffekt interpretieren, da Rückenschmerzpatienten schon zu Behandlungsbeginn berichten, dieses Bewältigungsverhalten in signifikant geringerem Maße bei Schmerzen einzusetzen als Kopfschmerzpatienten.

Zusammenfassend erscheint eine Erfassung des Copingverhaltens mittels spezifischer schmerzbezogener Skalen lohnenswert, um Therapieeffekte in Schmerzbewältigungsprogrammen abbilden zu können. Die nachweisbaren Effekte decken sich - zumindest bei der Gruppe der Kopfschmerzpatienten - mit wesentlichen Übungselementen des verwendeten Programmes. Eine weitere Analyse des Heidelberger Copingfragebogens-Schmerz mittels item- und faktorenanalytischer Methoden wird derzeit vorgenommen.

Krankheitsbewältigung und Psychologische Schmerztherapie bei Patienten mit rheumatoider Arthritis

Eric Leibing

1 Einleitung und theoretischer Überblick

Die rheumatoide Arthritis ist mit einer Prävalenz von 1 - 3 % eine in unseren Breiten relativ häufige chronische Erkrankung aus dem rheumatischen Formenkreis. Die Ätiologie ist unbekannt und die Langzeitprognose ist trotz eingreifender medizinischer Therapie nicht günstig. Der chronisch progrediente und unvorhersagbare Verlauf, der zu schwerer körperlicher Behinderung führen kann, und die massiven Schmerzen stellen für die Betroffenen schwere Belastungen dar (Raspe, 1990). Dabei bestehen große Unterschiede bezüglich der Bewältigungsbemühungen und ihres Erfolges. Basler und Florin (1985) betonen die Bedeutung des Bewältigungsverhaltens für die Intensität und Stabilität von Beschwerden und den Erkrankungsverlauf. So ist auch bezüglich der rheumatoiden Arthritis die Frage in den Mittelpunkt gerückt, welchen Einfluß das Bewältigungsverhalten auf den Verlauf und die Symptome hat (vgl. Jensen et al., 1991; Young, 1992). Die Aussagekraft von Querschnitt-Studien ist dabei begrenzt. Von Therapiestudien, in denen die Bewältigung verändert wird, sind weiterführende Aussagen zu erwarten.

In den letzten Jahren rückte der kognitiv-behaviorale Ansatz zur Behandlung chronischer Schmerzen in den Mittelpunkt des wissenschaftlichen Interesses. Im deutschen Sprachraum ist insbesondere das von Köhler (1982) für den stationären Rahmen in Anlehnung an das Streßimmunisierungstraining von Meichenbaum & Turk (1980) entstandene und von Jungnitsch (1991) fortentwickelte Therapieprogramm von Bedeutung. Für den ambulanten Bereich liegen Programme von Rehfisch, Basler & Seemann (1989) und von Bunge & Eggerichs (1986) vor. Unter dem übergeordneten Rationale der Kognitiven Verhaltenstherapie steht bei diesen in Gruppen durchgeführten Schmerzbewältigungsprogrammen der Abbau von Hilflosigkeit und negativen Kognitionen ("Katastrophisieren") sowie der Aufbau von aktivem Bewältigungsverhalten, einschließlich dem Erlernen von Entspannungs- und Imaginationsverfahren im Mittelpunkt. Die Patienten sollen in die Lage versetzt werden, dem Schmerz aktiv entgegenzutreten und Kontrolle über ihn auszuüben (vgl. Jäkle et al., in diesem Band).

Zumindest die kurzfristige Effektivität der kognitiv-behavioralen Schmerzbewältigungsprogramme kann als gesichert gelten. Neben schmerzbezogenen Veränderungen werden insbesondere Verbesserungen emotionaler Zustände wie Ängstlichkeit und Depressivität beobachtet (vgl. Basler, 1991; Young, 1992).

Die direkten Veränderungen der Krankheitsbewältigung wurden selten untersucht. Vorliegende Ergebnisse weisen darauf hin, daß von einer Zunahme kognitiv-umbewertender und aktiv-problemzentrierter sowie einer Abnahme emotional-resignativer Bewältigungsformen auszugehen ist. Der Zusammenhang zwischen Krankheitsbewältigung von Rheuma-Patienten auf der einer sowie psychischen Befinden und Schmerzen auf der anderen Seite konnte wiederholt nachgewiesen werden. So ist das Vorhandensein von resignativ-passivem Coping, wie etwa Katastrophisieren, mit höherer Schmerzintensität und stärkerer psychischer Symptomatik verbunden. Ebenso hängen aktive und kognitiv-umbewertende Bewältigungsmechanismen mit geringeren Schmerzen und geringerer psychischer Symptomatik zusammen (zur Übersicht vgl. Jensen et al., 1991; Leibing, 1992; Jäkle et al., in diesem Band).

Diese Ergebnisse lassen sich in das transaktionale Stressmodell von Lazarus (Lazarus & Folkman 1984) einordnen, in welchem das Bewältigungsverhalten (und die Situationseinschätzung "appraisal") den Moderator zwischen der Erkrankung und den Beschwerden wie Schmerz und psychischem Befinden darstellt.

2 Fragestellung

Die Fragestellungen der vorliegenden Arbeit beziehen sich auf den Zusammenhang zwischen der Krankheitsbewältigung und der Symptomatik bei Patienten mit rheumatoider Arthritis sowie den Einfluß eines kontrolliert durchgeführten psychologischen Schmerzbewältigungsprogramms.

Welche Zusammenhänge bestehen zwischen dem Bewältigungsverhalten von Patienten mit rheumatoider Arthritis und der Symptomatik?
Vermutlich hängt resignativ-passive Bewältigung mit höherer Schmerzintensität und stärkerer psychischer Symptomatik und aktive, kognitiv-umbewertende Bewältigung mit geringeren Schmerzen und geringerer psychischer Symptomatik zusammen.

Welche Effekte, insbesondere auf das Bewältigungsverhalten, hat ein psychologisches Therapieprogramm zur Schmerzbewältigung?
Erwartet wird eine Zunahme von kognitiv-umbewertender und aktiv-problemzentrierter sowie einer Abnahme emotional-resignativer Bewältigung.

In welchem Zusammenhang steht die therapeutische Veränderung des Bewältigungsverhaltens Therapie mit der Veränderung von Schmerz und psychischer Symptomatik?
Es ist davon auszugehen, daß sich mit der Zunahme von kognitiv-umbewertender und aktiv-problemzentrierter sowie mit der Abnahme emotional-resignativer Bewältigung Schmerz und psychische Symptomatik verringern.

3 Methodik

Es wurde bei ursprünglich 79 ambulanten Patienten mit der Diagnose einer rheumatoiden Arthritis (ARA-Kriterien, Arnett et al., 1988) eine kontrollierte Therapiestudie zur Schmerz- und Krankheitsbewältigung durchgeführt. Ausschlußkriterien waren das gleichzeitige Vorliegen einer anderen schweren Erkrankung oder geplante Umstellungen der Therapie. Voraussetzung zur Teilnahme war ein Mindestmaß an Lernfähigkeit und akuter Symptomatik. Patienten mit psychischen Störungen wurden nicht ausgeschlossen und es wurden keine Altersgrenzen festgelegt. Die Zuweisung zu Therapie- und Kontrollgruppe fand, so weit dies in Therapiestudien möglich ist, zufällig statt.

An dem als Gruppentherapie durchgeführten kognitiv-behavioralen Schmerzbewältigungsprogramm mit 12 wöchentlichen, 90-minütigen Sitzungen nahmen 37 Patienten teil, wobei von 30 Patienten zum Abschluß der Therapie und von 30 Kontrollgruppen-Patienten vollständige Datensätze vorlagen. Die drop-out Analysen und der Vergleich zwischen Kontroll- und Therapiegruppe erbrachten keine Einschränkung der Validität. Die Therapie wurde entsprechend dem von Rehfisch, Basler & Seemann (1989) veröffentlichten Manual durchgeführt.

Es kam eine Testbatterie zur Erfassung von Schmerzsymptomatik (Schade, 1987), Hilflosigkeit (AHI, Nicassio et al., 1985) und psychischer Symptomatik (DS, Zerssen, 1976; STAI, Laux et al., 1970) zur Anwendung. Darüberhinaus wurden die körperlichen Parameter der Erkrankung in der Rheuma-Sprechstunde der Universität Göttingen erhoben. Zur Erfassung der Krankheitsbewältigung wurde neben der "Ways of Coping Checklist" (Folkman & Lazarus, 1988) eine Vorform der "Berner Bewältigungsformen" (BEFO) von Heim, Augustiny, Blaser & Schaffner (1991) als Interview durchgeführt. An dieser Stelle wird nur auf die Ergebnisse mit dem BEFO eingegangen. Neben der Einzelauswertung der 26 Bewältigungsformen wurden auch Bewältigungsfaktoren auf der Basis von 131 Patienten mit rheumatoider Arthritis aus dem BEFO errechnet. In der durchgeführten Faktoranalyse (Hauptkomponentenmethode, Harris-Kaiser-Rotation) ergab sich eine 6-faktorielle Lösung, welche insgesamt 55,8% der Varianz aufklärt. In der folgenden Tabelle 1 sind die Faktoren mit den Werten für das Cronbachsche alpha, die Ladungen (r), welche größer/gleich 0,40 sind, und die Kommunalitäten (h^2) angegeben.

Die Benennung der Faktoren erfolgte in Anlehnung an die Leitvariablen. Der Faktor BF5 ("Resignativ-emotionales Coping") beschreibt eine passiv-resignative ("depressive") Form der Bewältigung, daneben finden sich positive-umbewertende (BF1 und BF6) und ein eher aktiver-problemzentrierter Faktor (BF3). Die interne Konsistenz kann als befriedigend angesehen werden. Für die genaue Methodik der gesamten Untersuchung vgl. Leibing (1992).

Tabelle 1: Faktorlösung der Berner Bewältigungsformen bei Patienten mit rheumatoider Arthritis (N=131)

Bewältigungsform (BEFO)	Ladung r	Kommunalität h^2
BF1: Positives Umbewerten und Optimismus ($\alpha = .72$)		
K6 Relativieren	.78	.65
K10 Valorisieren	.61	.61
E4 Optimismus	.60	.78
H1 Ablenkendes Anpacken	.58	.54
H8 Zuwendung	.49	.37
E6 Resignation	-.45	.75
H2 Altruismus	.43	.46
H6 Rückzug	-.43	.50
BF2: Sinngebung ($\alpha = .73$)		
K9 Sinngebung	.81	.69
K7 Religiosität	.65	.56
H5 Konstruktive Aktivität	.65	.61
H4 Kompensation	.50	.59
K10 Valorisieren	.49	.61
K3 Dissimulieren	.47	.66
E7 Selbstbeschuldigung	.43	.44
H7 Zupacken	.40	.67
BF3: Planvolle Aktivität und emotionale Entlastung ($\alpha = .67$)		
H7 Zupacken	.73	.67
K5 Problemanalyse	.69	.62
E8 Wut Ausleben	.56	.46
H4 Kompensation	.50	.59
E2 Emotionale Entlastung	.47	.43
H5 Konstruktive Aktivität	.44	.61
BF4: Auf Abstand Halten ($\alpha = .61$)		
K3 Dissimulieren	.64	.66
E5 Passive Kooperation	.63	.60
K4 Haltung Bewahren	.63	.41
H2 Altruismus	.50	.46
H1 Ablenkendes Anpacken	.44	.54
BF5: Resignativ-emotionales Coping ($\alpha = .79$)		
E6 Resignation	.81	.75
E4 Optimismus	-.76	.78
K8 Rumifizieren (Grübeln)	.76	.65
E1 Auflehnung	.67	.57
E3 Isolieren	-.54	.53
K10 Valorisieren	-.47	.61
K2 Akzeptieren	-.45	.42
BF6: Positive Akzeptanz ($\alpha = .54$)		
K1 Ablenken	.73	.56
K2 Akzeptieren	.51	.42
K10 Valorisieren	.45	.61
E7 Selbstbeschuldigung	-.42	.44
E4 Optimismus	.41	.78

4 Darstellung und erste Diskussion der Ergebnisse

4.1 Stichprobe

Die untersuchten Patienten mit rheumatoider Arthritis sind als repräsentativ für ambulante Patienten anzusehen, wenn man die Untersuchung von Mau, Wasmus & Raspe (1991) zugrundelegt (vgl. Leibing et al., 1993). Die Patienten sind auch als schwer und lang erkrankt einzustufen, wie der folgenden Tabelle 2 zu entnehmen ist.

Tabelle 2: Charakteristika der Stichprobe (N = 79)

Alter (Jahre) M (SD)	Dauer (Jahre) M (SD)	Geschlecht (Frau / Mann)	Erkrankungsstadium			
			I	II	III	IV
53,7 (12,0)	8,5 (7,0)	64 / 15	8	30	36	5

So liegt das mittlere Alter bei 53,7 und die mittlere Erkrankungsdauer bei 8,5 Jahren; der Anteil der Männer beträgt knapp 19%. Die Verteilung über die Erkrankungsstadien nach Steinbrocker et al. (1949) zeigt einen Schwerpunkt in den Stadien II und III. Die Ergebnisse sind somit auf Patienten generalisierbar, welche dem "klinischen Alltag" entsprechen. Es handelt sich um keine selektierte Stichprobe von besonders leicht erkrankten oder jungen Patienten. Durch die Rekrutierung über die Rheumasprechstunde und die zufällige Aufteilung in Therapie- und Kontrollgruppe kann auch davon ausgegangen werden, daß es sich um keine Gruppe besonders motivierter Patienten handelt.

4.2 Zusammenhang zwischen Bewältigung und Symptomatik im Querschnitt

In Tabelle 3 sind die korrelativen Zusammenhänge im Querschnitt (vor Therapiebinn) zwischen dem hochladenden einzelnen Bewältigungsformen und der Hilflosigkeit auf der einen und den Symptomvariablen auf der anderen Seite sowie der multiple Korrelationskoeffizient zwischen den 6 BEFO-Faktoren und der Hilflosigkeit auf der einen und den Symptomvariablen (Schmerz und psychische Symptomatik) auf der anderen Seite dargestellt. In die statistische Analyse wurden die 6 BEFO-Faktoren und die Hilflosigkeit (AHI) als Prädiktorvariablen einbezogen.

Tabelle 3: Zusammenhang zwischen Bewältigung/Hilflosigkeit und der Symptomatik vor Therapie

Prediktorvariablen	R
Kriteriumsvariable: Schmerzstärke	
Hilflosigkeit	.40
K8 Rumifizieren	.38
E6 Resignation	.35
Multiple Korrelation (N = 60):	.48 (p = .05)
Kriteriumsvariable: affektive Schmerzbeurteilung	
Hilflosigkeit	.46
E6 Resignation	.44
K8 Rumifizieren	.39
E4 Optimismus	-.39
H6 Rückzug	.32
Multiple Korrelation (N = 60):	.60 (p = .0001)
Kriteriumsvariable: Beschwerden (BL)	
E6 Resignation	.41
E1 Auflehnen	.39
E3 Isolieren	-.34
K8 Rumifizieren	.31
K3 Dissimulieren	-.30
Multiple Korrelation (N = 60):	.51 (p = .025)
Kriteriumsvariable: Depressivität (DS)	
K8 Rumifizieren	.52
E4 Optimismus	-.54
E6 Resignation	.56
E1 Auflehnen	.35
Multiple Korrelation (N = 60):	.63 (p = .0004)

Auch wenn die Zusammenhänge je nach Prädiktor-Variable unterschiedlich sind, läßt sich zusammenfassend festhalten, daß gerade passiv-resignatives Bewältigungsverhalten wie Resignation und Rumifizieren sowie Hilflosigkeit mit einer stärkeren Symptomatik zusammenhängen. Hingegen wird der Zusammenhang zwischen aktiv-problemzentrierten und kognitiv-umbewertenden Bewältigungsformen zu geringerer Symptomatik vor Beginn der Therapie im Querschnitt nicht deutlich.

Der postulierte Zusammenhang zwischen Bewältigungsverhalten und Symptomatik konnte somit weitgehend bestätigt werden. Das Bewältigungsverhalten und die Symptomatik stehen in einem signifikanten und relativ hohen Zusammenhang.

Durch das Bewältigungsverhalten können zwischen 23% und 40% der Varianz der Symptomatik (quadrierter multipler Korrelationskoeffizient) erklärt werden.

Daß eine so hohe Varianzaufklärung durch die Variablen des körperlichen Befundes nicht möglich ist, wird durch folgendes Ergebnis (vgl. Tabelle 4) deutlich. In einer multiplen Regressionen wurde der Zusammenhang zwischen der Schmerzstärke als Kriteriumsvariable und den Parametern der körperlichen Erkrankung sowie den kognitiven Variablen als Prädiktorvariablen untersucht.

Tabelle 4: Multiple Regression auf das Kriterium Schmerzstärke

Prädiktorvariable	Partial R^2	Modell R^2	C (p)	F	Prob > F
Hilflosigkeit	0,17	0,17	31,7	10,5	0,0021
Aktivität/Arzt	0,07	0,24	26,7	4,8	0,0330

Die Variable "Schmerzstärke" läßt sich durch die Hilflosigkeit und die Aktivitätseinschätzung durch den Arzt mit einer Varianzaufklärung von 24% erklären. Hierbei liegt die partielle quadrierte Korrelation zwischen der Aktivität und der Schmerzstärke bei 0,07, die der Hilflosigkeit und der Schmerzstärke bei 0,17. Dieses deutet darauf hin, daß die Schmerzstärke eher durch schmerzbezogene Kognitionen als durch organmedizinische Parameter vorhergesagt werden kann.

4.3 Effektivität des Therapieprogramms

Das durchgeführte Therapieprogramm ist bezüglich aller untersuchten Bereiche effektiv, wie die folgenden Ergebnisse in Tabelle 5 zeigen. Dargestellt sind die mittleren Effektstärken d (nach Cohen, 1988) für ganze Gruppen von Variablen innerhalb der Therapiegruppe.

Tabelle 5: Mittlere Effektstärken des Therapieprogramms

Variablengruppe	Mittlere Effektstärke (D nach Cohen)
Schmerzvariablen	0,79 (groß)
Psychische Symptomatik	1,06 (sehr groß)
Körperliche Befunde	0,57 (mittel)
Bewältigungsverhalten	0,79 (groß)

Zum Abschluß der Therapie fanden sich für die Gesamtgruppe der Patienten deutliche und signifikante Verbesserungen bezüglich fast aller untersuchten Einzelvariablen. So betrug die mittlere Effektstärke für die Schmerzvariablen d = 0,79 ("groß" nach der Konvention von Cohen, 1988), für die psychische Symptomatik d = 1,06 ("sehr groß") und für die körperlichen Befunde (ohne Laborparameter) d = 0,57 ("mittel"). Für die Darstellung der gesamten Ergebnisse sei auf Leibing (1992) verwiesen.

Auf die Ergebnisse zum Bewältigungsverhalten, für welche sich über alle Variablen eine Effektgröße von d = 0,79 ("groß") fand, wird im Folgenden detailliert eingegangen. So ergaben sich für den Bewältigungsfaktor BF1 ("Positives Umbewerten und Optimismus") folgende Werte (Abbildung 1).

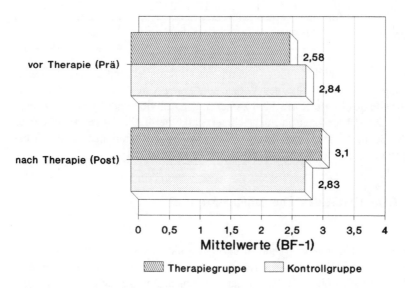

Abbildung 1: Veränderung "Positives Umbewerten und Optimismus" (BF-1) im Therapiezeitraum

In der Varianzanalyse findet sich eine signifikante Interaktion (F = 28,04) sowie eine signifikante Zunahme allein in der Therapiegruppe (t = 5,5; Effektgröße d = 1,00). Somit hat sich der Bewältigungsfaktor "Positives Umbewerten und Optimismus" in der Therapiegruppe deutlich erhöht, während er in der Kontrollgruppe gleichgeblieben ist.

Gleichsinnige Ergebnisse ergeben sich auch bezüglich des Bewältigungsfaktors BF5 ("Resignativ-emotionales Coping"), wie in Abbildung 7 dargestellt.

Krankheitsbewältigung und psychologische Schmerztherapie

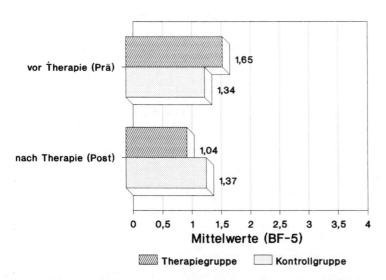

Abbildung 2: Veränderung "Resignativ-emotionales Coping" (BF5)

In der Varianzanalyse findet sich eine signifikante Interaktion (F = 25,20) sowie eine signifikante Abnahme allein in der Therapiegruppe (t = 5,53; Effektgröße d = 1,01). Somit hat der Bewältigungsfaktor "Resignativ-emotionales Coping" in der Therapiegruppe deutlich abgenommen, während er in der Kontrollgruppe gleichblieb. Auch bezüglich der Veränderung der Hilflosigkeit findet sich ein gleichsinniges Ergebnis.

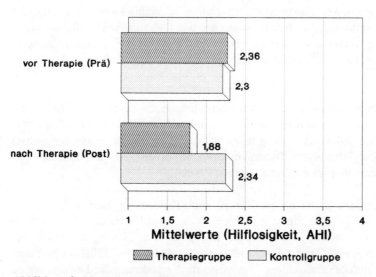

Abbildung 3: Veränderung Hilflosigkeit (AHI) im Therapiezeitraum

Es findet sich in der Varianzanalyse eine signifikante Interaktion (F = 13,21) sowie eine signifikante Abnahme allein in der Therapiegruppe (t = 5,33; Effektgröße d = 0,97). Somit hat die Hilflosigkeit in der Therapiegruppe deutlich abgenommen, während sie in der Kontrollgruppe gleichgeblieben ist. Die Veränderungen bezüglich der einzelnen Bewältigungsformen sind in der folgenden Tabelle 6 dargestellt.

Tabelle 6: Absolute und relative Veränderungen der Bewältigungsformen (BEFO)

Bewältigungsform (BEFO)	Veränderung absolut	Veränderung relativ
H5 Konstruktive Aktivität	+1,3	+72%
K8 Rumifizieren (Grübeln)	-1,0	-59%
E1 Auflehnen	-1,1	-50%
H6 Rückzug	-1,0	-42%
K10 Valorisieren	+0,9	+39%
K6 Relativieren	+0,7	+23%
K1 Ablenken	+0,7	+21%
K2 Akzeptieren	+0,6	+21%
E4 Optimismus	+0,6	+20%
K5 Problemanalyse	+0,5	+18%
H7 Zupacken	+0,5	+16%
H8 Zuwendung	+0,4	+15%
H1 Ablenkendes Anpacken	+0,4	+15%

Insbesondere ist eine Zunahme von "Konstruktiver Aktivität" und eine Abnahme der passiv-resignativen Bewältigungsformen "Rumifizieren" und "Rückzug" sowie von "Auflehnen (Hadern, Selbstbedauern)" festzustellen. Weiterhin kommt es zu einer Zunahme von kognitiv-umbewertender Strategien wie "Valorisieren", "Relativieren", "Ablenken" und "Akzeptieren" sowie zu einer Zunahme von aktiv-problemorientierter Bewältigungsformen wie "Problemanalyse", "Zupacken" und "Ablenkendes Anpacken".

Das durchgeführte psychologische Schmerzbewältigungsprogramm führt also zu einer Zunahme der aktiven Auseinandersetzung mit der Erkrankung, zu einer kognitiven Umstrukturierung und Neubewertung sowie zu einer Abnahme der passiv-resignativen Bewältigung. Die intendierten Therapieziele können somit auch auf der Ebene des Bewältigungsverhaltens als erreicht angesehen werden.

Da das Interview zur Krankheitsbewältigung vom Therapeuten durchgeführt wurde, kann sich ein methodischer Einwand ergeben. Ohne einen Untersucher-Bias vollständig ausschließen zu können, spricht gegen eine grobe Verfälschung der Daten, daß auch mit der "Ways of Coping Checklist" (Folkman & Lazarus, 1988) als Selbsteinschätzungsinstrumente vergleichbare Ergebnisse zur Veränderung der Bewältigung gefunden wurden (Leibing, 1992).

4.4 Zusammenhang zwischen der Veränderung der Bewältigung und der Veränderung der Symptomatik

Welcher Zusammenhang zwischen der Veränderung von Bewältigungsverhaltens und Symptomatik besteht, wurde mit Hilfe einer multiplen Regression geprüft. Hierbei ist der Zusammenhang zwischen den jeweiligen Veränderungswerten, also den Differenzen prä/post-Therapie von 30 Patienten, die Grundlage, wie in Tabelle 7 dargestellt.

Tabelle 7: Veränderung von Bewältigungsverhalten und Symptomatik im Zusammenhang

Variable (jeweils Differenz prä-post!)	Schmerzstärke (VAS) R^2	Beschwerden (BL) R^2	Depressivität (DS) R^2	Ängstlichkeit (STAI) R^2
Positives Umbewerten (BF1)		.28		
Sinngebung (BF2)			.29	
Planvolle Aktivität (BF3):	.12			
Auf Abstand Halten (BF4)				.06
Resignativ-emotionales Coping (BF5):	.23		.06	.22
Positive Akzeptanz (BF6)				
Hilflosigkeit:	.22			.13
Modell:	.57	.28	.35	.41

Die erklärte Varianz (R^2) ist insgesamt als hoch anzusehen. Dieses ist ein Beleg dafür, daß die Verbesserung der Symptomatik wesentlich von der Veränderung des Bewältigungsverhaltens abhängt. Von besonderer Bedeutung ist auch, daß das Bewältigungsverhalten durch eine Fremdeinschätzung, die Symptomatik jedoch durch Selbsteinschätzungsbögen erhoben wurde. Die Reliabilität ist hierdurch als recht hoch anzusehen. Die Frage nach der Kausalität ist ansatzweise beantwortet, da diese Ergebnisse in einer kontrollierten Therapiestudie mit quasi-experimentellem Design gewonnen wurden und der Einfluß anderer Variablen (Ausgangswerte, Eigenverlauf, medikamentöse Behandlung) ausgeschlossen werden kann. Die Veränderung der Symptomatik ist eindeutig auf die Veränderung des Bewältigungsverhaltens zurückzuführen.
Weiterhin ist offensichtlich, daß bei der Veränderung verschiedener Symptomvariablen die verschiedenen Bewältigungsfaktoren unterschiedliches Gewicht haben. So wird 57% Varianz der Veränderung der Schmerzstärke durch die Veränderung der BEFO-Faktoren "Resignativ-emotionales Coping" (BF5), "Planvolle Aktivität" (BF3) und der Hilflosigkeit erklärt. Bei der Veränderung der Depressivität erklärt der BEFO-Faktor "Sinngebung" (BF2), bei der Veränderung der Beschwerden der BEFO-Faktor "Positives Umbewerten" (BF1) den größten Varianzanteil.

5 Zusammenfassende Diskussion und Schlußfolgerungen

Die untersuchte Stichprobe von 79 Patienten mit der gesicherten Diagnose einer rheumatoiden Arthritis ist als charakteristisch für diese Erkrankung anzusehen. Die Patienten sind nicht besonders leicht erkrankt oder besonders motiviert. Die Generalisierbarkeit der Ergebnisse auf Patienten des klinischen Alltags ist somit gegeben.

Der Zusammenhang zwischen der Situationseinschätzung und dem Bewältigungsverhalten, erfaßt mit den Berner Bewältigungsformen (BEFO) auf der einen, und der Schmerz- und psychischen Symptomatik auf der anderen Seite ist relativ hoch; die multiplen Korrelationskoeffizienten liegen zwischen .48 und .63. Solch ein hoher Zusammenhang besteht zwischen der Symptomatik und dem körperlichen Befund nicht. So wird die Schmerzstärke stärker durch die Hilflosigkeit einer Person als durch die erhobenen körperlichen Befunde bestimmt. Diese Ergebnisse stützen die Annahme des transaktionalen Stressmodells (Cohen & Lazarus, 1979) bezüglich der Bedeutung von kognitiver Situationseinschätzung und Bewältigung für die Symptomatik.

Das bei den Patienten mit rheumatoider Arthritis durchgeführte Schmerzbewältigungsprogramm ist bezüglich aller untersuchten Parameter effektiv, Schmerzerleben, psychische und körperliche Befunde werden positiv beeinflußt.

Die Krankheitsverarbeitung der Patienten ändert sich hin zu einer aktiven, problemzentrierten und kognitiv-umbewertenden Bewältigung. Passiv-resignative Bewältigungsformen nehmen durch die Therapie deutlich ab. Auch hier konnten Vorbefunde und theoretische Annahmen (zur Übersicht vgl. Leibing, 1992) bestätigt werden.

Der Zusammenhang zwischen der Veränderung des Bewältigungsverhaltens und der Abnahme der Symptomatik durch die Therapie ist mit 28% - 57% gemeinsamer Varianz als hoch einzustufen. Das durch die Therapie veränderte Bewältigungsverhalten und die Hilflosigkeit sind somit als die entscheidenden Moderatoren für die Verbesserung der Symptomatik anzusehen.

Die Erfassung und Modifikation der Krankheitsbewältigung von Patienten mit rheumatoider Arthritis ist somit auch für die klinische Praxis von großer Relevanz. Gerade bei der psychotherapeutischen (Mit-)Behandlung chronischer Erkrankungen sollte sie in ihrem Bedingungsgefüge erfaßt und ihre Modifikation in die Therapieplanung integriert werden. Die Berner Bewältigungsformen haben sich als praktikables und gut anwendbares diagnostisches Instrument erwiesen.

Mit den psychologischen Therapieprogrammen zur Schmerzbewältigung liegen effektive und anwendbare Methoden vor, deren Umsetzung in die Praxis vorangetrieben werden sollte.

Schmerzbewältigung bei Patienten mit Fibromyalgie-Syndrom - Möglichkeiten und Grenzen einer Kurzzeit-Einzeltherapie

JÜRGEN KONERMANN, GERHARD SCHÜSSLER & ALMUTH WEDDIGE-DIEDRICHS

Das Ziel dieses Beitrages ist, anhand empirischer Daten zur Ätiopathogenese des Fibromyalgie-Syndroms und aufgrund der klinischen Erfahrungen in der Einzeltherapie mit Fibromyalgie-Patienten die Grenzen der Möglichkeit zur Modifikation von Krankheitsbewältigung aufzuzeigen. Die Untersuchungen und Therapien wurden durchgeführt im Rahmen des Projektes "Krankheitsbewältigung und ihre therapeutische Modifikation bei Patienten mit rheumatoider Arthritis und Fibromyalgie-Syndrom" (BMFT-Förderung, Projekt-Nr.: 9 360 554). An diesem Projekt waren die Abteilung Psychosomatik und Psychotherapie der Universität Göttingen, die Abteilung Innere Medizin der Universitätskliniken Göttingen, die Abteilung Rheumatologie und Dermatologie der Medizinischen Hochschule Hannover sowie die Abteilung Medizinische Statistik der Universität Göttingen beteiligt.

1 Zielsetzung des Projektes

Die Untersuchung zielt ab auf die Erhebnung medizinischer, sozialer und psychischer Befunde bei Fibromyalgie-Patienten und deren Wechselwirkungen. Als Referenzpopulation dienten Patienten mit chronischer Polyarthritis. Ein Schwerpunkt der Untersuchung besteht in der Erfassung der Krankheitsbewältigung.

Unsere Absicht war es, ein standardisiertes Gruppenprogramms zur Schmerz- und Krankheitsbewältigung bei FMS-Patienten zu erproben und zu überprüfen. Diese Ergebnisse sollen mit den in der Vergangenheit bereits gut dokumentierten Erfolgen eines solchen Vorgehens bei Polyarthritis-Patienten verglichen werden. Bei diesem Gruppenprogramm handelt es sich um ein kognitiv-verhaltenstherapeutisches Vorgehen (siehe den Beitrag von Leibing in diesem Band). Im Mittelpunkt steht die Veränderung des aktiven Bewältigungsverhaltens. Insbesondere dieser Therapieteil sowie selbstverständlich die einleitende Information zur Erkrankung und zu Schmerz im allgemeinen wurde entsprechend den Bedürfnissen der Fibromyalgie-Patienten modifiziert.

Darüber hinaus wurde ein Teil der Patienten einzeltherapeutisch behandelt. Es handelte sich hierbei um eine auf 15 bis 20 Stunden begrenzte Kurz-Therapie. Unser Bestreben ist, Erfahrungen im therapeutischen Umgang mit Fibromyalgie-Patienten zu erlangen und weiterzugeben.

Tabelle 1: Zeitlicher Verlauf der Studie

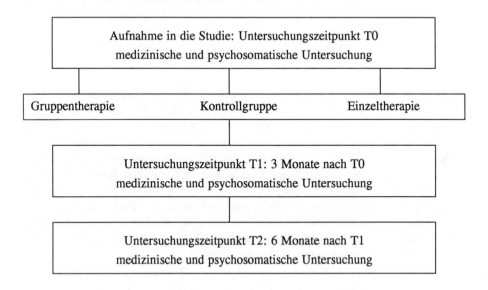

Innerhalb des Projektes wurden die Patienten über einen Zeitraum von neun Monaten bis zu einem Jahr begleitet. Dabei kamen zu drei Untersuchungszeitpunkten verschiedene Fremd- und Selbsteinschätzungsinventare zur Schmerz- und Krankheitsbewältigung, zur psychischen Befindlichkeit und zur sozialen Unterstützung zum Einsatz. Im Rahmen der Erstuntersuchung wurde eine biographische Anamnese erhoben und eine Diagnostik hinsichtlich psychischer Störungen nach den ICD-10 Kriterien durchgeführt. Zur ausführlichen Darstellung der Instrumente sei auf Schüßler, Konermann, Leibing, Mau & Rüger (1993) verwiesen.

2   Das Krankheitsbild Fibromyalgie-Syndrom (FMS)

Die Einzel- und Gruppenbehandlungen wurden von den spezifischen medizinischen und psychosomatischen Problemen der Fibromyalgie-Patienten bestimmt. Zu einem besseren Verständnis sei die Erkrankung des Fibromyalgie-Syndroms im folgenden kurz dargestellt.

Das Fibromyalgie-Syndrom (Fibrositis-Syndrom, generalisierte Tendomyopathie) ist gekennzeichnet durch multilokuläre Schmerzen an Hals- und Brust- oder Lendenwirbel oder vorderer Thoraxwand und der oberen und unteren Körperhälfte und der rechten und linken Körperhälfte. Aus medizinhistorischen Gründen wird das Fibromyalgie-Syndrom als eine Untergruppe des "Weichteil-Rheumatismus" bezeichnet.

Differentialdiagnostisch ist die Unterscheidung von anderen chronischen Schmerzstörungen häufig schwierig. Besonderes Gewicht bekommt in diesem Zusammenhang das Vorhandensein schmerzhafter Druckpunkte (sog. tender points) an definierten Körperstellen (Sehnen und Muskeln). Nach den Kriterien des American College of Rheumatology aus dem Jahre 1990 müssen 11 von 18 Druckpunkten postiv, d. h. druckschmerzhaft bei einem Druck von 4 kg sein. Das Fibromyalgie-Syndrom beinhaltet nicht nur Schmerzen, sondern auch zahlreiche vegetative Symptome und Gefühle der körperlichen Schwäche; diese werden jedoch nicht mehr zur eigentlichen Diagnosestellung herangezogen (Wolfe, 1988).

Bei der Existenz von traumatischen, infektiösen, endokrinologischen und malignen Erkrankungen, die mit dem Schmerzgeschehen im Zusammenhang stehen, kann die Diagnose Fibromyalgie nicht gestellt werden. Ebenso dürfen keine pathologischen Röntgen- oder Laborbefunde vorliegen, die zur Erklärung der Schmerzen herangezogen werden können. Wichtiges Ausschlußkriterium ist die Druckschmerzhaftigkeit von gelenkfernen Kontrollpunkten. Wenn mehr als 3 von 14 Kontrollpunkten druckschmerzhaft sind, kann die Diagnose nicht gestellt werden (Mau & Raspe, 1990).

Die Diagnose Fibromyalgie-Syndrom ist also nur gekennzeichnet durch eine positive Diagnostik im Bezug auf die Druckpunkte, ansonsten ist hauptächlich eine Ausschlußdiagnostik erforderlich.

Die Ätiologie und die Pathogenese sind bislang völlig ungeklärt oder unterliegen weitgehend der Spekulation (Müller & Lautenschläger, 1990). Für die Wahrscheinlichkeit eines psychosomatischen Krankheitsgeschehens gibt es einige Hinweise (Goldenberg, 1989a). Zur Verdeutlichung seien an dieser Stelle auf die Daten einer Zwischenauswertung der zugrunde liegenden Studie hingewiesen.

In diese Zwischenauswertung sind 65 FMS-Patienten und 53 Polyarthritis-Patienten eingegangen. Dabei handelt es sich um 22 männliche Patienten und 96 Patientinnen. Hinsichtlich der soziodemographischen Variablen und der Erkrankungsdauer ergaben sich keine signifikanten Differenzen. Beide Gruppen sind somit vergleichbar. Bei den Polyarthritis-Patienten handelte es sich um eine Stichprobe von Patienten, die anderen Stichproben der Literatur entspricht (dazu Schüßler & Konermann, 1993).

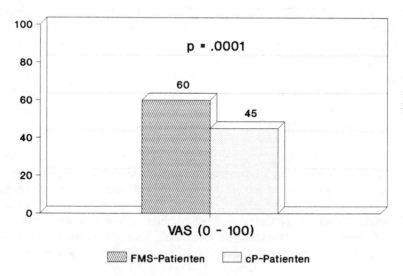

Abbildung 1: Einschätzung der Schmerzintensität (VAS)

Herauszuheben ist, daß unsere Fibromyalgie-Patienten trotz des Fehlens sogenannter "objektiver" Befunde im Vergleich zu Polyarthritis-Patienten unserer Stichprobe stärkere Schmerzen verspüren.

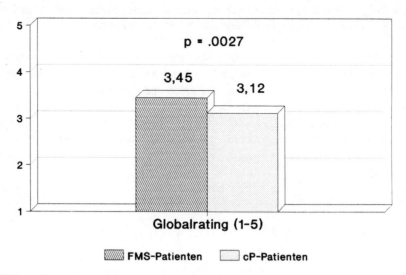

Abbildung 2a: Bewegungseinschränkung (Global-Rating)

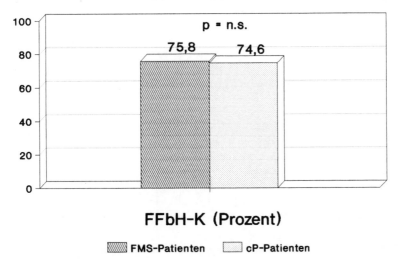

Abbildung 2b: Mobilitätseinschränkung (FFbH-K in %)

Wichtig erscheint folgende Beobachtung: Die subjektiv erlebte Beeinträchtigung der Bewegungsfähigkeit durch die Erkrankung, ("Welche Bereiche ihres Lebens waren in den letzten 7 Tagen durch die Erkrankung beeinträchtigt?"), ist bei den Fibromyalgie-Patienten signifikant höher als bei den Polyarthritis-Patienten. Die "quasi-objektive" Beeinträchtigung, ermittelt durch einen Fragebogen zur Messung von Funktionsbeeinträchtigungen (Raspe et al., 1990), ist bei beiden Patientengruppen gleich stark ausgeprägt. Selbst ohne die Existenz von Gelenkveränderungen, wie sie bei der chronischen Polyarthritis auftreten, fühlen sich die FMS-Patienten in ihren alltäglichen Handlungen also im selben Maße oder stärker beeinträchtigt wie die Polyarthritis-Patienten.

Die Befunde zur Selbsteinschätzung depressiver, ängstlicher und somatisch-vegetativer Symptome zeigen im Mittel eine stärkere psychische Beeinträchtigung der Fibromyalgie-Patienten.

Dementsprechend fanden wir ein deutliches Übergewicht an manifesten psychischen Erkrankungen nach ICD-10. Der entsprechende Chi^2-Quadrat-Test zum Vergleich von Fibromyalgie- und Polyarthritis-Patienten bringt ein signifikantes Ergebnis (p = .001). Wichtig ist in diesem Zusammenhang, daß vor allem sog. life-span-Diagnosen, also Störungen, die schon vor dem Ausbruch der Schmerzsymptomatik bestanden, bei den Fibromyalgie-Patienten signifikant häufiger zu finden sind.

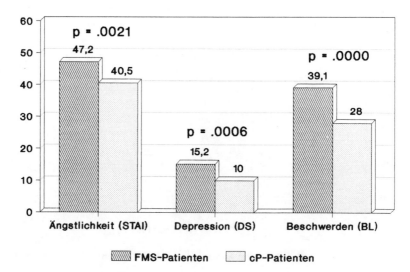

Abbildung 3: Selbsteinschätzung psychischer Symptome (DS, BL, STAI)

Tabelle 2: Häufigkeit psychischer Störungen nach ICD-10

Diagnose	FMS-Patienten	cP-Patienten
Depressive Störungen (F 32 - F 34)	14 (24%)	3 (6%)
Anpassungsstörungen (F 43)	6 (10%)	2 (4%)
Angststörungen (F 40, F 41)	10 (17%)	4 (8%)
Somatoforme Störungen (F 45)	5 (8%)	5 (10%)
Spezifische Persönlichkeitsstörungen (F 60)	4 (7%)	1 (2%)
Substanzmißbrauch (F 55)	2 (3%)	0
Andere Störungen	1 (2%)	1 (2%)

In der biographischen Anamnese legten wir besonderes Gewicht auf die Erfassung der Lebenssituation in der Ursprungsfamilie. Dabei wurde die Familienatmosphäre, die finanzielle Situation, die Wohnsituation und der Wechsel von Bezugspersonen erfaßt. Nach einen definierten Schlüssel wurden die Belastungen kodiert (Details siehe Schüßler, Konermann, Leibing, Mau & Rüger, 1993). Dabei konnten wir feststellen, daß die Fibromyalgie-Patienten ein signifikantes Mehr an problematischen Ereignissen

während ihrer Kindheit und Jugend aufwiesen (p = .001 [Kindheit]; p = .006 [Jugend]).
Natürlich muß herausgehoben werden, daß eine retrospektive Befragung Probleme in sich birgt. Diese methodischen Probleme sind hinlänglich bekannt.
Diese Befunde unterstreichen auch bei vorsichtiger Bewertung, daß eine psychosomatische Perspektive hinsichtlich ätiologischer Faktoren eine Berechtigung hat (Goldenberg, 1989b).

3 Zur Problematik der Einzeltherapien

Es wird deutlich, daß es sich um stark beeinträchtigte Patienten handelt. Für Patienten, die aufgrund bestehender erheblicher psychopathologischer Auffälligkeiten nicht an der Gruppe teilnehmen konnten, mußte ein alternatives therapeutisches Angebot gemacht werden. Dies wurde auch von den Gutachtern des Projektantrages gefordert. Die formulierten Kriterien für die Aufnahme in die eine Einzeltherapie waren:

- Erhebliche psychopathologische Störungen (Global Assessment of Functioning: Stufe 6) lassen eine Gruppenteilnahme nicht indiziert erscheinen.
- Das Interaktionsverhalten des Patienten ist so problematisch, daß die Eingliederung in eine Gruppe nicht möglich ist.
- Es überwiegen psychosozialer Konflikte, so daß ein alleiniges symptomorientiertes Vorgehen nicht adäquat erscheint.

Aus der folgenden Tabelle 3 geht die Verteilung der Patienten auf die Therapie- und Kontrollgruppe hervor. Die Autoren dieses Beitrages führten 14 Einzeltherapien durch. Da sich das Projekt noch in der Auswertungsphase befindet, muß zu diesem Zeitpunkt auf eine statistische Auswertung verzichtet werden. In den insgesamt 14 Einzeltherapien wurden bezeichnenderweise nur 2 Polyarthritis-Patienten behandelt, 12 Patienten litten unter fibromyalgietypischen Schmerzen. Es sei darauf verwiesen, daß die Zahl der potentiell möglichen Einzeltherapien höher gewesen wäre. Patienten, die sich bereits außerhalb unserer Studie in psychotherapeutischer Behandlung befanden, führten dort die Therapie fort. Zudem konnten wir einige Patienten aus Kapazitätsgründen nicht aufnehmen, diese Patienten wurden von uns weitervermittelt (sieben Patienten).

Tabelle 3: Aufteilung der Studienpatienten in die verschiedenen Untersuchungsgruppen

	FMS-Patienten	cP-Patienten
Kontrollgruppe	24 (34,4%)	41 (58,6%)
Therapiegruppe	36 (50%)	27 (38,5%)
Einzeltherapie	12 (16,7%)	2 (2,9%)

Gemäß der Projektbezeichnung "Krankheitsbewältigung und deren psychotherapeutische Beeinflussung" zielte unser Therapieansatz auch innerhalb der Einzeltherapien schwerpunktmäßig auf die Veränderung des aktiven Bewältigungsverhaltens. Eine Veränderung des Bewältigungsverhaltens erscheint uns sinnvoll und notwendig. Die Besonderheiten der Fibromyalgie-Patienten der Einzeltherapie gegenüber den Fibromyalgie-Patienten, die an der Gruppentherapie teilgenommen haben bzw. in der Kontrollgruppe waren, werden in Tabelle 4 dargestellt. Die Werte der Tabelle beziehen sich auf eine Faktorenlösung der Berner Bewältigungsformen (Heim et al., 1991), die von Leibing (1992; siehe auch den Beitrag in diesem Band) generiert wurde.

Tabelle 4: Vergleich der BEFO-Faktoren zwischen Einzeltherapie- und Gruppen-/Kontrollpatienten (Wilcoxon-Test, N = 72)

	Einzeltherapie (n = 12)	Gruppentherapie und Kontrollgruppe (n = 60)	p
Kognitives Umbewerten/ Optimismus (BF1)	1,79 (0,64)	2,2 (0,61)	.02
Sinngebung (BF2)	1,29 (0,73)	1,40 (0,61)	n.s.
Planvolle Aktivität/ emot. Entlastung (BF3)	1,74 (0,83)	1,89 (0,71)	n.s.
Auf Abstand halten (BF4)	2,3 (0,79)	2,26 (0,64)	n.s.
Resignatives emotionales Coping (BF5)	2,75 (0,76)	2,21 (0,75)	.02
Positive Akzeptanz (BF6)	1,76 (0,69)	2,17 (0,67)	.04

Die Patienten der Einzeltherapie fallen vor allem durch ein geringes Maß an positiv umbewertenden Gedanken und ein geringeres Maß an Optimismus auf. Zudem scheinen resignative Gefühle stärker ausgeprägt zu sein, und die Akzeptanz der Erkrankung ist ebenfalls weniger gegeben.

Es stellte sich für uns nun die Frage, wie eine psychotherapeutische Beeinflussung der Krankheitsbewältigung auf dem Hintergrund der psychosozialen Auffälligkeiten durchzuführen ist.

4 Fallbeispiele

Die Schwierigkeiten einer Einzeltherapie bei FMS-Patienten sollen im weiteren an zwei Fällen verdeutlicht werden. Diese Fallbeispiele bilden die Probleme in anschaulicher Weise ab. Wir möchten dabei die "Evidenz des Einzelfalles" nicht überstrapazieren. Beide Fälle verdeutlichen die Schwierigkeiten, mit denen wir uns konfrontiert sahen.

Frau A., 52 J, verh., zwei erwachsene Kinder, leidet seit 10 Jahren unter erst intermittierenden, schließlich dauerhaften multilokulären Schmerzen. Der Schmerzbeginn fällt in eine Phase starker psychischer Belastung (Hysterektomie und Unfall des Mannes, der seitdem wesensverändert ist). Sie leidet zudem an einer langanhaltenden depressiven Reaktion, die auf sich potenzierende Schwierigkeiten am Arbeitsplatz zurückzuführen ist. Im Verlauf der Therapie wird ein bislang allen Behandlern verschwiegener Analgetikamißbrauch festgestellt.

Biographisch fällt eine katastrophale Lebenssituation in der Kindheit und Jugend der Patientin auf, wobei der alkoholkranke Vater die Familie terrorisierte und die Kinder mit fast sadistisch zu nennenden Erziehungsmethoden peinigte.

Die Pat. zeigt heute Verhaltensweisen, die nach den Kriterien des ICD-10 als Mischbild zwischen histrionischer und zwanghafter Persönlichkeitsstörung zu bezeichnen sind. Eine stationäre psychotherapeutische Behandlung ist indiziert. Der Therapeut (J.K.) vereinbarte eine Begleitung der Pat. bis zum Klinikaufenthalt mit dem Therapiezielen Entlastung und Motivationsförderung.

Zu Beginn klagte die Pat. ausschließlich über ihre Schmerzsymptome. Der Therapeut nahm ihre Verzweiflung an und stellte vorsichtige Fragen hinsichtlich des Umgangs mit der Erkrankung. Nach wenigen Stunden schon drängte die Patientin massiv mit den Themen "Auseinandersetzung am Arbeitsplatz" und "Konflikte in der Ehe mit ihrem seit dem Unfall wesensveränderten Mann" in die Therapie. An coping-

verändernden Maßmahmen im Sinne einer Modifikation der Schmerzbewältigung war nicht zu denken, insbesondere aufgrund folgender Problematik:

Das Interaktionsverhalten der Patientin beeinflußte das Therapiegeschehen in besonderer Art und Weise. Wechselweise idealisierte sie den Therapeuten ("Sie sind so nett zu mir", "Sie tun mir so gut") oder sie äußerte sich aggessiv-abwertend ("Sie können mir ja doch nicht das geben, was ich brauche"; "Sie lassen es mir schlecht gehen"; oder ironisch: "Vielen Dank, daß Sie sich heute für mich Zeit genommen haben"). Zudem versuchte die Pat., die therapeutische Beziehung in eine persönliche Beziehung umzugestalten, was neben einer Vielzahl von Geschenken auch zahlreiche Anrufe wegen anstehender Probleme beinhaltete. Die notwendige Abstinenz des Therapeuten, also die Ablehnung von Geschenken und die Nichtbeantwortung persönlicher Fragen, erlebte die Pat. als massive Enttäuschung und Zurückweisung. Eine Thematisierung ihrer Beziehungswünsche war lange Zeit überhaupt nicht möglich. Im diesem Zusammenhang wurde versucht, die Beziehung zwischen den psychosozialen Problemen, ihrem Verhalten und ihrer Befindlichkeit und dem Schmerz zu verdeutlichen. Eine Änderung dieses Verhaltens konnte nicht erreicht werden. So verharrte die Therapie längere Zeit an diesem Punkt. Wir sehen diese Verhaltensweisen als einen die psychische Störung und die Schmerzproblematik bestimmenden Faktor an. Nicht zuletzt aufgrund der latenten und oft manifesten Suizidalität waren bis zu diesem Punkt über 30 Sitzungen notwendig, der gesetzte Rahmen wurde also bei weitem überschritten.

Herr B., *46 Jahre, verheiratet, vier Kinder. Er leidet unter der typischen Fibromyalgie-Symptomatik seit drei Jahren, wobei als schmerzverstärkende Faktoren ein Hausbau (größtenteils Eigenleistung), die Pflege seiner an Alzheimer erkrankten Schwiegermutter, eine letal verlaufende Erkrankung seines Vaters sowie die Verlegung seiner Arbeitsstelle um ca. 100 km anzusehen sind. An seinem Arbeitsplatz fühlte sich Herr T. schon seit vielen Jahren schlecht und ungerecht behandelt. Seit einem klärenden Gespräch zwischen ihm, dem Betriebsrat und dem Vorgesetzen ist er aufgrund seiner Schmerzen nicht mehr in der Lage, arbeiten zu gehen. In seiner Vorgeschichte fällt eine Angstsymptomatik auf, die ihn vor zwanzig Jahren ebenfalls zur Aufgabe einer Arbeitsstelle bewegte.*

Sein Verhalten während der Sitzungen bestand längere Zeit ausschließlich aus Klagen über die Schmerzen. Andere Themen waren eher abstrakt, z. B. die Ungerechtigkeit dieser Welt.

Herr B. zeigt ein depressiv-phobisches Rückzugsverhalten, wobei er inzwischen auf die geringste Anforderung mit zunehmenden Schmerzen und verschiedenen vegetativen Symptomen reagiert. Bereits das Angebot, ein Entspannungsverfahren zu erlernen, wurde von ihm als Anforderung wahrgenommen. Schon zu Beginn der Durchführung eines passiven Entspannungsverfahrens (Ort der Ruhe und der Entspannung) wurde ihm schlecht, und er unterbrach die Übung sofort aufgrund eines starken Brechreizes.

Bei seinen Klagen über die Ungerechtigkeit dieser Welt, speziell die Ungerechtigkeit seines Arbeitgebers, berichtete der Patient von ähnlichen Symptomen. Damit wird die Unmöglichkeit einer Verhaltensänderung verdeutlicht. Über viele Sitzungen berichtete der Patient über die Folgen seiner Erkrankung und blendete Konflikte aus. Es wurde versucht, ihm über die Analyse schmerzverstärkender Ereignisse einen Zugang zum Zusammenhang zwischen dem Schmerzgeschehen und seinen eigenen Leistungsanforderungen zu ermöglichen. Der Patient konnte dem verbal zustimmen. Es gelang nicht, ihn zu einem stationären Aufenthalt in einer psychosomatischen Klinik zu motivieren.

Natürlich gab es auch Therapieverläufe, in denen die psychische Symptomatik und Interaktionsstörungen ein Vorgehen im Sinne einer Modifikation der Schmerz- und Krankheitsbewältigung weniger stark beeinträchtigten. Unsere Überlegungen hinsichtlich der Konsequenzen, die wir aus den Therapien ableiten, seien nun im folgenden dargelegt.

5 Konsequenzen für den therapeutischen Umgang bei gegebener Problemstellung

Ursprüngliches Ziel der Einzelkontakte war eine Verbesserung des Umgangs mit der Erkrankung. In Anbetracht der psychosozialen Konflikte und interaktionellen Probleme unserer Patienten mußten wir eine Änderung dieser Therapieziele vornehmen, denn:

- Die Pat. drängten mit anderen Konfliktbereichen in die Therapie. Diese Themen beherrschten das Leben der Betroffenen, eine Arbeit am Bewältigungsverhalten war für diese Patienten zweitrangig.

- Die psychische Störung der Patienten verhinderte die Erreichung des ursprünglichen Ziels. Die vorliegende Symptomatik verhinderte ein Erlernen spezieller Bewältigungsmaßnahmen (wie z. B. das Vermeidungsverhalten von Herrn B.), oder die psychische Symptomatik (hier das Interaktionsverhalten von Frau A.) bestimmte die Therapie und machte die therapeutische Arbeit an den Störungen zwingend.

Wir folgern daraus, daß eine sorgfältige Indikationsstellung für ein Schmerz- und Krankheitsbewältigungsvorgehen unbedingt notwendig ist. Für eine Modifikation des Krankheitsbewältigungsverhaltens in Einzel- oder Gruppentherapie scheinen Voraussetzungen notwendig zu sein, die unseres Wissens noch nicht klar definiert sind. Die Indikation anhand einer schmerzbezogenen Diagnose (Kopfschmerz, Rückenschmerz, chronische Polyarthritis oder auch Fibromyalgie-Syndrom) ist nicht ausreichend. Die Existenz einer diagnoserelevanten psychischen Störung ist möglicherweise ein

Ausschlußkriterium. Eine sorgfältige Beschreibung der Indikationskriterien ist eine dringend anstehende Aufgabe. Wie wir meinen, war für unsere Patienten eine längerfristige psychotherapeutische Behandlung mit zunächst anderen Schwerpunkten indiziert.

Diese Feststellung gilt sicherlich generell für einen bislang nicht exakt beschriebenen Teil von Patienten mit chronischen Schmerzen. Ergebnisse über prognostische Faktoren für den Therapieerfolg eines Schmerzbewältigungstrainings bei Polyarthritis-Patienten lassen den Schluß zu, daß Patienten mit einer psychischen Störung, die schon vor Ausbruch der Erkrankung bestand, nicht stabil von einem Gruppenprogramm zur Schmerzbewältigung profitieren (Leibing et al., 1993). Im Rahmen unseres Projektes kamen wir zu dem Ergebnis, daß dieser Prozentsatz bei FMS-Patienten wahrscheinlich höher ist als bei anderen chronischen Schmerzstörungen.

Zum Schluß soll noch die Frage angeschnitten werden, welche Bedeutung denn das Thema "Umgang und Bewältigung der Schmerzen und der Einschränkungen" in der Einzeltherapie dieser Patienten haben könnten.

Die Patienten weisen in der Regel ein organpathologisches Krankheitsverständnis auf. Somit gilt es, die Motivation für weitere psychotherapeutische Maßnahmen aufzubauen. Dies kann erreicht werden, indem

- den Patienten Raum gegeben wird, über ihre Erkrankung (sprich die Schmerzen) und das Leiden an den Schmerzen zu sprechen. Dabei ist die Verzweiflung über den häufig gehörten Vorwurf des "Simulierens" in allen Therapien thematisiert worden. Insofern ist der Umgang mit der Erkrankung ein Thema, daß einen Zugang, vielleicht sogar den einzig möglichen Zugang, zum Erleben der Patienten darstellt. Dabei ist unserer Meinung und Erfahrung nach Geduld gefordert, da diese Phase viele Stunden in Anspruch nehmen kann.

- Erst danach und auf der Grundlage der zwischenzeitlich entstandenen Vertrauensbeziehung zwischen Therapeut und Patient wird es möglich, und das zeigen weniger schwierige Therapieverläufe, die Patienten mit maladaptiven Verhaltensweisen hinsichtlich ihres Umgangs mit der Erkrankung zu konfrontieren.

- In der Regel erscheint es uns erst in einem dritten Schritt möglich, Beziehungen zwischen psychischen Problemen und dem Schmerzproblem den Patienten einsehbar und annehmbar zu vermitteln. Damit wird letztendlich die Motivation zur weiteren psychotherapeutischen Arbeit gefördert.

Noch ein wichtiger Punkt zum Schluß: Dieses Vorgehen ist nicht schulspezifisch. Die drei Autoren dieses Vortrages entstammen unterschiedlichen therapeutischen Schulen (Psychoanalyse, Gesprächspsychotherapie und Verhaltenstherapie) und hatten keine

Schwierigkeiten, ihr therapeutisches Verhalten nach den gerade beschriebenen Grundregeln abzustimmen.

Dieser therapeutische, schulenübergreifende Grundkonsens kann benannt werden mit dem, was in der Literatur meist als "stützende Therapie" bezeichnet wird. Hiermit ist nicht die falsche Unterscheidung zwischen "stützender" und "richtiger - aufdeckender" Therapie gemeint. Vielmehr sehen wir die Therapie dieser sowohl körperlich wie seelisch Schwerkranker aufgeteilt in mehrere Therapiephasen, in denen zuerst Akzeptanz und Beziehungsaufbau und später andere Interventionen (Konfrontation, Deutung) überwiegen (Karasu, 1979). In dem von uns gesetzten Zeitraum einer Kurzzeittherapie war es vorrangiges Ziel, eine stabile therapeutische Beziehung aufzubauen. Wenn dies gelingt, so verdeutlichte sich immer wieder, ist eine längerfristige Psychotherapie notwendig und wird auch von den Patienten angestrebt.

6 Zusammenfassung

Innerhalb einer multizentrischen Studie zur Schmerz- und Krankheitsbewältigung bei Patienten mit chronischer Polyarthritis und Fibromyalgie-Syndrom wurden die Patienten zu drei Untersuchungszeitpunkten umfangreich medizinisch und psychologisch untersucht. Ein Teil der Patienten wurde mit einem an anderen Krankheitsbildern gut evaluierten Gruppenprogramm zur Schmerzbewältigung behandelt. Eine Kontrollgruppe nahm an der üblichen medizinischen Behandlung innerhalb der Rheumasprechstunde teil. 17 % der Fibromyalgie-Patienten wurden in einer Einzeltherapie, die ursprünglich auf 15 bis 20 Stunden begrenzt sein sollte, behandelt.

Die Fibromyalgie-Patienten unterscheiden sich von den Polyarthritis-Patienten hinsichtlich der Schmerzstärke, des Beeinträchtigungserlebens und hinsichtlich des Ausmaßes von Depression, Angst und vegetativer Symptome. Bei den Fibromyalgie-Patienten sind deutlich mehr psychische Störungen feststellbar, die nicht als Reaktion auf die Erkrankung interpretiert werden können. Es sind Unterschiede in den Entwicklungsbedingungen der Kindheit und Jugend vorhanden. Der Verdacht eines psychosomatischen Krankheitsgeschehens beim Fibromyalgie-Syndrom scheint, auch in Anbetracht der Literaturlage, bestätigt.

In unserer Studie führten wir ein Gruppenprogramm zur Schmerzbewältigung durch. Aufgrund der psychischen Auffälligkeit der Gesamtgruppe der Fibromyalgie-Patienten bleibt abzuwarten, ob ein standardisiertes Schmerzbewältigungsprogramm in Gruppen, das ja bei anderen chronischen Schmerzerkrankungen seine Wirksamkeit unter Beweis gestellt hat, hinsichtlich der Mehrzahl der Fibromyalgie-Patienten angemessen ist. Wir selektierten einige besonders auffällige Gruppe der Fibromyalgie-Patienten aus und führten mit diesen Einzeltherapien durch. Uns stellte sich die Frage nach der

Durchführbarkeit von Krankheitsbewältigungsmaßnahmen im Einzeltherapiesetting bei den vorhandenen psychischen Auffälligkeiten.

Eine Modifikation der aktiven Bewältigungsmaßnahmen der Patienten war nicht mit befriedigendem Erfolg möglich. Gründe waren die behandlungsbedürftigen psychischen Störungen und die darauf fußenden psychosozialen Konflikte oder ein sehr auffälliges Interaktionsverhalten.

Dennoch hat die Thematisierung des Umgangs mit der Schmerzerkrankung einen wichtigen Stellenwert, vor allem in der ersten Phase der Behandlung. Dieser unter Umständen langwierige Prozeß ermöglicht nach unserer Ansicht einen therapeutischen Zugang zum Patienten. Erst im folgenden kann entweder eine Konfrontation mit maladaptiven Verhaltensweisen stattfinden oder die Beziehung zwischen psychischen Problemen und dem Schmerzproblem erörtert werden. Insofern kann ein auf die Krankheitsbewältigung bezogenes Vorgehen, das nicht unmittelbar eine Änderung des Verhaltens impliziert, ein sinnvoller, wenn nicht sogar der einzig mögliche Weg sein, die Patienten einer unserer Meinung nach notwendigen weitergehenden psychotherapeutischen Behandlung zuzuführen.

Die Mehrzahl dieser Patienten bedarf einer längerfristigen psychotherapeutischen Behandlung, unsere Kurz-Therapie war oft nur Motivationsförderung und Beginn.

D HIV-Infektionen

Reaktion auf die Mitteilung eines positiven HIV-Testergebnisses und Bewältigungsverläufe bei i.v. Drogenabhängigen[1] - Erste Ergebnisse einer qualitativen Längsschnittstudie

IRMTRAUD BEERLAGE, DIETER KLEIBER, HERBERT BECKMANN & GABRIELE BOUCHOUCHA

1 Sozialepidemiologische Ausgangssituation

Intravenös Drogenabhängige (IVDA) zählen in Europa und Nordamerika neben homo- und bisexuellen Männern zu den am stärksten von Aids betroffenen Personengruppen, Forschung und Praxis haben jedoch bislang zu wenig die Bedürfnisse dieser Betroffenengruppe thematisiert. In der Bundesrepublik Deutschland leben nach offiziellen Schätzungen zwischen 70.000 und 100.000 intravenös applizierende Drogenkonsumenten (Stark & Kleiber, 1991). In Berlin wird aktuell von 7000 bis 8000 IVDA ausgegangen. Durchschnittlich ist jeder sechste bzw. siebte IVDA in der Bundesrepublik Deutschland HIV-positiv; 15,1 % sind es in Berlin (Kleiber & Pant, 1992)[2].

Bislang vorliegende Erfahrungen und Forschungsergebnisse deuten darauf hin, daß unter dem Eindruck einer HIV-Infektion spezifische Betreuungsbedarfe entstehen, die im Zusammenhang mit dem Versuch stehen, die HIV-Infektion und die damit einhergehenden alltäglichen Veränderungen zu bewältigen. Unter versorgungspolitischen Gesichtspunkten erscheint es daher dringend erforderlich zu klären, in welchem Maße die drogentherapeutische Angebotsstruktur in der Lage ist, auf durch HIV-modifizierte Bedürfnisse einzugehen.

Ausgangshypothesen der Bewältigungs- und Betreuungsverläufe-Studie waren daher, a) daß das Aufsuchen von Hilfsangeboten im Drogen- oder Aids-Hilfe-System als Ergebnis und Element eines Bewältigungsprozesses verstanden werden kann, den die Betroffenen als Subjekte selber gestalten, und b) daß sich die Vielfalt von Bewälti-

---

[1] Die Studie "Bewältigungs- und Betreuungsverläufe HIV-infizierter Drogenabhängiger" (Leitung: Prof. Dr. Dieter Kleiber) wird am Sozialpädagogischen Institut Berlin durchgeführt und gefördert vom Bundesministerium für Forschung und Technologie, Förderkennzeichen V-020-90.

[2] Studie "HIV-Needle-Sharing-Sex"; wird seit 1988 mit Mitteln des Bundesministerium für Gesundheit (BMG) gefördert und ist seit 1990 auch Teil zweier multizentrischer Studien der Commission der Europäischen Gemeinschaft und der Weltgesundheitsorganisiation (WHO). (Projektleiter: Prof. Dr. Dieter Kleiber, wissenschaftlicher Mitarbeiter: Dipl.-Psych. Anand Pant)

gungs- und Betreuungsverläufen aus dem Zusammentreffen von objektiver Verfügbarkeit differenzierter Nutzungspfade und subjektiver Wahrnehmung und Bewertung von Erreichbarkeit und Akzeptanz ergibt (vgl. Beerlage et al., 1991). Als moderierende Variable können Selbstdefinitionen hinsichtlich dominanter Problemlagen (HIV-positiv oder drogenabhängig = subjektiver Masterstatus) angenommen werden, die sich an institutionell definierten Zuständigkeiten für spezifische Problemlagen (=objektiver Masterstatus) brechen (vgl. Dür, 1992).

2 HIV-infizierte Drogenabhängige: Eine vernachlässigte Betroffenengruppe in der Coping-Forschung

Bislang interessierten HIV-infizierte IVDA in empirischen Studien vorrangig als Empfänger präventiver Botschaften mit dem Blick auf Verhaltensänderungen im Sexualverhalten und Drogenkonsum, als Gegenstand professioneller Beeinflussung (im Hinblick auf Verhaltensänderungen) oder als Objekte repressiver Maßnahmen (Beerlage & Kleiber, 1992). Hintergrund dieser eingeschränkten Forschungsperspektive scheint zu sein, daß Drogenabhängigen lange Zeit unterstellt wurde, daß sie für Aids-präventive Botschaften schwerer empfänglich seien als beispielsweise Homosexuelle, da die HIV-Infektion im Drogenalltag in den Hintergrund träte.

Vergleichsweise wenige Daten liegen darüber vor, wie HIV-infizierte IVDA als aktivbewältigende und zu (selbst)verantwortlichem Handeln fähige Subjekte ihr Leben mit der HIV-Infektion langfristig gestalten und wie sie den Prozeß der Hilfesuche steuern (Kindermann et al., 1989; Hedrich & Lind-Krämer, 1990; Sickinger et al., 1992). Sofern IVDA in ihrem Bewältigungsverhalten näher betrachtet werden, dann zumeist in Querschnittstudien, in denen sie neben HIV-infizierten Homosexuellen nur eine kleine Teilstichprobe stellen (z. B. Seidl & Goebel, 1987; Franke, 1990; Olbrich et al., 1990; Leiberich & Olbrich, 1990 a, b; Stoll et al., 1991). Nach wie vor beschreiben aber auch unter neueren Versorgungsstudien nur wenige Arbeiten Schwankungen in den Betreuungsbedürfnissen im Längsschnitt (Selwyn et al., 1991; Driessen et al., 1991). Auch wird ihr Bewältigungsverhalten überwiegend - nicht zuletzt auch aus forschungspragmatischen Gründen — im therapeutischen Setting von Langzeittherapieeinrichtungen untersucht (Kochanowski-Wilmink & Belschner, 1988; Zimmer-Höfler et al., 1991; Dobler-Mikola et al., 1992). Die größte Gruppe der HIV-positiven IVDA, die weitgehend unbetreuten Drogenabhängigen auf der offenen Szene, ist insgesamt im Rahmen HIV/Aids-bezogener Coping-Fragestellungen wissenschaftlich vernachlässigt worden, obwohl es eine ausreichende Zahl von Hinweisen darauf gibt, daß HIV-infizierte IVDA eine multipel und extrem belastete Gruppe darstellen, die mehr alltäglichen und gesundheitlichen Stress zu bewältigen haben und zugleich weniger materielle und soziale Ressourcen zur Verfügung haben (Franke, 1990; Leiberich & Olbrich, 1990a; Raschke & Ritter, 1991; Kindermann et al., 1989; Kleiber,

Pant, Beerlage, 1992). Die Notwendigkeit, diese Gruppe von IVDA in Studien zum Bewältigungsverhalten mit einzubeziehen, erscheint um so dringlicher, wenn man sich vor Augen führt, daß auf der offenen Szene die Prävalenz mit 22 % deutlich höher liegt als in Therapieeinrichtungen, wo wir 1991 nur eine Prävalenz von 9 % fanden (Kleiber & Pant, 1992).

3 Ziele

Die Studie zu Bewältigungs- und Betreuungsverläufen HIV-infizierter Drogenabhängiger verbindet Fragestellungen und Arbeitsansätze der Coping- und Versorgungsforschung. Sie möchte Bewältigungsprozesse, Betreuungsbedürfnisse und Betreuungsverläufe bei HIV-infizierten Drogenabhängigen in unterschiedlichen Lebenszusammenhängen mit dem Ziel nachzeichnen, Hinweise für eine bedürfnisorientierte Modifikation bestehender Angebote bzw. Initiierung neuer Hilfen zu erarbeiten, die der Adaptation an das Leben mit einer HIV-Infektion förderlich sein könnten.

4 Theoretischer Bezugsrahmen und methodische Umsetzung

4.1 Bewältigung als adaptiver transaktionaler Prozeß

Die Bewältigung einer HIV-Infektion kann sicher nicht — einem Problemlösemodell folgend — als einmaliger, abschließbarer und erfolgreicher Vorgang persönlicher und aktiver Einflußnahme konzipiert werden. Die bisher weitgehende Unkontrollierbarkeit des Auftretens von Symptomen und des gesamten Infektions- und Krankheitsverlaufes stellt eine — in Umfang und Stärke möglicherweise subjektiv unterschiedlich wahrgenommene und ausgeprägte — Dauerbelastung dar, die nicht "bewältigt" werden kann, sondern ein Spektrum von Verarbeitungsmodalitäten erfordert, das zu einer "Anpassung" an das Problem oder einer "Gestaltung" des Umgangs mit dem Problem beiträgt (vgl. Koch & Heim, 1988; Muthny, 1990; Beutel, 1989; Coelho et al., 1974; Clement, 1992).

Obwohl es Ähnlichkeiten zwischen den Bewältigungsanforderungen einer HIV-Infektion und anderer infauster Diagnosen und chronischer Krankheiten gibt, sollte zur Präzisierung der Coping-Anforderungen auch von einer Spezifität der Belastungen durch HIV/Aids ausgegangen werden, die vor allem der Nähe zu gesellschaftlich tabuierten Themen und gesellschaftlich diskreditierten Lebensweisen geschuldet sind (Klauer, Ferring & Filipp, 1989; Beerlage & Kleiber, 1992; vgl. Beutel & Muthny, 1988).

In Anlehnung an Lazarus & Folkmann (1984) kann Coping als transaktionaler, fortlaufender und unabgeschlossener Prozeß konzipiert werden, der durch die wechselseitige Abhängigkeit von umweltseitigen, sozialen, physischen und psychischen Faktoren konstituiert wird. Darüber hinaus soll in dieser Studie in Anlehnung an Heim (1988) eine Perspektive eingenommen werden, die artifizielle Polarisierungen zwischen Abwehr- und Coping-Vorgängen zugunsten einer integrativen Modells überwinden möchte: "Krankheitsbewältigung (Coping) kann als das Bemühen bezeichnet werden, bereits bestehende oder zu erwartende Belastungen durch die Krankheit innerpsychisch (emotional/kognitiv) oder durch zielgerichtetes Handeln zu reduzieren, auszugleichen oder zu verarbeiten." (S.9) (vgl. auch Florin, 1985; Steffens & Kächele, 1988; Johne-Manthey & Thurke, 1990).

Der in Meta-Analysen häufig wiederkehrende Befund, demnach aktiv-zupackendes Verhalten gepaart mit einer optimistischen Grundhaltung sich als "geeignetes Coping" erwiesen hat (vgl. Heim, 1988), soll nicht zur Grundlage eines normativen Maßes für "gelingende" Bewältigung gemacht werden. Als Coping-Effekte und Maße der Adaptivität werden sowohl objektive Maße der Lebensqualität (Wohnsituation, Verfügbarkeit materieller Ressourcen) wie auch Verhaltensmaße und Verhaltensänderungen (Drogenkonsum/safe-use, Gesundheitsverhalten, Aids-präventives Verhalten/safe-sex, Nutzungsmuster) aber auch subjektive Maße der Adaptivität wie Zufriedenheit mit den verfügbaren Ressourcen und subjektives Wohlbefinden erhoben. Der Tatsache, daß die Bewältigung der HIV-Infektion nicht nur vor dem Hintergrund eines von Drogen(konsum bzw. -abstinenz) bestimmten Alltags stattfindet, sondern sich möglicherweise auch in unterschiedlichen Bereichen der Alltagsbewältigung manifestiert, soll dadurch Rechnung getragen werden, daß sowohl die Bewältigung des (veränderten) Alltages als auch HIV-bezogene Bewältigungsanstrengungen erhoben werden (vgl. Broda, 1990). Entsprechend dieser sozialwissenschaftlich begründeten Sichtweise des Coping-Prozesses (vgl. Faltermaier, 1987) werden zur Analyse des Copinggeschehens Lebensweisen und HIV-spezifische Bewältigungsanforderungen, personale, soziale, professionelle und materielle Ressourcen und Coping-Effekte differenziert sowie deren Wahrnehmung und Bewertung durch die Betroffenen untersucht.

4.2　Methodisches Vorgehen

Die Bewältigungs- und Betreuungsverläufe von IVDA werden prospektiv über einen Zeitraum von zwei Jahren mit fünf Interviews im Abstand von jeweils 4 Monaten erfaßt. Die Kernstichprobe umfaßt 25 Personen, die zu t1 möglichst erst seit kurzer Zeit Kenntnis von ihrem positiven HIV-AK-Befund haben. In Interviews mit weiteren ca. 75 Personen, die ihr Testergebnis bereits länger kennen oder mit denen keine fünf Erhebungen realisiert werden können, werden auch retrospektiv bzw. nur zum Teil prospektiv Bewältigungs- und Betreuungsverläufe erhoben. In der so realisierten Kombination von Quer- und Längsschnitt-Design kann auf ein größeres Datenmaterial zugegriffen werden und ein größeres Zeitfenster einbezogen werden, um Aussagen zu treffen über Phasen von Bewältigungs- und Betreuungsverläufen — auch unter unterschiedlichen Bedingungen des gesellschaftlichen Umgangs mit Aids.

Es wurde ein aufsuchender, lebensweltorientierter ethnographischer Feldzugang gewählt, um ein möglichst breites Spektrum von Lebenssituationen berücksichtigen zu können (vgl. Mulleady, Hart & Aggleton, 1989; Sorensen, 1990; Shedlin, 1990; Gerlach & Schneider, 1990; Petzold & Hentschel, 1990; Gusy et al., 1992). Der Erstkontakt zu den IVDA wird demnach sowohl in den Einrichtungen der Drogenhilfe als auch in Haftanstalten, Krankenhäusern, in der Aids-Hilfe und auf der Szene aufgenommen.

Die Befragung der Betroffenen wird in Form semistrukturierter, problemzentrierter Interviews realisiert (Witzel, 1985), in der auch subjektive Bedeutungen und Alltagstheorien zum Ausdruck gebracht werden können. Ergänzend werden zur Erfassung der subjektiven Befindlichkeit zwischen Testmitteilung und Erstinterview bzw. zwischen den Interviews Visualisierungstechniken ("Befindlichkeitsbarometer", vgl. Fischer, 1986) eingesetzt. Für objektivierbare Verhaltensmaße und soziodemographische Daten wird ein standardisiertes Erhebungsinstrument verwendet.

4.3   Praxisforschungs-Ansatz

Um auch Kontakt zu IVDA, die auf der offenen Szene leben, herstellen zu können und um die für eine längsschnittliche Untersuchung notwendige Haltekraft zu erreichen, arbeiten wir mit einem Handlungsforschungsansatzes, der es erlaubt, im Forschungskontext sichtbar werdende Bedürfnisse nach sozialer Unterstützung und professioneller Hilfe aufzugreifen und Hilfen anzubieten (Lewin, 1953; Chein, Cook & Harding, 1948; v. Kardorff, 1988; Heiner, 1988; Beerlage & Fehre, 1989; Kleiber, 1989). Zu diesem Zweck wurde ein szenenaher und zugleich mit öffentlichen Verkehrsmitteln gut erreichbarer Kontaktladen eingerichtet. Das Problem, daß hohe Betreuungsintensitäten den zu beschreibenden Betreuungs- und Bewältigungsverlauf selbst beeinflussen können, wurde bei der Projektplanung aus ethischen Gründen zugunsten der Betroffenen bewußt in Kauf genommen. Umfangreiche Betreuungsdokumentationen sollen ermöglichen, derartige Einflüsse zumindest transparent und somit kontrollierbar zu machen.

5   Stichprobenbeschreibung

Bisher konnten 100 HIV-infizierteIVDA in die Studie einbezogen werden. Von ihnen wissen 22 erst seit relativ kurzer Zeit (Ergebnismitteilung 1991 oder, 1992) von ihrem positiven HIV-Status (Kernstichprobe). Nur ein Interviewpartner konnte am Tag der Testmitteilung erstmalig befragt werden. Die Hälfte der IVDA wurde bereits vor 1987 getestet. Im Durchschnitt lebten die Interviewpartner beim Erstinterview (t1) seit 4 Jahren und 3 Monaten mit der HIV-Infektion (Median 5 Jahre, 2 Monate).

Durch die fortlaufende Stichprobenrekrutierung und das entsprechend verschobene Wiederaufsuchen konnten bis heute 61 Zweitinterviews, 48 Drittinterviews und 28 Viertinterviews durchgeführt werden. Die fünfte Erhebungswelle findet aktuell mit den relativ früh im Forschungsprozeß erreichten Interviewpartner(inne)n statt, während parallel noch Zweit-, Dritt- und Viertinterviews stattfinden. Die hier präsentierten ersten Ergebnisse haben somit vorläufigen Charakter und sollten als "Werkstattbericht" betrachtet werden.

Die Interviewpartner(innen) waren zu t1 im Mittel 32 Jahre alt und haben durchschnittlich mit 18 Jahren ihren Heroinkonsum aufgenommen. Hafterfahrung haben 95 % (78 von 82) mit einer durchschnittlichen Gesamtdauer von 5 Jahren (Median 57 Monate). 79 % (68 von 86) haben Erfahrungen mit Drogentherapien, 16 mit ambulanter, 65 mit stationärer; nur 7 haben mindestens eine ambulante Therapie abgeschlossen, 21 mindestens eine stationäre. 37 IVDA haben ihr Testergebnis in einer Haftanstalt erfahren, 23 im Krankenhaus oder in der Psychiatrie (vorwiegend im Rahmen eines körperlichen Entzugs) und 7 beim Eintritt in eine Langzeitdrogentherapie, während nur 23 Personen ihren Test beim niedergelassenen Arzt, in szenenahen Einrichtungen oder Testeinrichtungen haben durchführen lassen (Haftantritt, Therapiebeginn). D. h. die Mehrheit hat das Testergebnis aufgrund institutioneller Testverpflichtungen erfahren.

Es konnten — wie beabsichtigt — (Ex-)Drogenabhängige mit sehr unterschiedlichen Lebenshintergründen in die Studie einbezogen werden. Zum Erstinterview verteilten sich die Lebenssituationen und Drogenkonsummuster wie in der folgenden Abbildung 1 dargestellt.

Wohnsituation

Drogen-status	selb-ständig	im Hilfe-system	instabil	in Haft	
ohne aktuellen i.v. Drogenkonsum	3	13	3	9	28
substituiert ohne i.v. Beigebrauch	9	2	3	–	14
substituiert mit i.v. Beigebrauch	9	–	3	6	18
aktueller i.v. Drogenkonsum	7	2	12	18	39
missing	–	–	–	1	1
	28	17	21	34	**100**

Abbildung 1: Drogenstatus und Lebenssituation zum ersten Interviewzeitpunkt (N=100)

Die aktuell intravenös i.v. drogengebrauchenden HIV-Infizierten machen 57 % der Stichprobe aus, wobei bei 18 % der Stichprobe der intravenöse Drogengebrauch zusätzlich zur Methadon-Substitution erfolgt. 14 % erhalten die Ersatzdroge Methadon und haben keinen i.v. Beigebrauch. Immerhin 28 % der HIV-Infizierten leben abstinent, konnten aber durch die Studie, die sich an i.v. Drogenabhängige richtet, erreicht werden.

Hinsichtlich der Wohnsituation rekrutiert sich ein Drittel der Stichprobe aus Haftanstalten; über 70 % der inhaftierten HIV-positiven IVDA hat zu t1 i.v. Drogenkonsum. Beim Erstinterview lebten 21 in instabilen Wohnverhältnissen mehrheitlich mit i.v. Drogenkonsum, "auf der Szene", obdachlos oder verdeckt obdachlos in Pensionen oder bei Freunden. Aber auch hinter der selbständigen Wohnform bei 28 Drogenabhängigen (eigene Wohnung, in der Wohnung der Partnerin oder bei Eltern) verbergen sich Formen des Lebens auf der Szene. Nur 3 % lebten abstinent. 17 % der Stichprobe wurde im Hilfesystem (Drogentherapieeinrichtungen, Krankenhäuser, Psychiatrie) erreicht. Erwartungsgemäß lebten dort fast alle abstinent bzw. wurden substituiert.

Den Interviews können wir entnehmen, daß der zentrale Faktor für die Selbstselektion in der Verknüpfung der Beteiligung an der Längsschnittstudie mit Kontakt- und Beratungsinteressen zu sehen ist. Die Zusammensetzung der Stichprobe liefert bereits erste Anhaltspunkte für teilgruppenspezifische Problem- und Bedürfnislagen

6 Erste Ergebnisse

6.1 Die erste Reaktion auf die Mitteilung des HIV-Testergebnisses bei IVDA

Betrachtet man die Erstreaktion auf die Testmitteilung bei IVDA, ist man zunächst mit widersprüchlich erscheinenden Befunden bei Drogenabhängigen in qualitativen Studien konfrontiert:

a) Drogenabhängigen wird oft eine grundsätzlich andere, nämlich subjektiv deutlich geringer erlebte Belastung nach der Testmitteilung zugeschrieben. Dilley (1987) faßt seine Beobachtungen wie folgt zusammen: "Der Fixer neigt dazu, in Aids einen Betriebsunfall und ein bekanntes Risiko zu sehen" (zit. n. Deissler, 1988).
b) Auf der anderen Seite werden intensive Schockerlebnisse bzw. oszillierende Phasen von emotionalem Schock und Lähmung, Verdrängung und Auseinandersetzung berichtet (Kindermann, 1987, S. 256).

45 Erstinterviews wurden im Rahmen einer ersten Phase qualitativer Inhaltsanalyse (Mayring, 1983, 1990, 1991; v. Dijk, 1980) im Hinblick auf die Beschreibung von Erstreaktionen ausgewertet. Dieser erste Schritt diente dazu, zu sinnvollen Kategorien zu gelangen, die in einem zweiten Schritt auf die Gesamtzahl der Interviews angewandt werden sollen. Die im folgenden dargestellten Erstreaktionen sind daher zunächst das Ergebnis einer Teilauswertung

Es ließen sich zwei dominante kontrastierende Reaktionsformen nach Mitteilung eines HIV-positiven Testergebnisses bei IVDA erkennen: "Schock" oder eine (nach außen kontrolliert erscheinende) "kognitiv relativierte emotionale Reaktion".

1. Schockreaktion (n = 30): Als häufigste Reaktionsform auf die Mitteilung eines positiven Testergebnisses wurde eine intensive emotionale Irritation berichtet, die als Ausdruck eines "traumatisches Erlebens" der Information bzw. ihrer Konsequenzen oder eines "Testschocks" verstanden werden kann (vgl. Rosenbrock, 1988; Clement, 1992). In den ausgewerteten Interviews wurden zwei Formen der intensiven emotionalen Reaktion erkennbar:

Einphasiges Geschehen: Die quantitativ eindeutig dominierende Reaktionsform auf das HIV-positive Testergebnis bei i.v. Drogenabhängigen unserer Studie war die spontane Schockreaktion (n = 24). In den Interviews finden sich dafür zahlreiche Umschreibungen, die von Schlag, Hammer vor den Kopf, über Bilder, wie fix und fertig mit den Nerven, wußte nicht mehr ein noch aus, totaler Nervenzusammenbruch, Schwindelgefühle. Welt zusammengebrochen bis hin zur

Äußerung von konkreten Todesängsten reichten. Z. T. benutzten die Befragten selbst bereits den Begriff Schock, um den Zustand, in dem sie sich befanden, zu schildern. Häufig trat noch in der Mitteilungssituation im Erleben der Befragten eine heftige emotionale bzw. psychophysische Übererregung ein, die nicht mehr kontrollierbar erschien oder mit reaktivem Drogenkonsum bekämpft wurde. Kognitiv wurde das HIV-positive Testergebnis zunächst gleichgesetzt mit dem völligen Verlust der Lebensorientierung, cleaner Zukunftsplanung oder wurde generell als Sinnverlust erlebt.

Zweiphasiges Geschehen: In der ersten Reaktion auf die Testmitteilung setzte bei manchen (n = 6) der beschriebene Zustand des emotionalen Zusammenbruchs erst nach einer vorausgehenden 1. Phase ein, während der es ihnen zunächst unmöglich war, überhaupt Zugang zu ihren eigenen Gefühlen zu bekommen. Typische Umschreibungen für dieses Gefühl der Betäubung, der Paralyse, waren etwa: Es ist nichts mehr an mich herangekommen, die ersten 3 Tage danach habe ich nichts richtig gemerkt, wie in Trance. Eine solche "larvierte Reaktion" kann sehr kurz andauern oder aber über Tage hinweg anhalten, ihr folgt, im Erleben der Betroffenen, später ein Zustand starker emotionaler oder psychophysischer Übererregung als zweiter Phase.

2. Kognitiv relativierte emotionale Reaktion (n = 15): Bei einem Drittel der Befragten ließ sich eine nach außen kontrolliert erscheinende, kognitiv relativierte emotionale Reaktion finden. Typisch hierfür waren folgende Beschreibungen: überhaupt nicht groß aus der Bahn geworfen, ziemlich locker weggesteckt, nicht ernst genommen.

Eine spontane Relativierung der Bedeutung des HIV-positiven Testergebnisses war hier der dominierende Reaktionsmodus. Voraussetzung dafür waren entweder kognitive Bewältigungsmuster oder im subjektiven Belastungserleben vordergründige Lebensweisen/-umstände, durch die das Testergebnis in seiner Bedeutung relativiert wurde. Mit den kognitiven Bewältigungsmustern sind fast ausschließlich Erwartungen der Befragten gemeint, mit deren Hilfe sie ein optimistisches Krankheitsverlaufskonzept schon in der Mitteilungssituation aktivieren konnten. Solche Erwartungen bezogen sich auf ein persönlich zu realisierendes Gesundheitsverhalten, auf einen zukünftig zu reduzierenden Drogenkonsum, auf die Hoffnung, daß ein Heilmittel noch rechtzeitig entwickelt werde oder auf die lange Latenzzeit von Aids angesichts einer subjektiv guten eigenen körperlichen Verfassung.

Situativ wurde der Befund auf dem Hintergrund einer ohnehin schon als belastend erlebten Lebenssituation (durch den Drogenalltag oder die Haftsituation) relativiert. Die Testmitteilung fügt sich bei diesem Reaktionsmodus oft in vom Drogenkonsum dominierte Lebensumstände, die das Erleben und die Aufmerksamkeit der Betroffen in einer Weise in Anspruch nehmen, daß die HIV-positive Testmitteilung nur noch als ein Ereignis wahrgenommen wird, das die allgemeinen Lebensumstände komplettiert, das aber offenbar nicht mehr zusätzlich als Schock erlebt wird. Dieser Reaktionstyp entspricht den — dort allerdings als vorrangig dargestellten — Schilderungen von Seidl & Goebel (1987) und Dilley (1987, zit. n. Deissler, 1988) bzw. der Reaktionsform des Nicht-wahr-haben-Wollens bei McKeganey (1990).

Im Vergleich zur sichtbaren Traumatisierung bei der Schockreaktion befinden sich die IVDA, die die emotionale Bedeutung des Testergebnisses relativieren können, (oberflächlich betrachtet) in einer stabileren psychischen Verfassung, die subjektiv oder gegenüber Dritten durchaus auch als unbeeinträchtigtes Wohlbefinden erscheinen mag. Die Reaktionsform, mit der durch solch ein "optimistisches Krankheitsverlaufskonzept" die emotionalen Irritationen reguliert werden, verweist möglicherweise auf ihre angstreduzierende Funktion, die Hoffnungen freizusetzen vermag, in denen auf die Wirksamkeit gesundheitsförderlichen Verhaltens (einschließlich reduzierten Drogenkonsums) und die oft lange Latenzzeit gesetzt wird. Auf der anderen Seite könnten Komponenten der kognitiven Relativierung dazu beitragen, daß eine scheinbare psychische Stabilität aufgebaut wird, die durch eine kognitive Vermeidung der Herausforderungen durch die HIV-Infektion zustande kommt, im Fall realer HIV/Aids-bedingter alltäglicher Belastungen (Symptombildungen, HIV-assoziierte Erkrankungen) faktisch aber nicht tragfähig sein wird.

Ein vorläufiger Vergleich beider Haupt-Reaktionsmuster hinsichtlich ihrer Verteilung auf spezifische Teilgruppen der befragten i.v. Drogenabhängigen muß in Anbetracht des gegenwärtigen Auswertungsstandes zunächst nur sehr vorsichtig ausfallen. In Bezug auf die vorliegenden Daten lassen sich allenfalls gewisse (zukünftig zu prüfende) Besonderheiten erkennen:

Geschlechtsspezifik: Auffällig ist, daß alle Frauen mit heftigen emotionalen Irritationen infolge der Konfrontation mit der emotionalen Bedeutung der HIV-Infektion reagieren (Reaktionstypus 1) und sich bei ihnen somit keine relativierenden Reaktionen finden.

Drogenstatus: Von insgesamt 17 zum Testmitteilungszeitpunkt Heroin-cleanen Befragten reagierten 14 mit Schock. Wer aber einem vollen Drogenalltag ausgesetzt war, reagierte mit höherer Wahrscheinlichkeit "relativierend". Aktiver Drogenkonsum, so könnte man vermuten, läßt eine "natürliche" emotionale Reaktion auf das "kritische Lebensereignis Test=HIV-positiv" nur eingeschränkt zu. Umgekehrt läßt sich vermuten, daß beim (persönlich gewollten bzw. institutionell unvermeidlichen) Eintreten in eine drogenfreie Phase die Konfrontation mit der emotionalen Bedeutung der HIV-Infektion zunimmt und die durch die kognitive Relativierung bewirkte, durch die Ausblendung realer Bedrohungen aber nur scheinbare Stabilität ins Wanken gerät.

Lebenssituation: Kognitiv relativierende Reaktionen fanden sich auch häufiger, wenn das Ergebnis in Haftanstalten mitgeteilt wurde, während Schockreaktionen eher bei niedergelassenen Ärzten oder in Therapieeinrichtungen sichtbar wurden. Diese Tatsache könnte als Hinweis darauf verstanden werden, daß Vetrauensverhältnisse oder stützende Rahmenbedingungen eher eine emotionale Konfrontation erlauben, während die kognitiv relativierte Reaktion möglicherweise das Ergebnis der situationsabhängigen Regulation von Veröffentlichungsbereitschaft darstellt.

6.2 Längsschnittliche Adaptationsmaße

6.2.1 Objektives Adaptationsmaß: Veränderung der äußeren Lebenssituation zwischen Testmitteilung und Erstinterview

Vergleicht man die Lebenssituation und den Drogenstatus zum Zeitpunkt der Testdurchführung (t0) und zum Zeitpunkt des Erstinterviews (t1) als objektive Maße der Veränderung von Lebensumständen und damit als Maße für eine mehr oder minder ausgeprägte Lebensqualität (vgl. Siegrist & Junge; Kerekjarto et al., 1989; Dahme, 1990) seit der Testmitteilung, dann verfügt man zunächst über ein Datum zur Lebensveränderung in einem durchschnittlichen Zeitraum von gut 4 Jahren.

t0: Testmitteilung	t1: Erstinterview				
	selbständig	im Hilfesystem	instabil	Haft	
selbständig	10	6	5	5	26
im Hilfesystem	11	4	6	5	26
instabil	1	1	3	4	9
Haft	6	6	6	18	36
	28	17	20	32	97

Abbildung 2: Veränderung der Wohnsituation in Teilgruppen von t0 nach t1

Beim Vergleich der Wohnsituation zum Test- und Erstinterviewzeitpunkt (Abbildung 2) erweisen sich die Anteile von selbständig bzw. in Haft Lebenden an der Gesamtstichprobe als nahezu gleichbleibend. Der relative Anteil derjenigen im Hilfesystem (überwiegend Langzeitdrogentherapien) wurde dagegen vergleichsweise geringer, derjenigen in instabilen Wohnverhältnissen vergleichsweise größer. Dies entspricht durchaus den oben dargestellten epidemiologischen Entwicklungen.

Betrachtet man darüber hinaus Teilgruppen von t0 nach t1, so fällt zunächst auf, daß 10 von 26 Interviewpartnern, die zum Testzeitpunkt selbständig lebten, zum Zeitpunkt des Erstinterviews auch wieder in dieser selbstbestimmten Wohnform anzutreffen waren. Nur 4 von 26 IVDA, die zum Testmitteilungszeitpunkt im Hilfesystem lebten, waren auch bei t1 dort anzutreffen, was insofern nicht verwundert, als medizinische Behandlungen und Drogentherapien tatsächlich überwiegend vorübergehende Maßnahmen sind. 11 von ihnen haben den Weg in selbständige Wohnformen gefunden, genau so viele jedoch leben in Lebenslagen, die wenig subjektiven Gestaltungsraum lassen. Analog verhält es sich mit denjenigen, die in Haft oder (verdeckt) obdachlos zum Testzeitpunkt lebten: 69 % (n = 31) von ihnen lebten zum Zeitpunkt des Erstinterviews unter vergleichbar ungünstigen Bedingungen. Von den zu t0 instabil lebenden 9 IVDA wurde nur einer angetroffen, der mittlerweile zu t1 in eigener Wohnung lebt. Vorläufig muß nach der Betrachtung dieses großen Zeitraumes vermutet werden, daß die Lebenslagen HIV-infizierter IVDA tendenziell instabiler werden

t_0: Testmitteilung	t_1: Erstinterview				
	ohne i.v. Drogenkonsum	substituiert ohne i.v. Beigebrauch	substituiert mit i.v. Beigebrauch	i.v. Drogenkonsum	
ohne i.v. Drogengebrauch	14	7	2	11	35
substituiert i.v. Drogenkonsum	–	1	1	1	3
	14	6	15	24	59
	28	14	18	36	**96**

Abbildung 3: Veränderung des Drogenstatus von Teilgruppen von t0 nach t1

Beim Vergleich der Drogengebrauchsmuster zu t0 und t1 ist zunächst augenfällig, daß zum Zeitpunkt des Erstinterviews ein wesentlich erhöhter Anteil der IVDA substituiert wird, was jedoch als säkularer Effekt einer veränderten, verbreiteteren Substitutionspraxis gedeutet werden kann (Schuller & Stöver, 1992) (Abbildung 3).

Von denjenigen, die zum Testzeitpunkt ohne i.v Drogenkonsum waren (n = 34), leben auch heute 21 (62 %) ohne intravenösen Drogenkonsum. Von den Drogengebrauchern zum Testzeitpunkt (n = 59) konsumieren auch zum Erstinterview n = 39 (66 %) aktuell i.v. Drogen. (Abbildung 5). Gleichzeitig muß aber gesehen werden, daß von den damals Drogenkonsumierenden (n = 59) immerhin n = 14 (24 %) beim Erstinterview drogenfrei leben, und daß umgekehrt von den damals drogenfrei Lebenden (n = 34) aktuell nur n = 3 wieder Drogen intravenös applizieren. Bei insgesamt n = 10 (29 %) hat zumindest in der Zwischenzeit aber mindestens ein Rückfall stattgefunden. Diese Befunde sprechen nicht dafür, daß Drogenabhängige nach der Testmitteilung zwangsläufig und nach dem Motto "jetzt erst recht" nur noch tiefer in die Abhängigkeit rutschen.

Die Befunde mögen Anregungen zur Hypothesengenerierung über Stabilität und Variabilität von Lebensweisen bei HIV-infizierten IVDA geben. Sie sagen jedoch noch nichts über Wanderungsbewegungen von Individuen aus und tragen nicht zur Identifizierung von (psychischen und sozialen) Bedingungen bei, die entsprechende Veränderungen erklären könnten. Zudem sind in den o. d. Daten unterschiedlich lange Zeiträume des Lebens mit der HIV-Infektion zusammengefaßt. Die Mehrfachbefragung im Abstand von vier Monaten sollte daher in gleichen Zeitabständen Stabilität und Veränderung bei einzelnen bzw. Teilgruppen nachzuzeichnen erlauben und zur Identifizierung von typischen Verläufen der Lebensgestaltung beitragen.

Der Logik zunächst weiter folgend, objektive Maße der Veränderung von Lebensumständen in vergleichbaren Zeitfenstern zu beschreiben, wurden von den 38 Interviewpartnern, von denen bis zum gegenwärtigen Zeitpunkt 3 vollständige Erhebungszeitpunkte vorliegen, ihre Veränderungen in Drogenkonsum und Wohnsituation zwischen t1 und t3 erfaßt. Die Bewegungsrichtungen vom Testzeitpunkt zum Erstinterview beziehen sich dabei auf unterschiedlich lange Zeiträume und können mithin nicht als geradlinige Veränderungen begriffen werden. Legt man an die Drogengebrauchsmuster und Wohnformen die Dimension der (subjektiven) "Wünschbarkeit" und faßt sie so als äußere Bedingungen von Lebensqualität auf, so sind die Pfeilrichtungen durchaus als Aufwärts- und Abwärtsbewegungen in der Lebensqualität von Individuen interpretierbar (Abbildung 4). Identische Zahlen von t1 nach t2 bzw. t3 sind jedoch nicht auf identische Personen zu beziehen. Als Beispiel für die Auswertung von Wanderungsbewegungen bei Teilgruppen seien hier die zum Testzeitpunkt Drogen konsumierenden Interviewpartner ausgewählt.

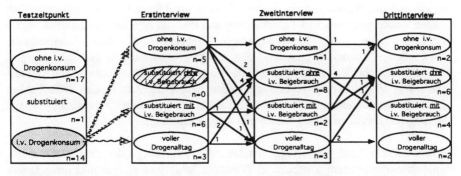

Abbildung 4: Wanderbewegungen der IVDA, die zum Testzeitpunkt i.v. Drogen konsumierten

Zusammenfassend zeigt die Auswertung von Veränderungen in objektiven Parametern wie Stabilität der Wohnform und Drogenstatus eine sehr geringe Stabilität allein in den 8 Monaten zwischen t1 und t3.

— Es gibt keine einzige Person, die nach den objektiven Parametern von t0 an zu allen Erhebungszeitpunkten einen unverändert hohen Drogenkonsum beibehalten hat. Drogengebrauchsphasen wechselten in dieser Gruppe der HIV-infizierten IVDA, die zum Testzeitpunkt i.v. Drogen konsumierten, am häufigsten mit Substitution mit und ohne Beigebrauch. Immerhin 8 von 17 IVDA leben zu t3 ohne i.v. Drogenkonsum, wenngleich nur zwei keine Opiate zu sich nehmen.

— Von den Personen, die zum Testzeitpunkt keine Drogen intravenös applizierten (n = 17) (ohne Abbildung), waren nur vier zu allen drei Erhebungszeitpunkten clean. Jedoch sind auch hier zwischen den Erhebungszeitpunkten Rückfälle berichtet worden.

— Nur bei drei der 21 entweder zum Testzeitpunkt selbständig oder im Hilfesystem Lebenden (ohne Abbildung), ist die Wohnform nach der Erfassung objektiver Parameter zwischen t0 und t3 konstant geblieben. Auch hier geben die Interviewdaten differenzierter Auskunft: Von einem Interviewpartner verweisen jedoch zwischen t0 und t1 auf Aufenthalte in Langzeittherapien, die einer anderen Interviewpartnerin auf viele Entzüge und Therapieversuche in stationären Drogentherapieeinrichtungen.

6.2.2 Subjektives Adaptationsmaß: Subjektive Befindlichkeit zwischen Testmitteilung und Erstinterview

Zur retrospektiven Visualisierung der subjektiv erlebten Phasen von (Alltags-) Bewältigung und der Schwankungen in ihrer Gesamtbefindlichkeit in den unterschiedlich langen Zeiträumen zwischen Testmitteilung und Erstinterview (durchschnittlich über 4 Jahre) wurden die Interviewpartnern gebeten, in einem sogenannten "Befindlichkeitsbarometer" mit den Polen "Es ging/ geht mir sehr gut" "Es ging/geht mir sehr schlecht" Schwankungen und die sie bestimmenden Anlässe sichtbar zu machen. Die Visualisierung verdeutlicht neben dem Einschnitt in der Befindlichkeit durch die Testmitteilung auch die relative Bedeutsamkeit dieses Ereignisses vor dem Hintergrund darauf folgender Krisen und Alltagsbelastungen.

Eine exploratorische Auswertung von bis dahin 79 vorliegenden retrospektiven Befindlichkeitsbarometern zwischen t0 (Testmitteilung) und t1 (Erstinterview) konnte Prozesse des "emotionalen Achterbahnfahrens" ("emotional roller casting", Temoshok, et al., 1987) vor dem Hintergrund von objektiven Lebensumständen und subjektiven Wichtigkeitsbeurteilungen und damit subjektiv erlebte Lebensqualität im Sinne von "Wohlbefinden" verdeutlichen (vgl. etwa Najman & Levine, 1981). Legt man eine Skalierung von -5 ("Es ging mir sehr schlecht") bis +5 ("Es ging mir sehr gut") an das Befindlichkeitsbarometer an, so lag die subjektiv erlebte Befindlichkeit vor dem Test bei durchschnittlich -0,7, zu t1 bei -0,14; die Testmitteilung wird jedoch als einschneidende Befindlichkeitbeeinträchtigung mit einem durchschnittlichen Wert von -3,7 beschrieben. Dabei bezeichnet der HIV-Test einen psychischen Tiefpunkt bzw. einen Ausgangspunkt für eine seelische Talfahrt. Bei denjenigen, denen es im Anschluß an die Testmitteilung schließlich — ihrer Darstellung und Beschriftung folgend — besser ging, konnte es nicht mehr schlechter gehen, da sie bei der Testmitteilung an ihrem subjektiven Tiefstand angelangt waren.

Die in der Folgezeit dargestellten und (beschrifteten) Höhen und Tiefen wurden im Rahmen einer ersten explorativen Sichtung ausgezählt und den sie bestimmenden Themen zugeordnet. Von den 185 berichteten Höhepunkten stehen 54 mit der HIV-Thematik (z. B. eigenes Kind nicht HIV-positiv, HIV-assoziierte Erkrankung überwunden, Immunstatus verbessert sich), 33 mit drogenspezifischen Themen (Rückfallgefahr gebannt, gute Erfahrungen in Drogentherapie) 39 mit Hafterfahrungen/-entlassungen und weitere 59 mit allgemeinen sozialen und materiellen Ereignissen (Wohnung/Partnerschaft) in Verbindung. Unter den dargestellten Tiefpunkten der Befindlichkeit dominieren weniger das HIV-Thema (19) und Hafterfahrungen (19) als vielmehr drogenkonsumbedingte Alltagsbelastungen (z. B. "Abstürze", Drogennotfälle) (39) und materielle und soziale Probleme (z. B. Obdachlosigkeit) (38). Abbildung 5 auf der letzten Seite dieses Beitrags zeigt exemplarisch eine Befindlichkeitskurve.

7   Diskussion

Hilfreich für das Erreichen der IVDA aus unterschiedlichen Szenen war die Etablierung eines niedrigschwelligen Zugangs und das Angebot von sozialpädagogischer und psychologischer Unterstützung in Form von aufsuchender Arbeit, Streetwork und von Unterstützung der Selbsthilfeaktivitäten im Kontaktladen. Betrachtet man zunächst die Tatsache, daß die Mehrheit der Betroffenen zu Interviews bereit sind, da sie damit die Befriedigung eines Hilfsanliegens verknüpfen und auch, daß Teilgruppen von IVDA erreicht werden konnten, die als schwer erreichbar gelten, dann spricht dies dafür, daß mit dem Praxisangebot des Projektes bestehende Bedürfnisse leichter eruiert werden können (Kleiber et al., 1993). Die Analyse der Erstreaktionen auf die Mitteilung des positiven Testergebnisses erweist sich unter mehreren Gesichtspunkten als praxisrelevant:

1. Bedeutsam erscheint zunächst die Tatsache, daß Schockreaktionen zu einem größeren Teil beobachtet werden konnten als bisherige Studien erwarten ließen (vgl. etwa Seidl & Goebel, 1987). Damit gibt es Anhaltspunkte dafür, daß IVDA nicht "stumpfer" als andere Betroffenengruppen auf die Testmitteilung reagieren. Als Hinweis auf bestehenden Unterstützungsbedarf kann auch die Tatsache verstanden werden, daß die Lebensumstände der HIV-infizierten IVDA durch eine sehr große Instabilität gekennzeichnet sind. Annahmen über die subjektive Relevanz der HIV-Infektion für IVDA vor dem Hintergrund ihres Lebensstils sollten daher noch einmal einer Prüfung unterzogen werden. Wichtig ist dieses Ergebnis auch unter Aids-präventiven Gesichtspunkten: Die Mitteilung der HIV-Infektion nimmt i. d. R. auch für IVDA die Qualität eines "kritischen Lebensereignisses" an und ist damit kognitiv und emotional repräsentiert. Empirische Belege liegen dafür vor, daß mit dem Wissen um den HIV-Status auch mehr oder minder konsistente Verhaltensänderungen (Safe-Sex, Spritzbesteck-Hygiene) eintreten (Pant & Kleiber, 1993).

2. Darüber hinaus gibt die Tatsache, daß u. U. tagelang verzögerte psycho-physische Zusammenbrüche im Anschluß an die Testmitteilung vorkommen, einen Hinweis darauf, daß die subjektive Bedeutsamkeit der HIV-Infektion vor dem Hintergrund eines durch Drogen bestimmten Alltages unterschätzt werden kann. Eine Person kann in der Testmitteilungssituation äußerlich noch völlig gefaßt wirken, sich in Wahrheit aber in einer Phase befinden, die durch eine momentane Gefühlsabspaltung analog einer 'Notfallreaktion' gekennzeichnet ist (vgl. Clement, 1992). Um den Betroffenen die Möglichkeit zu geben, auch noch zu einem späteren Zeitpunkt Unterstützung in einer emotionalen Krise zu erhalten, sollten in Fällen von beobachteter geringer emotionaler Resonanz auf die Testmitteilung Folgetermine verbindlich vereinbart werden. Mit der Annahme einer relativen Unberührbarkeit der Drogenkonsumenten durch die Testmitteilung, wie sie eine "larvierte", verzögerte Schockreaktion fälschlicherweise nahelegt auf seiten der Aids-Berater, ist aber auch die Gefahr verbunden, die eigentliche Mitteilungssituation zwischen Beratern und Betroffenen suboptimal zu gestalten: Die Annahme eines Beraters, der betroffene i.v. Drogenabhängige interessiere sich möglicherweise gar nicht für das Ergebnis, könnte — gepaart mit Unsicherheiten gegenüber IVDA, die als schwierige Klientel erlebt werden — dazu führen, daß stützende Angebote unterbleiben.

3. Umgekehrt tragen auch formelle Rahmenbedingungen in bestimmten institutionellen Kontexten, die zu einer Testdurchführung verpflichten, zu suboptimalen Bedingungen der Mitteilungssituation bei: Wer einen Test freiwillig durchführt, hat sich in der Regel stärker antizipierend mit dem positiven Befund auseinandergesetzt. Die in Haftanstalten eher beobachtete kognitiv relativierte, emotionale Reaktion kann so weniger als suchtspezifisches, denn als institutionell determiniertes Verhalten verstanden werden. Zur langfristigen Adaptation an den HIV-Status auch und besonders im Hinblick auf Aids-präventives Verhalten ist ratsam, die Testverpflichtung ebenso kritisch zu reflektieren wie die Bedingungen der Testmitteilung (vgl. Pant & Kleiber, 1993).

4. Die kognitiv relativierte Reaktion auf die Mitteilung des positiven HIV-Testergebnisses wirft eine Reihe von Fragen auf, die bei einer längsschnittlichen Betrachtung des Coping-Verhaltens von Bedeutung sind. Handelt es sich bei dem subjektiv berichteten Optimismus um "funktionalen Optimismus" (Weinstein, 1988; Schwarzer, 1993), also um die langfristig wirksame Voraussetzung für subjektiv gelingende Adaptation und Verhaltensänderungen? Oder handelt es sich um einen durch soziale Vergleichsprozesse mit bereits Erkrankten zustande gekommenen motivational bedingten Fehlschluß im Sinne eines "unrealistischen Optimus" (Weinstein, 1980) bzw. "defensiven Optimismus" (Taylor, 1989), der zwar langfristig die Bewältigung realer Bedrohungen durch die Krankheit nicht vorbereitet, kurzfristig aber für die "Alltagsbewältigung durchaus funktional sein kann, indem wir nicht immer über mögliche Gefahren grübeln, sondern tatkräftig und unbeirrt unseren Geschäften nachgehen. Der optimistische Fehlschluß nützt uns vielleicht bei der kurzfristigen Erledigung der anfallenden Routinetätigkeiten, aber er kann auf Dauer beträchtliche Kosten und Schmerzen hervorrufen, nämlich dann, wenn Lebenskrisen eintreffen, die wir hätten verhüten können" (Schwarzer, 1993, S. 10). Oder handelt es sich hier um eine insgesamt eher maladaptive Bewältigungsstrategie, mit der auch im bisherigen Suchtalltag soziale oder innerpsychische Konflikte durch Verleugnung oder selbstwertstützende Umdeutungen zu vermeiden gesucht wurden?

Auch die Beantwortung der Frage nach phasenspezifischen Bewältigungsverläufen, d. h. Zusammenhängen zwischen dem Fortschreiten der HIV-Infektion/Aids-Erkrankung und Bewältigungsprozessen, wird in der längsschnittlichen Beschreibung beantwortet werden müssen. Wie stabil bleibt z. B. das durch kognitive Relativierung, also auch durch Ausblendung der realen Lebensbedrohungen erzielte Wohlbefinden beim Übergang von der symptomlosen Phase ins ARC-Stadium? Wie empfänglich sind die relativiert reagierenden HIV-positiven IVDA für Aids-präventive Aufrufe zu Verhaltensänderungen, wenn sich scheinbar in ihrem Leben doch nichts verändert hat? Welche Unterschiede in der mittel- und langfristigen Gesamtbefindlichkeit bestehen zwischen den eher mit emotionaler Irritation/Schock Reagierenden und denjenigen, die die Bedeutung der Nachricht relativeren? Zum gegenwärtigen Auswertungsstand läßt sich zunächst einmal eine extrem geringe Stabilität der objektiven Lebenssituation einschließlich des Drogenkonsumverhaltens zwischen den Viermonatsabständen der Befragungen konstatieren. Die Einbeziehung retrospektiver Daten über Ereignisse und Bewältigungsverläufe zwischen den Befragungszeitpunkten in den Interviews offenbart noch raschere Wechsel der Lebenssituationen. Die Schwankungen in der subjektiven Befindlichkeit entsprechen durchaus einem — auch bei anderen Betroffenengruppen vorgefundenen — "emotional roller casting" (Temoshok et al., 1987). In der Gruppe der von uns befragten IVDA gibt es jedoch Hinweise darauf, daß suchtspezifische bzw. suchtabhängige Themen solange im Vordergrund stehen und das Nachsuchen von Hilfen dominieren, wie die IVDA symptomlos HIV-infiziert sind. Der subjektive Masterstatus "drogenabhängig" bleibt so zunächst auch nach der Testmitteilung zumeist aufrechterhalten. Das (gehäufte) Auftreten von HIV/Aids-relevanten

Erkrankungen jedoch bedingt eine größere Abhängigkeit der subjektiven Befindlichkeit vom Immunstatus und Krankheitsverlauf. In welchem Maße suchtfreie Phasen bzw. Phasen von aktivem Drogenkonsum die relative Bedeutsamkeit der HIV-Thematik verändern, ist den eher an äußeren Ereignissen orientierten Darstellungen im Befindlichkeitsbarometer noch nicht zu entnehmen. Der Aufklärung dieser Fragen ist die nächste Auswertungsphase am Gesamtmaterial gewidmet.

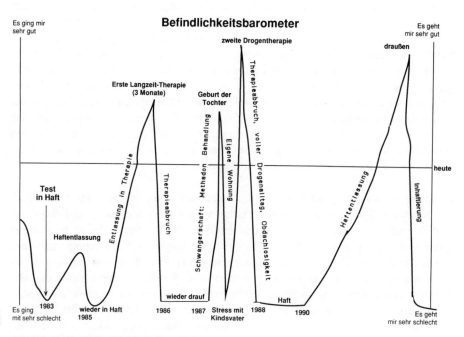

Abbildung 5: Befindlichkeitsbarometer

Ressourcenutilisation bei HIV-Positiven: Stärkung der Auseinandersetzung mit Grenzsituationen durch Hypnotherapie

ERHARD OLBRICH, PETER LEIBERICH, JÜRGEN REISER, KLAUS-PETER SPRINKART, MICHAELA MÜLLER & MICHAEL KLAHR

1 Die Lebenssituation von HIV-Infizierten und Konsequenzen für die Therapie

Die Lebenssituation von HIV-positiven Patienten ist **kognitiv** geprägt vom Wissen um die eingeschränkten Möglichkeiten der medizinischen Behandlung dieser Infektion. **Sozial** bestimmen sie deutliche Elemente des Rückzuges, ja, des Herausfallens aus Netzwerken der sozialen Unterstützung und des sozialen Austausches. Zur Konkretisierung sei an Veränderung der Bedeutung des Arbeitsplatzes und der Angst vor seinem Verlust, die Sorge um die Eröffnung der Diagnose vor Familie, Freunden, näheren und ferneren Bezugspersonen oder auch an die Auseinandersetzung mit dem "Coming-Out" bei Homosexuellen erinnert.

All dies geht **psychologisch** keineswegs mit Passivität einher. Praktiker beobachten eine intensive Auseinandersetzung der Patienten mit den multiplen somatischen und sozialen Beeinträchtigungen ihres Lebens. Therapeuten berichten von einer ausgeprägten Bereitschaft dieser Gruppe, sich der Auseinandersetzung mit der Grenzsituation zu stellen. Wenn dabei auch eine hohe Psychodynamik beobachtet wird - so fehlt doch in der Regel die psychopathologische oder neurotische Thematik.

Hohe Belastungen und intensive Prozesse der Auseinandersetzung mit der Krankheit sind nach einer Literaturanalyse von Perrez (1992 a und b) vor allem nach dem Erfahren der positiven HIV-Diagnose und zu Beginn der Aids-Erkrankung beobachtbar. Leiberich (1992) berichtet einen Rückgang der erlebten psychischen und familiären Belastung vom Zeitpunkt der Diagnosemitteilung. - Körperliche Beschwerden nehmen den Daten von Leiberich zufolge allerdings kontinuierlich zu.

Mit dem veränderten Belastungserleben sind offensichtlich auch gewandelte Formen der Auseinandersetzung zu beobachten - und dies bringt uns auf die Frage nach der adäquaten Begleitung von HIV-Infizierten und Hilfestellung für sie zurück. Leiberich formuliert (S. 97) vorsichtig "HIV-Infizierte mit kurzer Diagnosedauer neigen mehr zu depressiven Reaktionen und evasiv-regressiven Bewältigungsformen." Sie grübeln viel, kritisieren sich selbst, haben die Tendenz zu Niedergeschlagenheit und Flucht und zeigen psychosomatische Reaktionen. Sie tendieren zur Kompensation (gönnen sich z. B. etwas). Demgegenüber finden sich bei HIV-Infizierten mit langer

Diagnosedauer (über 24 Monate) vermehrt die Suche nach Unterstützung durch andere Menschen, die Bereitschaft zur Kooperation mit Arzt und Klinik, ein Suchen nach persönlicher Bestätigung auf anderen Gebieten. Es scheint, als herrschten zunächst virulente und durchaus auch krisenhaft-inkonsistente Formen der Auseinandersetzung vor, wohingegen langfristig neue und beständigere Formen der Auseinandersetzung eingesetzt werden können. Ebenso wie Leiberich für die HIV-Infektion wies Utzmann (1992) auf unterschiedliche Formen der Bewältigung in verschiedenen Stadien der Tumorerkrankung hin.

Solche Befunde über Veränderungen des Erlebens und der Auseinandersetzung mit der Erkrankung **über die Zeit** müssen um Differenzierungen **zwischen Personengruppen** ergänzt werden. Seidl und Goebel (1987) erwähnen, daß psychosomatische Reaktionen von Drogenabhängigen auf den Befund HIV-positiv nicht denen von Homosexuellen gleichen. Auch die Auseinandersetzung dieser beiden Gruppen mit der Krankheit ist unterschiedlich. In unserer Gruppe belegte Reiser (1990) Differenzierungen des Coping zwischen homosexuellen HIV-Infizierten und ehemals drogenabhängingen HIV-Patienten. Neben der Veränderung über die Zeit sind es also Differenzierungen zwischen Personen und Situationen, die das normale Geschehen der Auseinandersetzung mit chronischer Erkrankung charakterisieren. Wir gehen davon aus, daß auch in der Psychotherapie Veränderungen von Prozessen der Auseinandersetzung über die Zeit und Differenzierungen zwischen Personen und Belastungen zu berücksichtigen sind.

Möglicherweise erscheint bei unserer Interpretation eine psychopathologische Komponente oder die Beachtung des möglichen Mißlingens der Auseinandersetzung mit der Erkrankung zu wenig berücksichtigt. Aufmerksamkeit verdient die Tatsache, daß das Suizid-Risiko nach der Diagnose HIV-Infektion oder Aids erhöht ist. Kizer et al. (1988) rechneten für Kalifornien - gestützt auf Statistiken von 1986 - hoch, daß Personen mit Aids 17 mal häufiger Selbstmord begingen als Menschen ohne Aids. Allerdings wird nicht erkennbar, daß dies mit psychischer Störung gekoppelt ist oder gar darauf zurückzuführen ist. Mai et al. (1992) geben einen Überblick über Anpassungsstörungen von HIV-Positiven. Sie zeichnen eine äußerst heterogene Befundlage, die deutlicher auf Stichprobenprobleme, unterschiedliche Erhebungsmethoden und divergierende Klassifikationssysteme hinweist als auf Anpassungsstörungen. Williams et al. (1991) fanden keine erhöhte Depressionsprävalenz bei homosexuellen HIV-Infizierten als bei HIV-Negativen Homosexuellen.

All dies legt es nahe, therapeutische Hilfe nach der Lebenssituation von Klienten auszurichten. Sicher ist es sinnvoll, solche normalen psychische Prozesse wie die Auseinandersetzung der Erkrankung ebenso zu berücksichtigen wie Prozesse der sozialen Unterstützung. Psychopathologisch oder auch neurosenpsychologisch begründete Therapiekonzeptionen scheinen für die Gruppe der HIV-Infizierten nicht primär angeraten zu sein. Genauso sind auf der anderen Seite Zielsetzungen klassischer Therapieformen wie Selbstentfaltung, Stärkung der Autonomie oder Abbau des Leidensdruckes nur in begrenzten Maße bei den HIV-positiven Pateienten möglich, nämlich nur soweit, wie es der Krankheitsverlauf und die Grenzsituation gestatten.

Ziel der Psychotherapie von HIV-Positiven könnte es nach einem solchen Verständnis sein, deren Möglichkeiten zur Auseinandersetzung mit ihrer Lebenssituation zu stärken. Wir haben diese Zielsetzung gestützt auf Erfahrungen aus unseren Projekten zur Untersuchung der psychischen und sozialen Situation von chronisch Kranken geprüft. Wir haben sie auch theoretisch unter Rekurs auf die Copingtheorien analysiert.

2 Der Bezug auf Forschung und Praxis

Im Laufe von Untersuchungen zur psychischen und sozialen Situation von chronisch Kranken wurde unser Verständnis therapeutischer Methoden zur Stärkung von Möglichkeiten der Auseinandersetzung ganz ähnlich entwickelt und begründet. Ursprünglich gingen wir davon aus, daß wir chronisch Kranke lehren könnten, effiziente, also in der Forschung oder in der Praxis bei anderen Patienten als bewährt erwiesene Bewältigungsfertigkeiten zu übernehmen (vgl. die Studien zum "Kurzschließen von Bedrohung" (Lazarus et al. 1965) sowie Programme bei Roskies und Lazarus (1980), Telch und Telch (1985)). Doch machten uns Erfahrungen ebenso wie Berichte in der Literatur auf die Differenziertheit (Verschiedenartigkeit bei Menschen) und Spezifität vom Coping (Verschiedenartigkeit über Situationen) ebenso aufmerksam wie auf den Wandel von Prozessen der Auseinandersetzung im Verlaufe der Zeit. Weniger ein universelles, generelles und diachron gleichbleibendes Vorgehen erschien sinnvoll, als vielmehr das Aufgreifen der individuell vorherrschenden Formen der Auseinandersetzung und die spezifische, d. h. auf die jeweilge Lebenssituation bezogene Stärkung der Fertigkeiten zur Auseinandersetzung. Ein weiterer Erkenntnisschritt modifizierte unsere Zielsetzung noch einmal: Wir lernten in unseren Forschungsprojekten (vgl. Leiberich et al., 1992), daß einige unserer Patienten in der Auseinandersetzung mit der Grenzsituation chronische Krankheit Ressourcen in sich entdeckten, die ihnen zuvor nicht zugänglich gewesen waren. Sie ließen Anliegen und frühere Zielbindungen abfallen, nahmen eine sehr fundamentale Umorientierung vor. So sprachen manche Tumorkranke aus, daß sie wesentlicher geworden seien. Bei einigen traten nicht mehr Leistung und Erfolg, sondern eher gelebte Beziehung oder die Erfahrung der Einbettung in die Natur, in einen ewigen Kreis des Werdens und Vergehens in den Vordergrund. Ältere Patienten formulierten manchmal, daß sie sich getragen fühlten vom Wissen um "Generativität", also davon, daß sie Engagement, Wissen und Kräfte investiert haben in Kinder, Werke, Ideen oder Dinge, die Bestand haben. Dies trifft sich mit außerhalb von experimentellen und quasi-experimentellen Untersuchungen oder kontrollierten Interventionen gemachten Beobachtungen zum enhancing of coping skills.

Eine Arbeitsgruppe der National Academy of Science stellt beispielsweise 1982 fest, daß bei Menschen, die mit schweren Belastungen und kritischen Lebenssituationen konfrontiert waren, Selbstachtung gestiegen war, daß ihre Leistungsfähigkeit in ähnlichen Situationen verbessert wurde, daß sie Empathie gelernt hatten und aus neuen Möglichkeiten schöpfen können. Bestimmte Stressoren sind in einem Lebenslauf unvermeidlich, aber die meisten Menschen scheinen durch sie keine negativen Effekte zu erleiden (Cohen et al., 1982). Durch Coping, so wird hier gesagt, können produktive Prozesse dauerhafte Bedeutsamkeit in der Entwicklung von Personen erlangen.

In solchen Erfahrungen erkannten wir die möglicherweise fruchtbarste Grundlage für die Stärkung von Bewältigungsfertigkeiten: Die Nutzung von in der Person angelegten, bislang noch verschlossenen Potentialen. Dies erinnert an Erkenntnisse von Karl Jaspers: Menschen können in der Auseinandersetzung mit Grenzsituationen zu einer existentiell angelegten Tiefe vorstoßen. Das ist kein psychopathologischer Prozeß. Vielmehr scheinen manche Menschen in Grenzsituationen Möglichkeiten in sich zu entdecken, die zu mehr taugen als zur Bewältigung von Anforderungen, welche manifeste Umstände ihres Lebens oder Rollenzwänge stellen. Olbrich (1992) hat dies als Möglichkeiten zur Erhaltung oder zur Verbesserung von Lebensqualität beschrieben.

Wir sehen es heute als ein vorrangiges Ziel unserer Arbeit an, den Zugang der einzelnen Person zu bereits verfügbaren - wenn auch nicht direkt zugänglichen oder noch nicht genutzten - Möglichkeiten zu verbessern. Damit ist (1) die Abstimmung therapeutischer Arbeit auf das Individuum in seiner Lebenssituation (auch: Krankheitsstadium) angesprochen. Unsere Zielsetzung richtet sich mehr auf das Utilisieren von Ressourcen als auf das Vermitteln der "richtigen" oder "effizienten" Bewältigungsfertigkeiten. Damit ist (2) die Überzeugung ausgesprochen, daß Therapie eine produktive Adaptation fördern kann. Die Aufmerksamkeit richtet sich nicht auf psychopathologische Prozesse, sondern auf allgemein zugängliche und nachvollziehbare psychische Prozesse. Wesentlich für unsere Intervention ist, daß kognitive Funktionen ebenso angesprochen werden wie die existentiell bedeutsamen Prozesse der Umorientierung (neue Sinnfindung) und die "unter" der bewußten Auseinandersetzung liegenden psychodynamischen Prozesse. Das Ziel, auf mehreren Schichten der Person Regulationsformen und Ressourcenutilisation zu verbessern, ließ uns nach Verfahren suchen, die neben kognitiven Elementen "tiefere" (psychoanalytisch zu verstehende) ebenso wie "höhere" (existentialpsychologisch zu verstehehende) Bereiche ansprechen können. Explizit wird (3) jeder Patient als aktive Person gesehen, die - abgestimmt auf ihre Lebenssituation - kognitiv, psychodynamisch und ihre Lebensorientierung umorientierend arbeitet. Natürlich postulieren wir solche Kapazität zur Selbstregulation nicht universell (für alle Patienten), wir erwarten bei der Therapie auch nicht "100%igen Erfolg". Selbstverständlich können Anforderungen, welche die adaptiven Regulationsmöglichkeiten der Person beanspruchen, ebenso zur Symptombildung führen wie zu Wachstum und zu Weiterentwicklung.

Bei der Suche nach Verfahren, die sowohl ein kognitives Verständnis von Prozessen der Auseinandersetzung (Lazarus) als auch ein neoanalytisches (Haan) und nicht zuletzt ein daseinspsychologisches (Thomae) Verständnis der Umorientierung zulassen, wählten wir die Hypnotherapie nach Erickson.

3 Hypnotherapie

Der Therapeut, der eine Trance induziert oder Hypnotherapie nach Erickson einsetzt, beeinflußt seinen Patienten nicht etwa direktiv. Vielmehr trägt er durch seine Kommunikation zur Fokussierung der Aufmerksamkeit des Patienten bei und erlaubt Erfahrungen des Absorbiertseins sowie eine gewisse Beruhigung. Er "lädt die Person ein", auf alle Empfindungen zu achten, erinnert an frühere Empfindungen und bietet Raum für den Prozeß des Wiederauffindens und Erinnerns. Die Aufmerksamkeit der Person verlagert sich dabei in den Bereich ihrer persönlichen Lernerfahrungen. Diese werden nicht nur kognitiv, sondern primär in ihren sensorisch-konkreten Erlebnisgestalten reaktiviert und sind so Stoff für weitergehendes Lernen. - Diese Basis für das Verständnis von Ressourcenutiulisation läßt sich in der hier gebotenen Kürze durch die folgenden Prämissen charakterisieren.

4 Prämissen hypnotherapeutischer Arbeit nach Erickson

Der Ansatz Milton Ericksons weist eine gute Übereinstimmung mit den eingangs diskutierten Bestimmungen der Zielsetzung von Psychotherapie bei HIV-Positiven auf:

- individuumsorientierte Vorgehensweise statt Arbeit mit standardisierter Induktion,
- Utilisation von vorhandenen Gegebenheiten (Vorerfahrungen des Klienten, spontan auftetenden Verhaltensweisen und Verhaltensstereotypien etc.) statt direktiver Suggestion,
- humanistisch-wachstumsorientiertes Menschenbild,
- Bild des Unbewußten, das dieses als Ressource definiert und das andere kognitive Funktionen in Trance als effektiver, näher dem Kern der Person und ihrer Wirklichkeit ansieht,
- Veränderungsarbeit, konzipiert als innerer Selbstorganisationsprozeß des Klienten, der alle hierfür nötigen Ressourcen (zur Heilung und Selbstheilung) in sich trägt, wenn erlaubt wird, daß der andere kognitive Funktionsmodus von Trance nicht durch Zwischenschaltung des Bewußten gestört wird und sich die Geschichte in einer für den Klienten richtigen Zeit entfalten und umorganisieren kann,
- Veränderung wird definiert als persönliche Umstrukturierung, als neue Integration und neues Bild, nicht als Ausführen von vorgegebenen Suggestionen.

5 Hypnotherapie bei HIV: Bisherige Forschung

Verschiedene Autoren berichten von einem erfolgreichen Einsatz von Hypnose in der Arbeit mit HIV-infizierten Klienten. So weisen Erfahrungen von Gochros (1989) darauf hin, daß Hypnose zur Stärkung und Entwicklung von Bewältigungsfertigkeiten und zur Entlastung bei Streß besonders nützlich ist. Bei symptomlosen HIV-positiven Männern zeigte sich sowohl in Einzeltherapien als auch in der Gruppe, daß die Hypnosearbeit den Klienten bei der Bewältigung von Ängsten, insbesondere der Angst vor Tod und Sterben, von Hilflosigkeit und Verlust, von Ausgrenzungserfahrungen und eingeschränktem Umgang mit anderen Menschen geholfen hatte. Darüber hinaus lernten die Klienten speziell Techniken zur Schmerzkontrolle.

Kelly (1989) untersuchte an homosexuellen HIV-infizierten bzw. Aids-kranken Männern die Effektivität eines Streßbewältigungs-Programms, das auf Selbsthypnosetraining und Meditation basierte. Erste Ergebnisse des 8wöchigen Gruppenprogramms zeigten eine Reduzierung von psychischem Streß, einen Anstieg in der Wahrnehmung der eigenen Einflußmöglichkeit und eine erhöhte Freude an Alltagsaktivitäten.

Auerbach (1991) behandelte Männer im klinischen Stadium von ARC bzw. Aids in einem 8wöchigen Gruppenprogramm, bei dem er Biofeedback, Gelenkte Imagination und Hypnose kombinierte. Im Vergleich zur Kontrollgruppe zeigte sich bei den behandelten Klienten eine deutliche Abnahme HIV-assoziierter physischer Symptome wie Erschöpfung, Fieber, Schmerz und Übelkeit bei gleichzeitigem Anstieg von "Tatendrang" (gemessen im POMS) und "hardiness".

Der Ansatz von Newton und Marx (1991) versucht, Kognition und Erleben mit Hilfe von Hypnotherapie und Imagination zu integrieren. "Long-term-survivor Fähigkeiten", wie Kampfgeist, aktiver Copingstil, "Nein-sagen-Können" und der Ausdruck von Gefühlen sollten in diesem Therapieangebot gezielt entwickelt und unterstützt werden. Die klinischen Beobachtungen von zwei Gruppen in einem jeweils 10wöchigen Programm deuten darauf hin, daß diese Intervention zu einem verbesserten Selbstwertgefühl beiträgt und die Nutzung und Entwicklung von Coping-Strategien anregt, wie sie bei sogenannten Long-term-survivors gefunden werden. Ein mit "hardiness" assoziiertes Lebensgefühl von Bedeutsamkeit und Produktivität im Leben nahmen zu. An einer kleinen Stichprobe ihrer Klienten, die die gelernten Techniken weiter benutzten, fanden die Autorinnen in einer Nachuntersuchung nach einem Jahr weiterhin eine verbesserte Stimmungslage im POMS und stabile T4/T8-Ratios bzw. T-Zell-Absolutzahlen.

6 Beschreibung der therapeutischen Intervention im Überblick

Im Kern des gewählten integrativen Ansatzes steht ein hypnotherapeutisches Grundverständnis pyschotherapeutischer Arbeit, das durch die bereits beschriebenen Grundpositionen umrissen ist. Das Therapieprogramm ist für 15 Patienten konzipiert. Es erstreckt sich insgesamt über einen Zeitraum von drei Monaten und setzt sich aus folgenden Komponenten zusammen:

- Psychotherapeutisches Gruppenprogramm: ein Einführungstag und drei jeweils im Abstand von einem Monat stattfindende Dreitageblöcke,

- Eigenarbeit der Teilnehmer mit audiovisueller Medienunterstützung: ein für die alltägliche Nutzung zwischen den Blöcken konzipierten Medienangebot, das Video- und Audiokomponenten sowie schriftliches Begleitmaterial in Form eines Teilnehmer-Handbuches umfaßt,

- psychotherapeutische Einzelsitzungen: können nach individuellem Wunsch von den Patienten in Anspruch genommen werden,

- Massage/Körperarbeit/Bewegung: ein in die Gruppenblöcke integriertes Angebot zur Körperarbeit und die Möglichkeit, bis maximal 10 Stunden Massage in Anspruch zu nehmen,

- Beratungsangebote: Ernährungsberatung, medizinische Beratung

Eine ausführlichere Darstellung des Therapieprogrammes wird im Zwischenbericht des Projektes gegeben.

6.1 Die Therapeuten

Die Durchführung des Therapieprogramms lag in den Händen von vier Psychotherapeuten, die seit geraumer Zeit Hypnotherapie praktizierten und aufgrund ihrer Vorerfahrungen ein breites Wissen in der Arbeit mit Entspannungs- und Imaginationsverfahren mitbrachten. Zudem hatte die Mehrzahl von ihnen langjährige Erfahrungen in der Arbeit mit Krebspatienten und anderen Patienteten mit chronischen und terminalen Erkrankungen.

7 Die Studie

7.1 Stichproben und Ablauf der Erhebungen

Das Therapieprogramm wurde mit zwei Gruppen von HIV-Infizierten durchgeführt. **Gruppe I** setzte sich aus n = 11 homosexuellen Männern zusammen, die zwischen 22 und 43 Jahre alt waren. Die Zeitspanne des Wissens um die HIV-Diagnose variierte zwischen 7 Monaten und 7 Jahren. Sechs von diesen Männern waren Abiturienten. - In **Gruppe II** waren insgesamt 15 Patienten, davon n = 11 homosexuelle Männer, im Alter von 24 bis 47 Jahren. Sieben der Männer waren Abiturienten. Vier Personen aus Gruppe II waren weiblich, darunter war eine Abiturientin. Alle Frauen waren heterosexuell. Sie werden in der Regel bei den Auswertungen gesondert aufgeführt. Die Patienten der Gruppe II wußten seit mindestens 6 Monaten und maximal seit 8 Jahren um ihre Infektion. - Als **Kontrollgruppe** konnten n = 12 ambulant an der Medizinischen Klinik III der Universität Erlangen-Nürnberg behandelte Patienten gewonnen werden. Davon waren zwei Frauen. Sieben der Männer waren homosexuell. Die Patienten wußten seit mindestens 3 Monaten, maximal seit 7 Jahren um ihre Infektion.

Einen Überblick über den zeitlichen Ablauf der Therapien von Gruppe I und Gruppe II gibt die nachfolgende Graphik. Sie stellt zugleich dar, welche Daten hier analysiert werden. - Im Gesamtverlauf der Therapien wurden überdies durchschnittlich 20 Urinproben entnommen, die in zeitlich feiner Staffelung Veränderungen des Neopterinspiegels im Therapieverlauf erkennbar machen.

t10: 1. Treffen	BECK, SELT	1. Blutentnahme
3 Wochen		
t15: 1.Therapieblock	BECK,	
1 Monat		
t20: 2.Therapieblock	BECK,	2. Blutentnahme
1 Monat		
t25: 3.Therapieblock	BECK, SELT	
3 Monate		
t30: 1.Nachtermin	BECK, SELT	3. Blutentnahme
3 Monate		
t40: 2.Nachtermin		4. Blutentnahme

Datenerhebungen bei der Kontrollgruppen folgten inhaltlich und zeitlich dem gleichen Muster wie Datenerhebungen bei den Therapiegruppen.

8   Ausgewählte Ergebnisse und Interpretation

Ein erster Schritt unserer Auswertungen erstreckte sich auf Einzelfallanalysen. Sie scheinen angesichts der Differentialität der Befunde am besten geeignet, den Ablauf der Therapien fein genug zu beschreiben. Allerdings können solche hoch differenzierten und umfangreichen Einzelfallanalysen bei der hier notwendigen Kürze nicht berichtet werden. Vielmehr sollen zusammenfassende Darstellungen des Verlaufes psychologischer und immunologischer Parameter über die Zeit vorgestellt werden. Dabei wird unter Bezug auf den zuvor beschriebenen Plan der Untersuchung eine einfache quasi-experimentelle Anordnung zugrunde gelegt. Da die Wirkungen von Video- und Audio-Komponenten nicht "rein" erfaßt werden konnten, wurden Effekte der einzelnen Therapieblöcke zusammen mit diesen als **ein** Treatment betrachtet. Gleiches gilt für die Auswirkungen von Einzeltherapien, Beratung und Massage. Methodisch ergibt sich so natürlich die Komplikation einer wahrscheinlich hohen, durch die Gruppentherapien allein nicht aufgeklärten Varianz. Dies muß auch aufgrund der Zielsetzung unserer Studie - individuelle Ressourcenutilisation - zunächst in Kauf genommen werden.

Allerdings werden die beiden Therapiegruppen je gesondert vorgestellt. Sie sind streng genommen nicht vergleichbar. Es ist wahrscheinlich, daß in das Treatment der Gruppe II die Lernerfahrung der Therapeuten einging. Überdies waren Unterbringung und Therapieumfeld bei Gruppe II besser. Leichte Abänderungen in der Durchführung der Therapien kommen hinzu (so wurden z. B. fünf Yogaübungen in das Programm aufgenommen). Zu Unterschieden zwischen den Therapien kommen Unterschiede in der Zusammensetzung der Therapiegruppen. Prozesse der Selbstauslese - die auch durch Berichte der Teilnehmer in Gruppe I gesteuert sein dürften - führten mit einer gewissen Wahrscheinlichkeit dazu, daß ernsthafter betroffene und redlicher mitarbeitende Patienten in Gruppe II kamen. Dies zeigt sich nicht nur an unterschiedlichen Ausgangswerten bei t10, es wird auch an Indikatoren wie beispielsweise dem termingerechten und sorgfältigen Ausfüllen von Fragebogen und an der Mitarbeit im Verlaufe der Therapie erkennbar.

Sämtliche Signifikanzprüfungen wurden zweiseitig durchgeführt. Aufgrund der kleinen Gruppen, der zunächst nur intendierten Erprobung von Hypnotherapie zur Verbesserung der Ressourcenutilisation und angesichts der Tatsache, daß die Untersuchung eher als klinische Studie denn als ein Experiment zu kennzeichnen ist, wurde bei zweiseitiger Prüfung ein Signifikanzniveau von 10 % gewählt.

8.1 Globale Veränderungen

Global betrachtet wird sowohl am Verlauf der psychologischen als auch der immunologischen Daten erkennbar, daß die Psychotherapie wirksam war. Das generelle Muster der Veränderung stellt sich als eine Verbesserung von den Ausgangswerten über die Messungen während der Therapieblöcke dar. Das Ende der Therapie wird in der Regel mit einer Verschlechterung der Meßwerte beantwortet. Differenzierungen zwischen den Gruppen als auch zwischen den zeitlich unterschiedlich fein gestaffelten Messungen müssen allerdings beachtet werden.

8.2 Lebensqualität

Die Erfassung der Lebensqualität ergab für Gruppe I durchgängig um etwa 0,5 höhere Ausgangswerte. Dies mag in Verbindung mit dem etwas geringeren Commitment der Gruppe I der Grund dafür sein, daß lediglich die subjektiv eingeschätzte körperliche Verfassung von t10 nach t25 und die objektivierbare soziale Situation von t10 nach t30 anstiegen.

Tabelle 1: Veränderung der Lebensqualität bei Gruppe I (N=11)

ZEITEN SKALEN	t10 (vor)	t25 (Block 2)	t30 (nach)	Sig.
Stimmung	3,66	3,76	3,42	
Obj. Soz. Umfeld	3,50	3,82	3,93	###
Subj. körperlich	3,55	4,01	3,71	##
Grundstimmung	3,66	3,84	3,52	
Subj. Soz. Umfeld	3,74	3,83	3,85	
Lebensorientierung	3,56	3,74	3,53	#

###: signifikanter Unterschied zwischen t10 und t30 (zweiseitig, 10%)
##: signifikanter Unterschied zwischen t10 und t25 (zweiseitig, 10%)
#: signifikanter Unterschied zwischen t25 und t30 (zweiseitig, 10%)

Tabelle 2: Veränderung der Lebensqualität bei Gruppe II (N=11)

ZEITEN SKALEN	t10 (vor)	t25 (Block 2)	t30 (nach)	Sig.
Stimmung	3,17	3,31	3,29	
Obj. Soz. Umfeld	3,25	3,37	3,52	###
Subj. körperlich	2,98	3,50	3,09	##
Grundstimmung	2,86	3,22	3,10	## ###
Subj. Soz. Umfeld	3,29	3,57	3,35	##
Lebensorientierung	2,92	3,20	3,16	###

\###: signifikanter Unterschied zwischen t10 und t30 (zweiseitig, 10%)
 \##: signifikanter Unterschied zwischen t10 und t25 (zweiseitig, 10%)

8.3 Depression (BECK)

Es schien angebracht, eine differenzierte Auswertung der Kurzversion des BECK-schen Depressionsinventars vorzunehmen. **Vegetative Beschwerden** wie Appetitverlust oder Körperbeschwerden oder **Leistungsprobleme** (Ermüdbarkeit, Arbeitsunfähigkeit, Entschlußlosigkeit) dürften bei HIV-Infizierten einen anderen Aussagewert haben als bei der Normstichprobe.

Gemessen an den von Beck und Beck (1972) gegebenen Normen sind beide Therapiegruppen als nicht bzw. als leicht depressiv einzustufen. Gruppe II liegt zu allen Meßzeitpunkten über Gruppe I. Dies mag als Ausdruck ihrer realistischeren Orientierung angesehen werden, bedarf aber noch einer genaueren Klärung.

In beiden Gruppen sind die Depressionsscores, die eine kognitiv repräsentierte negative Einstellung ausdrücken, von t10 nach t25 gefallen. Dies geschieht bei der schon auf niedrigerem Niveau beginnenden Gruppe I bereits zwischen t10 und t15, kann also als Effekt des ersten Therapieblockes angesehen werden. Bei der Gruppe II ist nach relativ höheren Werten bei t10, t15 und t20 erst bei t25, also nach dem dritten Therapieblock, eine Verbesserung erkennbar. Interessant ist der erneute Anstieg der negativen Einstellung nach Abschluß der Therapie bei Gruppe I. Er bleibt aber unter dem Ausgangswert dieser Gruppe bei t10 und erreicht auch nicht die Ausprägung des Wertes negativer Einstellung der Gruppe II bei t30.

Vegetative Beschwerden steigen bei Gruppe II nach Abschluß der Therapie im Vergleich zu t15 wieder an.

Tabelle 3: Veränderungen im BECK Depressionsinventar bei Gruppe II (N=11)

ZEITEN SKALEN	t10 (vor)	t15 (Bl 1)	t20 (Bl 2)	t25 (Bl 3)	t30 (nach)
Neg. Einst.	4,64	4,55	5,81	3,28	3,55
Leist.Prob.	2,36	2,55	2,55	2,64	2,72
Veg. Beschw.	0,91	0,36	0,64	0,64	1,00

signifikanter Abfall negativer Einstellung von t10 nach t25
signifikanter Abfall negativer Einstellung von t15 nach t25
signifikanter Abfall negativer Einstellung von t20 nach t25
signifikanter Abfall negativer Einstellung von t20 nach t30
signifikanter Abfall negativer Einstellung von t15 nach t30

Auf eine tabellarische Darstellung der Werte von Gruppe I wird hier aus Platzgründen verzichtet. Die insgesamt niedrigeren Werte veränderten sich zwar wie oben beschrieben, keine Veränderung erreicht jedoch Signifikanz.

8.4 Helferzellen

In beiden Therapiegruppen steigt die Zahl der Helferzellen von der Voruntersuchung (t10) bis zum zweiten Therapieblock (t20) an. In beiden Gruppen zeigt sich auch ein Abfall nach Beendigung der Therapie, also von t20 nach t30. Diese Veränderungen sind gemessen am kontinuierlichen Abfall der Zahl der Helferzellen bei der Kontrollgruppe signifikant.

In Verbindung mit Beobachtungen und Berichten von Patienten wird der Rückgang der Helferzellen von t20 nach t30 als Ausdruck einer möglicherweise zu früh beendeten therapeutischen Arbeit gewertet. Erklärend sei darauf hingewiesen, daß der Therapieblock 2 (t20) Körperarbeit akzentuierte. Demgegenüber stand bei t25 die Übernahme von bislang erfahrenen Ressourcen in den sozialen Alltag im Fokus der Arbeit. Dies stellte eine Anforderung dar, die wahrscheinlich nicht von allen Patienten aufgegriffen werden konnte.

Interessant ist, daß bei Gruppe II ein halbes Jahr nach Therapieende ein erneuter, allerdings nicht signifikanter Anstieg der Zahl der Helferzellen registriert wurde. Möglicherweise geht dies nicht nur auf das größere Commitment dieser Gruppe, sondern auch auf weiteres Nutzen von Trance und Arbeit mit Imagination zurück.

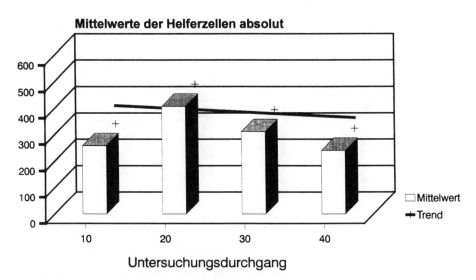

Abbildung 1: Helferzellen im Verlauf (Gruppe 1, N=11). Die Balken geben die Mittelwerte, die Gerade den Trend an.

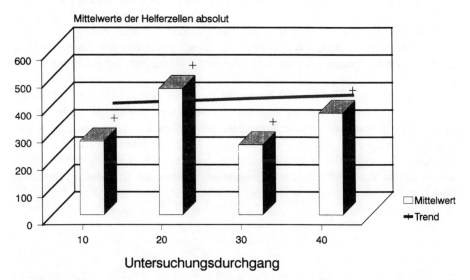

Abbildung 2: Helferzellen im Verlauf (Gruppe 2, N=15). Die Balken geben die Mittelwerte, die Gerade den Trend an.

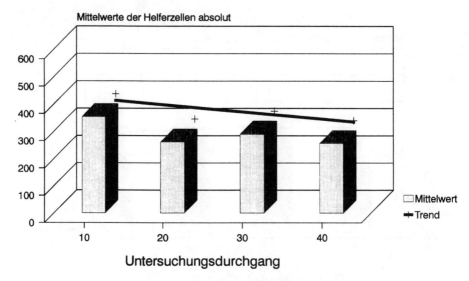

Abbildung 3: Helferzellen im Verlauf (Kontrollgruppe, N=10). Die Balken geben die Mittelwerte, die Gerade den Trend an.

Eine weitere bedeutsame Differenzierung ergibt sich aus dem Vergleich des Anstieges von Helferzellen bei Gruppen in früheren (AS und LAS) sowie späteren klinischen Stadien der Erkrankung (ARC und Aids). Statistisch bedeutsam ist der Anstieg der Zahl der Helferzellen nur in der relativ "gesünderen" Gruppe. Anders gewendet: Psychotherapie wirkt nicht mehr deutlich auf diesen Parameter des Immunsystems, wenn die Immunschwäche bis zum ARC oder zum Vollbild Aids fortgeschritten ist.

Zwar ist nicht auszuschließen, daß die beschriebenen Effekte zumindet zum Teil darauf zurückzuführen sind, daß die medizinische Behandlung der Gruppen oder soziale und psychische Umstände in ihrer Lebenssituation differierten. Dies wird anhand klinischer Daten zur Zeit geprüft. Zum derzeitigen Zeitpunkt gehen wir davon aus, daß Psychotherapie mit hoher Wahrscheinlichkeit den - bei der Kontrollgruppe erkennbaren - fatalen Verlauf der Zahl von Helferzellen während der Krankheit beeinflussen kann.

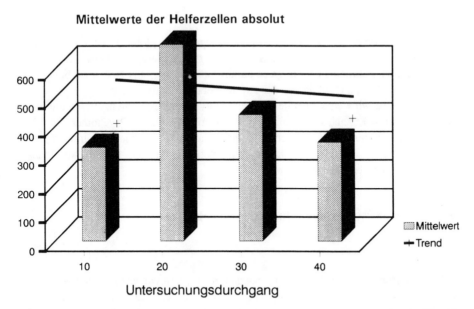

Abbildung 4: Helferzellen im Verlauf (Gruppe 1 und 2, AS und LS N=7). Die Balken geben die Mittelwerte, die Gerade den Trend an.

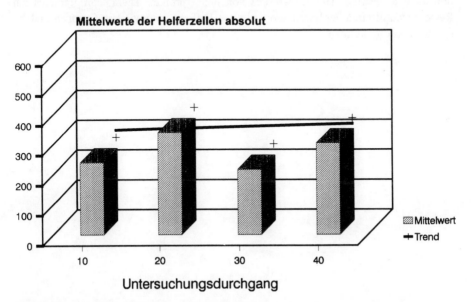

Abbildung 5: Helferzellen im Verlauf (Gruppe 1 und 2, ARC und AIDS N=19). Die Balken geben die Mittelwerte, die Gerade den Trend an.

8.5 Neopterin

Bei Gruppe I verbesserte sich der Neopterinspiegel - ein globaler Index der Aktivierung des Immunsystems - mit den Beginn der Psychotherapie. Dies wird bei der Gruppe II nicht deutlich. Allerdings ist darauf hinzuweisen, daß Neopterin bei einigen Patienten aus Gruppe II schon vor der Psychotherapie relativ erhöht war.
Möglicherweise wird eine Regulierung der Aktivitäten des Immunsystems nur in einem günstigeren Bereich möglich. Es wird zu prüfen sein, ob Psychotherapie - ähnlich wie beim Parameter T4-Zellen - bei deutlicher Schwächung der Immunabwehr nicht mehr wirkt. Der Einzelverlauf des Neopterins in Gruppe 1 ist in Abbildung 6 auf der nächsten Seite wiedergegeben.

9 Kritische Beurteilung der Ergebnisse

Die Auswertungen weisen immer wieder darauf hin, daß wir letztlich individuelle Effekte von Ressourcenutilisation beschreiben müssen. Ein sauberes Experimentieren war in unserer Studie ethisch nicht vertretbar. Es war auch aufgrund der eingangs begründeten Differentialität von Prozessen der Auseinandersetzung mit der HIV-Infektion nicht angestrebt. Die Effekte des von uns erprobten Therapieprogrammes zur Ressourcenutilisation verdienen aber bei allen Differenzen zwischen Gruppen und Individuen Aufmerksamkeit.

Ressourcenutilisation bei HIV-Positiven 187

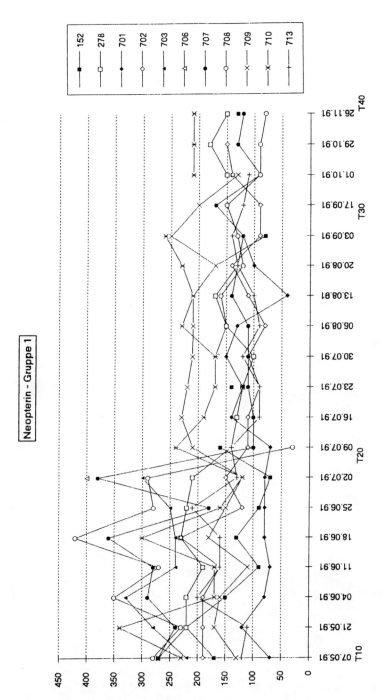

Abbildung 6: Verlauf der Neopterin-Werte in Gruppe 1 (N=11)

E Schizophrenien

Coping bei ersthospitalisierten Schizophrenen

JOSEF BAILER, WOLFGANG BRÄUER, DAGMAR LAUBENSTEIN & EIBE-RUDOLF REY

1 Einleitung

Das langfristige Ziel unserer prospektiven Verlaufsstudie[1] ist die Entwicklung und empirische Überprüfung eines "Risikomodells" zur Vorhersage des Verlaufs schizophrener Erkankungen (vgl. Rey et al., 1992). Ausgangspunkt unserer Studie waren neuere Krankheitskonzepte zur Schizophrenie, insbesondere das Vulnerabilitäts-Streß-Modell (Zubin & Spring, 1977; Nuechterlein & Dawson, 1984). Nach Zubin's Vulnerabilitätskonzept der Schizophrenie hängt der Ausbruch einer schizophrenen Episode (somit der Krankheitsverlauf) von dem Grad der Vulnerabilität des Individuums einerseits und der Höhe der Streßbelastung andererseits ab. Psychologische Ressourcen und Bewältigungsfähigkeiten und -defizite nehmen nach Zubin in der Beziehung zwischen Vulnerabilität, Belastung und Rezidiv die Rolle von Moderatorvariablen ein, die das Auftreten schizophrener Symptome begünstigen oder erschweren können.

Vor dem Hintergrund dieser heuristischen Modellvorstellungen zu Entstehung und Verlauf schizophrener Episoden entwickelten wir in Anlehung an Liberman (1986) ein etwas vereinfachtes "Interaktives Verlaufsmodell der Schizophrenie" (s. Abb. 1). Wir gehen dabei von der Annahme aus, daß es eine ganze Reihe personaler und sozialer Risiko- und Schutzfaktoren gibt, die miteinander in Wechselwirkung stehen und zusammengenommen entscheidend den Verlauf und Ausgang der schizophrenen Erkrankung mitbestimmen.

Der vorliegende Beitrag beschäftigt sich mit Coping bzw. Krankheitsbewältigung. In unserem in Abbildung 1 dargestellten "Interaktiven Verlaufsmodell der Schizophrenie" betrachten wir diese Variable als potentiellen personalen Schutzfaktor gegenüber erneuten Rückfällen und ungünstigem Krankheitsverlauf. Heim und Willi (1986) definieren Coping bzw. Krankheitsbewältigung "als das Bemühen ... bereits bestehende oder erwartete Belastungen durch die Krankheit innerpsychisch (emotional/kognitiv) oder durch zielgerichtetes Handeln aufzufangen, auszugleichen, zu meistern oder zu verarbeiten" (S. 367). Diese Definition kommt unserem eigenen Verständnis von Krankheitsbewältigung sehr nahe. Wobei es bei schizophrenen Erkrankungen allerdings häufig schwer fällt, Krankheitssymptome und Bewältigungsverhalten eindeutig gegeneinander abzugrenzen (vgl. Wiedl & Schöttner, 1987).

---

[1] Die vorliegende Arbeit entstand im Rahmen des seit dem 1.1.1987 von der DFG geförderten Projektes S3 des Sonderforschungsbereiches 258 der Universität Heidelberg.

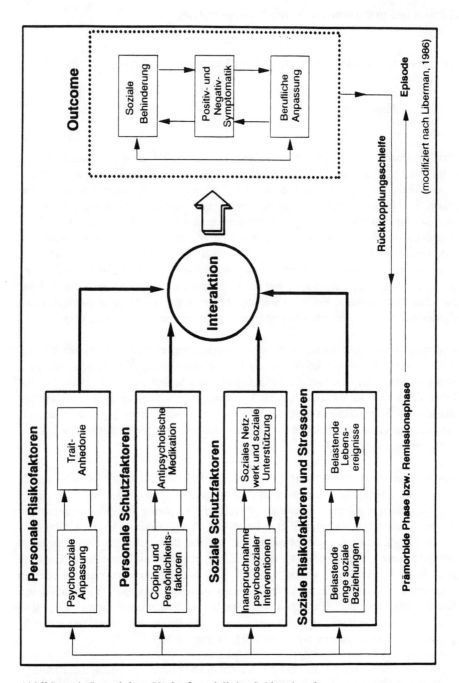

Abbildung 1: Interaktives Verlaufsmodell der Schizophrenie

Wir erwarten, daß sich die schizophrenen Patienten inter- und intraindividuell unterschiedlich mit ihrer Erkrankung auseinandersetzen. Unser mittelfristiges Ziel ist es, jene Copingmechanismen zu identifizieren, die sich günstig bzw. ungünstig auf den sozialen und psychopathologischen Krankheitsverlauf auswirken. Konkret wurden in der vorliegenden Arbeit folgende Fragen untersucht:

2 Fragestellung

1. Welche Bewältigungsstrategien setzen Schizophrene bevorzugt zur Bewältigung ihrer Symptomatik ein?

2. Welchen Einfluß hat die subjektiv wahrgenommene Bewältigungskompetenz auf das Bewältigungsverhalten?

3. Unterscheiden sich Patienten mit "gutem" versus "schlechtem" Krankheitsverlauf bereits zum Zeitpunkt der Ersthospitalisierung in ihrem Bewältigungsverhalten?

4. Werden die verschiedenen Bewältigungsstrategien eher stabil (im Sinne eines trait-Merkmals) oder eher variabel (im Sinne eines state-Merkmals) über die untersuchten fünf Symptombereiche hinweg eingesetzt?

5. Lassen sich aus den erhobenen Bewältigungsreaktionen mittels Faktorenanalyse interpretierbare Bewältigungsfaktoren extrahieren?

6. Welche Zusammenhänge bestehen zwischen Bewältigungsverhalten und Symptomatik bzw. sozialer Behinderung?

3 Methode

3.1 Konstruktion des IKB

Zum Zeitpunkt der Studienkonzeption gab es in der einschlägigen Fachliteratur weder systematische Beschreibungen noch brauchbare Kategorisierungen des Bewältigungsverhaltens Schizophrener. Neben einem sinnvollen theoretischen Konzept fehlte auch ein Instrument zur Messung von Bewältigungsverhalten Schizophrener, das die spezifischen Besonderheiten dieser Patienten gebührend berücksichtigte. In umfassenden theoretischen und empirischen Vorarbeiten entwickelten Thurm und Häfner (1987) ein theoretisches Modell der Krankheitsbewältigung Schizophrener und davon abgeleitet ein halbstandardisiertes "Interview zur Erfassung der Krankheitsbewältigung (IKB)" (Thurm-Mussgay et al., 1991). Thurm und Häfner (1987) beziehen sich in ihrem Ansatz auf Zubins Vulnerabilitätskonzept (Zubin & Spring, 1977) sowie auf die theoretischen Ansätze zur Krankheitsbewältigung von Heim, Augustiny und Blaser (1983), Lazarus und Launier (1978) sowie Moos und Tsu (1977).

Die schizophrene Erkankung wird hier als "kritisches Lebensereignis" verstanden, das mit einer Vielzahl von Anforderungen und Belastungen verbunden ist. Diese Anforderungen lösen beim Patienten zunächst primäre und sekundäre Bewertungsprozesse aus (vgl. Lazarus & Launier, 1978). In Abhängigkeit von der subjektiven Einschätzung der zu bewältigenden Belastung (primäre Bewertung) und der Bewertung der eigenen Bewältigungsmöglichkeiten (sekundäre Bewertung) werden dann entsprechende Bewältungsreaktionen gezeigt. Dem Patienten wird hierzu eine Liste mit 13 möglichen Bewältigungsreaktionen vorgelegt. Er soll angeben, welche der aufgeführten Bewältigungsreaktionen von ihm in der jeweils spezifischen Belastungssituation tatsächlich eingesetzt wurden. Das Resultat der Bewältigungsbemühungen kann sich auf den psychopathologischen Krankheitsverlauf und/oder den sozialen Verlauf auswirken. Im Sinne eines transaktionalen Modells werden dabei Rückwirkungen des Bewältigungsverhaltens auf das zu bewältigende Problem bzw. die zu bewältigende Symptomatik angenommen. Der Ablauf des IKB ist in Abbildung 2 schematisch dargestellt.

Von den insgesamt zehn Anforderungsbereichen beziehen sich drei auf das Vorhandensein von Symptomatik (I. Plussymptomatik: Denkstörungen, Halluzinationen, Wahn, II. Basisstörungen, III. Subjektive Beschwerden). Erhoben werden die Plussymptomatik mit dem "Present State Examination" (PSE, Sektionen 13, 14 und 15) (Wing et al., 1973), die Basisstörungen mit dem "Fragebogen zur Erfassung der Basisstörungen (FEB)" (Langer et al., 1985) und die subjektiven Beschwerden mit einer standardisierten Symptomliste. Ferner werden krankheitsbedingte Anforderungen im familiären, heterosexuellen, sozialen und beruflichen Bereich erfragt. Als letzter Anforderungsbereich wird die "subjektiv erlebte Irritierbarkeit" gegenüber rückfallprovozierenden Stressoren erfragt. Das Interview wird von eigens in diesem Verfahren trainierten klinischen Psychologen durchgeführt und dauert je nach Anzahl vorhandener Anforderungsbereiche zwischen 45 und 60 Minuten. In der Regel wurde das Interview erst nach Abklingen der akut-produktiven Symptomatik durchgeführt.

Die vorliegende Arbeit beschäftigt sich ausschließlich mit der Bewältigung von Symptomatik (Denkstörungen, Halluzinationen, Wahn, Basisstörungen und subjektiven Beschwerden). Auf die Bewältigung krankheitsbedingter psychosozialer Probleme und den Umgang mit rückfallprovozierenden Stressoren soll hier nicht eingegangen werden.

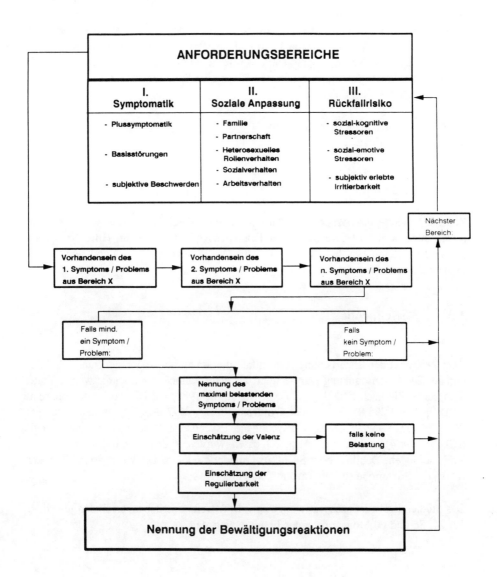

Abbildung 2: schematische Darstellung zum Ablauf des IKB

3.2 Weitere Meßinstrumente

Die verschiedenen Aspekte der Symptomatik wurden mit folgenden Meßinstrumenten erfaßt: Wahn und Halluzinationen wurden mit dem "Present State Examination" (PSE, Wing et al., 1973) erhoben, anschließend wurde mittels Catego-Algorithmus der PSE-Subscore DAH ("delusional and hallucinatory syndrom") gebildet (vgl. Wing et al., 1982). Die Negativsymptomatik wurde u. a. mit der von Andreasen (1982) entwickelten "Scale for the Assessment of Negative Symptoms" (SANS) erfaßt. Die SANS besteht aus fünf Subskalen:

1. "Affektverflachung - Affektstarrheit",
2. "Alogie - Paralogie",
3. "Abulie - Apathie",
4. "Anhedonie - Assozialität" sowie
5. "Aufmerksamkeit".

Zusätzlich wurde die soziale Behinderung mit der "Disability Assessment Schedule" (DAS, Jung et al., 1989) erfragt. Der Krankheitsverlauf wurde mit Hilfe eines kategorialen Beurteilungssystems kodiert (FU-HSD, "Follow-up History and Sociodemographic Schedule").

3.3 Stichprobe

Zum Zeitpunkt der Ersterhebung (t0) umfaßt die Stichprobe 163 ersterkrankte Schizophrene. Die Ersterkrankung war definiert als erste stationäre Aufnahme wegen akuter Symptome, die nach ICD-9 (vgl. Degkwitz et al., 1980) die Diagnose Schizophrenie (ICD-9: 295.0-295.9), Paranoides Syndrom (ICD-9: 297.0-297.9), Akute paranoide Reaktion (ICD-9: 298.3) bzw. Psychogene Psychose mit paranoider Symptomatik (ICD-9: 298.4) rechtfertigt. Ausgeschlossen wurden Patienten mit hirnorganischen Veränderungen, Debilität oder Sucht als Grunderkrankung. Die wichtigsten Charakteristika der Stichprobe sind in Tabelle 1 aufgeführt.

Das Studiendesign ist prospektiv angelegt, d. h. weitere Erhebungen finden jeweils 6, 12, 24, 36 und 60 Monate nach der Ersterhebung statt.

Tabelle 1: Stichprobe im Überblick (t0, N = 163)

Geschlecht			Alter		
Männer	89	(54,6)*	jüngster Proband		17 J.
Frauen	74	(45,4)	ältester Proband		59 J.
			Mittelwert		29,7 J.
			Standardabweichung		9,6 J.
Familienstand			**ICD-9 Diagnose bei Indexaufnahme**		
ledig	106	(65,0)*			
mit Partner	33	(20,3)	295.0 - .9	151	(92,6)*
getrennt/gesch.	16	(9,8)	297.0 - .9	9	(5,5)
verwitwet	4	(2,5)	298.3	3	(1,9)
keine Angaben	4	(2,5)			
Schulbildung			**Ausbildung**		
Sonderschule/ kein Abschluß	14	(8,6)*	keine	30	(18,4)*
Hauptschule	51	(31,3)	angelernt	9	(5,5)
Mittelschule	37	(22,7)	Lehre	65	(39,9)
Fachoberschule	10	(6,1)	Fachschule/ Meister	8	(4,9)
Abitur	42	(25,8)	Fachhochschule	3	(1,8)
andere/ nicht bekannt	9	(5,5)	Universität	15	(9,2)
			andere	1	(0,6)
			nicht bekannt	32	(19,6)

* Die Zahlen in Klammern geben die Prozentwerte an.

4 Ergebnisse

4.1 Welche Bewältigungsreaktionen werden beim Umgang mit der Symptomatik bevorzugt genannt?

Betrachtet man die prozentuale Häufigkeit, mit der die einzelnen Bewältigungsreaktionen über die fünf Symptombereiche (Denkstörungen, Halluzinationen, Wahn, Basisstörungen und subjektive Beschwerden) hinweg genannt wurden, dann wird deutlich, daß Bewältigungsreaktionen, die auf eine aktive oder kognitive Auseinandersetzung mit der schizophrenen Symptomatik abzielen, bevorzugt werden (46-55 % "Ja"). Typisches Vermeidungsverhalten (34-41 % "Ja") oder Bagatellisierung (30 % "Ja") wird dagegen seltener genannt (vgl. Abbildung 3).

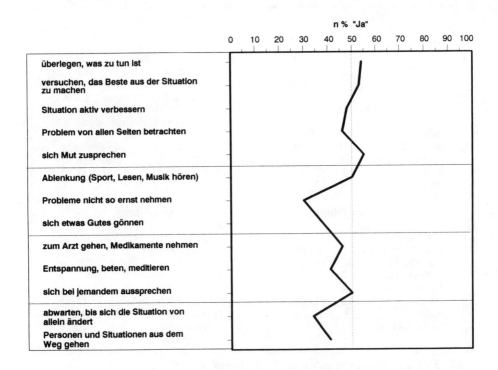

Abbildung 3: Häufigkeit symptombezogener Bewältigungsreaktionen. Prozentuale Häufigkeit der genannten Bewältigungsreaktionen über alle fünf Symptombereiche zum Zeitpunkt t0. (N = 460 Beobachtungen; Bewältigungsverhalten bei Plus-Symptomatik, Basisstörungen und subjektiven Beschwerden)

4.2 Der Einfluß der subjektiv wahrgenommenen Regulierbarkeit der Symptomatik auf das Bewältigungsverhalten

Patienten, die glauben, selbst etwas gegen die Symptomatik tun zu können, die also ein Gefühl von Regulierbarkeit oder Kontrolle gegenüber ihrer Symptomatik haben, geben bei allen fünf Symptombereichen deutlich häufiger problemzentrierte Bewältigungsreaktionen an als Patienten, die diese Kontrollüberzeugung nicht haben. Abbildung 4 zeigt diese Unterschiede exemplarisch für die wahnbezogenen Bewältigungsreaktionen. Die Sternchen kennzeichnen signifikante Häufigkeitsunterschiede ($p < .05$) im Chi-Quadrat-Test.

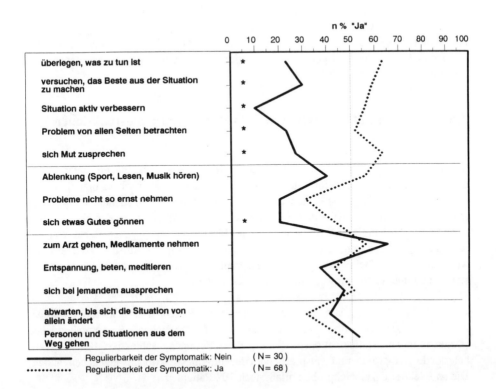

Abbildung 4: Der Einfluß der subjektiv wahrgenommenen Regulierbarkeit der Symptomatik auf das Bewältigungsverhalten zum Zeitpunkt t0. Prozentualer Anteil der Schizophrenen, der die Bewältigungsstrategien bei Vorhandensein von Wahnsymptomatik (t0) zeigt.

4.3 Unterschiede im Bewältigungsverhalten von Patienten mit "gutem" versus "schlechtem" Krankheitsverlauf.

Bei der Zwei-Jahres-Katamnese (t3) wurde der bisherige Krankheitsverlauf jedes Patienten mit Hilfe eines kategorialen Beurteilungssystems (FU-HSD) danach beurteilt, ob es sich um einen eher "guten" oder eher "schlechten" Verlauf handelt. "Guter" Verlauf (N = 36) bedeutet eine oder zwei psychotische Episoden mit anschließend vollständiger Remission (FU-HSD-Verlaufstypen 0, 1, 2, 7). Der Kategorie "schlechter" Verlauf wurden dagegen die nichtremittierten Patienten (N = 34) zugeordnet (FU-HSD-Verlaufstypen 3, 4, 6, 8).

Vergleicht man das Bewältigungsverhalten der beiden Gruppen zum Zeitpunkt der Ersthospitalisierung (t0), so zeigt sich ein zwar leichter, jedoch überwiegend nichtsignifikanter Trend dahingehend, daß Patienten mit "gutem" Verlauf bei allen Symptombereichen etwas häufiger problemzentrierte Bewältigungsreaktionen nennen als Patienten mit "schlechtem" Verlauf.

4.4 Stabilität versus Variabilität der Bewältigungsreaktionen

Vor dem Hintergrund der "State-Trait-Kontroverse", die sich wie ein roter Faden durch die gesamte Copingforschung zieht, wurde der Frage nachgegangen, ob die untersuchten Bewältigungsreaktionen eher starr über die verschiedenen Symptombereiche hinweg eingesetzt werden (im Sinne eines Trait-Merkmals) oder eher flexibel und symptomabhängig (im Sinne eines State-Merkmals)? Wir gehen dabei von der Annahme aus, daß eine Bewältigungsstrategie dann Eigenschaftscharakter besitzt, wenn sie nicht nur bei einem spezifischen Symptom, sondern über die unterschiedlichsten Symptombereiche hinweg konstant eingesetzt wird.

Für diese Fragestellung konnten nur die Daten jener Patienten berücksichtigt werden, die in mindestens drei von maximal fünf möglichen Symptombereichen (Denkstörungen, Halluzinationen, Wahn, Basisstörungen, subjektive Beschwerden) belastende Symptome und entsprechende Bewältigungsreaktionen angegeben hatten. Die so selektierte Teilstichprobe umfaßt noch 102 Patienten.

In einem ersten Analyseschritt wurde dann getrennt für jede einzelne Bewältigungsstrategie der prozentuale Anteil der Patienten bestimmt, welcher die Bewältigungsstrategie:

a) "häufig" (d. h. in mindestens 60 % der angegebenen Symptombereiche),
b) "selten" (d. h. in 33-50 % der angegebenen Symptombereiche) und
c) "nie" (d. h. in keinem der angegebenen Symptombereiche) eingesetzt hat.

Bemerkenswert ist zunächst, daß einzelne Strategien von einem beträchtlichen Anteil der Patienten (17-42 %) durchgängig "nie" zur Bewältigung der vorhandenen Symptomatik eingesetzt wurden. Entweder wurden diese Strategien von den Patienten als ineffizient eingeschätzt und daher abgelehnt oder es handelte sich um Strategien, die nicht Bestandteil des individuellen Bewältigungsrepertoires waren.

Betrachten wir in einem zweiten Analyseschritt nun ausschließlich jene Patienten, die tatsächlich die jeweilige Bewältigungsstrategie genannt hatten (N = 59-85) und vergleichen, ob die Strategie mehrheitlich "häufig" oder "selten" über die verschiedenen Symptombereiche hinweg eingesetzt wurde, dann ergibt sich das in Abbildung 5 dargestellte Verhältnis von "stabilem" versus "variablem" Einsatz der jeweiligen Bewältigungsstrategie. Eine Strategie, die von einem Patienten über verschiedene Symptombereiche hinweg "häufig" eingesetzt wurde, bezeichnen wir hierbei als "stabil", wurde sie dagegen "selten" eingesetzt, bezeichnen wir sie als flexibel oder "variabel". Neun der 13 Strategien wurden demnach von der Mehrheit der Patienten eher stabil als variabel eingesetzt. Insbesondere die problemzentrierten Strategien wurden mehrheitlich stabil eingesetzt. Vermeidungsstrategien sowie Bagatellisierungsversuche ("Probleme nicht so ernst nehmen") wurden dagegen von über 50 % der Patienten variabel eingesetzt. Stellen wir uns schließlich die Frage, wie viele Patienten mehr als 50 % der von ihnen genannten Bewältigungsstrategien in dem oben ausgeführten symptomübergreifenden Sinne "stabil" einsetzten, dann ergibt sich ein Anteil von 58 %, der dieses Kriterium erfüllt. Diese Patienten zeigen also ein relativ stabiles symptomunabhängiges Coping-Muster.

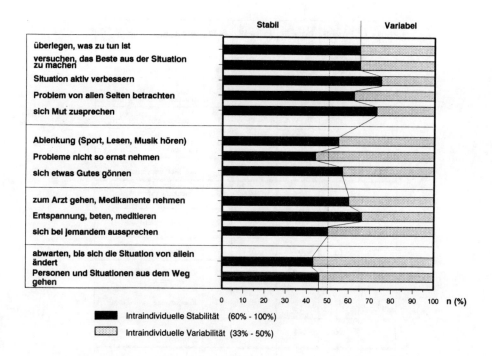

Abbildung 5: Stabilität versus Variabilität symptombezogener Bewältigungsreaktionen zum Zeitpunkt t0. Prozentualer Anteil der Schizophrenen mit stabilem bzw. variablem Bewältigungsverhalten (N = 59-85 Patienten mit $\geq$ 3 Symptombereichen).

4.5 Die Faktorenstruktur des IKB

Die Antwortangaben zu den Bewältigungsreaktionen über alle 10 Anforderungsbereiche des IKB wurden einer Faktorenanalyse unterzogen. Die Hauptkomponentenanalyse führte zu vier Faktoren mit Eigenwert >1. Die nach einer Varimax-Rotation erhaltene Faktorstruktur ist in Tab. 2 mitgeteilt. Die Faktoren wurden wie folgt benannt: Problemlösung (Faktor I), Ablenkung (Faktor II), Hilfesuche (Faktor III) und Vermeidung (Faktor IV). Diese Faktoren erklären zusammen 55,5 % der Varianz. In zwei Rechenschritten wurde unter Berücksichtigung der genannten Symptombereiche für jeden Bewältigungsfaktor ein Summenwert errechnet. Die so gebildeten IKB-Subskalen spiegeln das symptombezogene individuelle Bewältigungsverhalten wider.

Tabelle 2: Rotierte Faktorstruktur der Bewältigungsreaktionen über alle 10 Anforderungsbereiche des IKB. (Symptombereiche t0 + psychosoziale Bereiche t1, N = 710; Kaiser-Meyer-Olkin-Measure .86 [Fit = gut]).

Faktor I Problemlösung	Faktor II Ablenkung	Faktor III Hilfesuche	Faktor IV Vermeidung	BEW	Bewältigungsreaktionen
.80	.06	.05	.08	11	überlegen, was zu tun ist
.73	.25	-.04	.13	13	versuchen, das Beste aus der Situation zu machen
.69	.17	.15	-.30	5	Situation aktiv verbessern
.64	.22	.16	.02	6	Problem von allen Seiten betrachten
.55	.25	.19	.04	8	sich Mut zusprechen
.09	**.77**	.09	-.09	3	Ablenkung (Sport, Lesen, Musik hören)
.25	**.64**	-.05	.19	9	Problem nicht so ernst nehmen
.32	**.63**	.06	.05	7	sich etwas Gutes gönnen
.13	-.05	**.77**	.03	10	zum Arzt gehen, Medikamente nehmen
.16	.47	**.52**	.05	12	Entspannung, beten, meditieren
.40	.06	**.44**	-.05	2	sich bei jemandem aussprechen
.12	.02	-.04	**.87**	4	abwarten, bis sich die Situation von allein ändert
-.14	.15	.44	**.52**	1	Personen und Situationen aus dem Weg gehen
21.4 %	14.3 %	10.5 %	9.3 %	aufgeklärte Varianz 55.5 %	

4.6 Korrelationen der IKB-Subskalen mit Psychopathologie und sozialer Behinderung

Welche Zusammenhänge bestehen zwischen Bewältigungsverhalten und Psychopathologie bzw. sozialer Behinderung? Die Subskalen des IKB korrelieren insgesamt nur sehr schwach mit der Symptomatik zum Zeitpunkt der Erstuntersuchung t0 (vgl. Tabelle 3). Patienten mit hohen Werten in der IKB-Subskala "Problemlösung" zeigen niedrige Werte in den SANS-Subskalen "Affektverflachung/Affektstarrheit" ($r = -17$, $p < .05$), "Anhedonie/Assozialität" ($r = -.25$, $p < .01$) und (mangelnde) "Aufmerksamkeit" ($r = -.21$, $p < .01$). Die IKB-Subskalen "Ablenkung" und "Hilfesuche" sind ebenfalls signifikant negativ mit der SANS-Subskala "Anhedonie/Assozialität" korreliert. Hohe Werte in der IKB-Subskala "Vermeidung" gehen dagegen mit erhöhten Werten in der SANS-Subskala (mangelnde) "Aufmerksamkeit" ($r = .22$, $p < .01$) sowie mit einer stärkeren sozialen Behinderung ($r = .29$, $p < .01$) einher.

Hat das Bewältigungsverhalten, welches die Patienten zum Zeitpunkt der Ersthospitalisierung zeigten, einen Einfluß auf die Psychopathologie und soziale Behinderung 6 Monate später?

Wir fanden nur drei signifikante Korrelationen zwischen Bewältigungsverhalten (t0) und späterer Psychopathologie (t1) (vgl. Tabelle 3). Die IKB-Subskala "Problem-lösung" korreliert negativ mit späterer "Anhedonie/Assozialität" ($r = -.19$, $p < .05$) und (mangelnder) "Aufmerksamkeit" ($r = -.19$, $p < .05$). Die IKB-Subskala "Vermeidung" korreliert dagegen sowohl im Querschnitt (t0) als auch im Längsschnitt (t1) positiv mit reduzierten Aufmerksamkeitswerten. Ferner scheint sich die "Problem-lösung" eher günstig ($r = -.20$, $p < .10$) und die "Vermeidung" ungünstig ($r = .27$, $p < .05$) auf die spätere soziale Anpassung auszuwirken.

Die dargestellten Korrelationen lösen sich jedoch möglicherweise auf, wenn man den Einfluß einer für den Zusammenhang bedeutsamen Drittvariablen, z. B. "Anhedonie/Assozialität" oder "soziale Behinderung" zum Zeitpunkt t0, statistisch herauspartialisiert.

Tabelle 3: Produkt-Moment-Korrelationen zwischen IKB-Subskalen (t0) und Psychopathologie sowie sozialer Behinderung (bei t0 und t1)

t_0 & t_1	t_0	Problemlösung	Ablenkung	Hilfesuche	Vermeidung
Affektverflachung/	t_0	**-.17***	-.12	-.13	.12
Affektstarrheit	t_1	-.15	-.06	-.10	-.03
Alogie/	t_0	-.01	.02	.01	**.16**$^{(*)}$
Paralogie	t_1	-.06	.05	-.03	.11
Abulie/	t_0	.05	.05	-.06	.09
Apathie	t_1	-.09	.01	-.02	.09
Anhedonie/	t_0	**-.25****	**-.18***	**-.18***	.01
Assozialität	t_1	**-.19***	-.15	-.13	.08
mangelnde	t_0	**-.21****	-.11	-.04	**.22****
Aufmerksamkeit	t_1	**-.19***	.01	-.09	**.21***
Soziale	t_0	**-.16**$^{(*)}$	.03	-.12	**.29****
Behinderung	t_1	**-.20**$^{(*)}$	-.17	-.13	**.27****
Wahn + Hallu.	t_0	-.02	-.05	.01	-.03
PSE-DAH	t_1	-.10	-.09	-.12	-.04

N_{t0} = 96 - 150 N_{t1} = 81 - 120 ** = p<.01 * = p<.05 $^{(*)}$ = p<.10

5 Diskussion und Ausblick

Der Ausbruch einer akuten schizophrenen Psychose kann als ein extrem belastendes Lebensereignis verstanden werden, dessen Bewältigung von den Betroffenen eine hohe Anpassungsleistung erfordert. Es existieren bislang jedoch kaum systematische Untersuchungen, die sich gezielt mit der Frage auseinandersetzen, wie Schizophrene mit ihrer Erkankung umgehen. Die wenigen zu diesem Thema publizierten Arbeiten zeigen übereinstimmend, daß Schizophrene ihre Krankheit durch vielfältige Copingstrategien aktiv zu beeinflussen versuchen (Böker & Brenner, 1983, 1984; Breier & Strauss, 1983; Cohen & Berg, 1985; Falloon & Talbot, 1981; Gross, 1986; Kleinke, 1984; Tarrier, 1987; Thurm & Häfner, 1987; Thurm-Mussgay et al., 1991; Wiedl & Schöttner, 1989). Fundierte empirische Erkenntnisse darüber, welche Bewältigungsstrategien sich günstig oder ungünstig auf den Krankheitsprozeß und -verlauf auswirken, fehlen gegenwärtig noch gänzlich.

Im Rahmen unserer fünfjährigen Verlaufsuntersuchung an ersthospitalisierten Schizophrenen beschäftigen wir uns seit 1987 eingehend mit der Klärung dieser und anderer Fragen (Rey et al., 1992).

Die vorliegenden Ergebnisse zum ersten Querschnitt zeigen, daß ersthospitalisierte Schizophrene ihrer Erkrankung keineswegs passiv und hilflos ausgeliefert sind. Im Umgang mit belastender Symptomatik nennen sie häufiger Bewältigungsstrategien, die auf eine aktive oder kognitive Auseinandersetzung mit der Erkrankung abzielen als Vermeidungsstrategien oder Bagatellisierungsversuche.

Die Einschätzung der Regulierbarkeit der Symptomatik hat dabei einen starken Einfluß auf das genannte Bewältigungsverhalten. Schizophrene, die glauben etwas gegen ihre Symptomatik tun zu können, nennen deutlich häufiger problemzentrierte Bewältigungsreaktionen als Schizophrene ohne derartige Kontrollüberzeugungen. In der "life event-" und Coping-Forschung wurde schon früh auf die Bedeutung von Kontrollüberzeugungen für den Bewältigungsprozeß hingewiesen (z. B. Braukmann & Filipp, 1981; Folkman, 1984).

Ein Großteil der Schizophrenen setzt die einzelnen Bewältigungsreaktionen gleichförmig über die unterschiedlichen Störungsbereiche hinweg ein. Insbesondere problemorientierte Bewältigungsreaktionen werden häufig symptomübergreifend eingesetzt. Dies spricht dafür, daß viele, aber bei weitem nicht alle, Schizophrene schon sehr früh bestimmte Bewältigungsstile ausbilden. Die weiteren Analysen werden zeigen, ob diese Bewältigungsstile über die Zeit konstant bleiben oder sich mit zunehmender Krankheitserfahrung verändern.

Die 13 Bewältigungsreaktionen des IKB konnten mittels Faktorenanalyse auf folgende vier Faktoren reduziert werden: Problemlösung, Ablenkung, Hilfesuche, Vermeidung. Thurm-Mussgay et al. (1991) kamen an einer größeren Stichprobe Schizophrener zu einer fast identischen Faktorenstruktur. Aufgrund dieser konsistenten Ergebnisse haben wir die Faktorenstruktur als Grundlage für die Bildung von vier Subskalen verwendet.

Über die Effizienz einzelner Bewältigungsreaktionen und ihren Einfluß auf den Krankheitsprozeß und -verlauf können wir gegenwärtig noch keine differenzierten Aussagen machen. Die empirische Überprüfung der Effizienz von Bewältigung ist ohnehin mit einigen Schwierigkeiten behaftet. Neben der Auswahl eines sinnvollen Effizienzkriteriums stellt in der vorliegenden Arbeit vor allem die mögliche Konfundierung von Bewältigungsreaktionen als Prädiktoren und psychopathologischem Zustand als Kriterium ein ernsthaftes Problem dar. Krankheitssymptome und Bewältigungsverhalten sind insbesondere bei der sogenannten Negativsymptomatik oft schwer gegeneinander abzugrenzen. Auch die Kausalitätsfrage läßt sich mit der vorliegenden Querschnittsanalyse nicht beantworten. Beide Kausalitätsrichtungen sind plausibel: Einerseits könnte das Bewältigungsverhalten den psychischen Zustand bedingen, andererseits könnte aber auch der psychische Zustand das Bewältigungsverhalten bedingen. In unserer theoretischen Modellvorstellung integrieren wir durch Feedbackschleifen beide Kausalitätsrichtungen und gehen von einem transaktionalen Bewältigungsprozeß aus (vgl. Lazarus & Launier, 1978).

Zum Zeitpunkt der Erstuntersuchung finden wir einen signifikanten aber schwachen Zusammenhang zwischen Negativsymptomatik und Bewältigungsverhalten. Je ausgeprägter bestimmte Aspekte der Negativsymptomatik sind, desto häufiger werden Vermeidungsstrategien und desto seltener Problemlösungsstrategien genannt. Zwischen dem Bewältigungsverhalten zum Zeitpunkt der Ersthospitalisierung und dem psychopathologischen Befund, den wir sechs Monate später erhoben haben, finden sich jedoch kaum noch nennenswerte Zusammenhänge. Vermutlich ist bei den meisten Schizophrenen - unabhängig vom gezeigten Bewältigungsverhalten - in den ersten sechs Monaten nach Erstmanifestation der Psychose eine deutliche Remission der Symptomatik eingetreten. Produktive Symptomatik ("Wahn und halluzinatorische Syndrome") und Bewältigungsverhalten sind weder im ersten Querschnitt (t0) noch im ersten Längsschnitt (t0 - t1) signifikant miteinander assoziiert. Wählt man jedoch den Grad der sozialen Anpassung als Effizienzkriterium, dann zeigt sich, daß Vermeidungsverhalten negativ mit der sechs Monate späteren sozialen Behinderung korreliert und Problemlösungsstrategien sich im Trend eher günstig auf die spätere soziale Anpassung auswirken.

Wir hoffen, nach Abschluß der Studie differenziertere Analysen zur Frage vorlegen zu können, ob und in welcher Weise sich spezifische Bewältigungsmuster auf den sozialen und psychopathologischen Krankheitsverlauf auswirken.

Das Berliner Coping-Projekt - Bewältigung von Krankheit und Belastungssituationen bei schizophrenen Patienten

JENNI S. ENGLERT, BERND AHRENS, RENATE GEBHARDT, MONIKA KLIEFOTH, ROLF SAUPE & ROLF-DIETER STIEGLITZ

1 Coping und Schizophrenie

Schizophrenie ist eine schwere, oft rezidivierend verlaufende psychische Erkrankung mit Störungen der Wahrnehmung, des Denkens, des Affektes und des Antriebes. Ein früher angenommener unausweichlicher Verlauf zur Defektbildung wurde in Langzeitstudien mehrfach widerlegt (Harding, Zubin & Strauss, 1992). Auch seit dem erfolgreichen Einsatz neuroleptischer Pharmakotherapie sind die Krankheitsverläufe individuell und heterogen geblieben.

Das Vulnerabilitäts-Streß-Modell der Schizophrenie (Zubin & Spring, 1977; Nuechterlein & Dawson, 1984; in der erweiterten Fassung als Vulnerabilitäts-Streß-Coping-Kompetenz-Modell von Liberman et al., 1986) gibt einen theoretischen Rahmen, innerhalb dessen das Augenmerk auch auf die Problemlösungskompetenz der Patienten zu richten ist. Nach diesem Modell besteht nicht eine biologische Erkrankung 'Schizophrenie' per se, sondern es wird eine besondere biologische Vulnerabilität, an Schizophrenie zu erkranken, vermittelt. Die dem zugrundeliegenden Mechanismen können z. B. Störungen der Informationsverarbeitung sein, die dann mit spezifischen Stressoren, wie schwerwiegenden Lebensereignissen, aber auch alltäglichen Belastungen, interagieren können. Das Vulnerabilitäts-Streß-Modell hat dem Bemühen einer Übertragung der allgemeinen Coping-Forschung auf schizophrene Erkrankungen viele Anregungen gegeben (Saupe et al., 1991).

2 Das Berliner Coping-Projekt

Das Berliner Coping-Projekt ist eine prospektive Längsschnittstudie mit schizophrenen Patienten[1]. Das zentrale Ziel der Studie ist es, Bewältigungsformen zu identifizieren, die mit dem klinischen Verlauf zusammenhängen. Die Ergebnisse sollen später in therapeutische Programme integriert werden.

---

[1] BMFT-Forschungsprojekt 'Bewältigung von Krankheit und Belastungssituationen bei schizophrenen Patienten', Leitung Prof. Dr. H. Helmchen, Förderkennzeichen 0701648 S.

Patienten mit einer schizophrenen Erkrankung werden über zwei Jahre in halbjährlichem Abstand untersucht. Die Bewältigung der Erkrankung und alltäglicher Belastungssituationen wird mit Hilfe von Fragebogen und Interviews erhoben. Zusätzlich werden Moderatorvariablen wie Soziales Netzwerk und Persönlichkeitsmerkmale erfaßt. Datenquellen sind, außer den Patienten selbst, Angehörige, Ärzte und Pflegepersonal. Zur Erfassung des Krankheitsverlaufes werden international akzeptierte Instrumente verwendet, die im wesentlichen die Symptomatik, Rezidive und die Erfüllung sozialer Rollen (Arbeitstätigkeit, soziale Kontakte) umfassen. Als Kontrollgruppen werden Patienten mit Depression und mit rezidivierenden körperlichen Erkrankungen (Multiple Sklerose, Koronare Herzkrankheit, Rheumatische Erkrankung) befragt.

Nach den ersten zwei Jahren Laufzeit dieser prospektiven Längsschnittstudie können noch keine Aussagen zur zentralen Fragestellung gemacht werden. Hier soll über erste methodische und inhaltliche Befunde berichtet werden, nämlich über

- Grenzen der Erhebung einer repräsentativen Stichprobe von schizophrenen Patienten im Verlauf,
- Querschnittsauswertungen der Ersterhebung gegen Ende des stationären Aufenthaltes,
- Krankheitsverlauf und Veränderung der Bewältigung nach 1 Jahr anhand von drei Kasuistiken.

3   Zusammenstellung der Stichprobe

Entsprechend den vielfältigen Anforderungen, die sich aus inhaltlichen und methodischen Fragestellungen ergeben, ist für gesicherte Aussagen aus einer solchen Längsschnittstudie eine repräsentative und umfangreiche Stichprobe schizophrener Patienten notwendig. Die Durchführung von Mehrfacherhebungen braucht Zeit und 'Treue' der Patienten und Mitarbeiter. Gemäß dem allgemein akzeptierten Standard einer multimodalen Diagnostik gilt es, verschiedene Konstrukte auf mehreren Datenebenen zu erfassen - damit steigt der Umfang der Erhebung und sinkt die Akzeptanz bei den Projektteilnehmern. Die Generalisierbarkeit der Ergebnisse setzt die Repräsentativität der Stichprobe voraus - auf der anderen Seite ist die Freiwilligkeit der Teilnahme auf seiten der Patienten unabdingbar. Die Erforschung außergewöhnlicher oder vielversprechender Therapieangebote kann die Bindung der Patienten an Studien unterstützen - ein solches Angebot fehlt aber in dieser Studie, in der die Patienten unter ihren individuellen therapeutischen Bedingungen untersucht werden sollen ('natural course').

In die Berliner Coping-Studie aufgenommen werden Pat. mit der Diagnose einer Schizophrenie oder einer Schizoaffektiven Psychose nach ICD-10, DSM-III-R oder RDC. Ausschlußgründe sind u. a. Alter über 60 Jahre, Chronifizierung, mangelnde Sprachkompetenz oder eine zusätzliche schwere Erkrankung.

Nach Vorabklärung aller Einschluß- und Ausschlußkriterien und nach Rückgang der Akutsymptomatik wird ein Aufklärungsgespräch geführt, um die Patienten zur Einwilligung in die Projektteilnahme zu motivieren. Einige Pat. lehnen aus den verschiedensten Gründen ab. Bislang schieden 20 von 72 insgesamt rekrutierten Pat. noch vor der eigentlichen Entlassung aus der Studie aus, indem sie z. B. ihre Einwilligung zurückziehen, vereinbarten Terminen fernbleiben oder auf eine vorzeitige Entlassung drängen.

Für Drop-Outs im weiteren Verlauf der Studie gibt es mehrere Gründe, z. B. Zeitaufwand oder Distanzierung von der durchlebten Erkrankung und stationären Behandlung. Die Beweggründe der Patienten, die auch auf mehrfache Anschreiben nicht reagieren, kennen wir nicht.

Da es sich nicht um eine Therapie- oder Interventionsstudie handelt und somit den Projektteilnehmern keine 'Gegenleistung' angeboten wird, ist die eigene Motivation zur Unterstützung dieser Studie entscheidend. Der hohe zeitliche Aufwand für die Projektteilnehmer wird nur durch eine mehr symbolische Anerkennung von 20 DM pro Wiederholungsbefragung gemildert. Trotz intensiver 'Stichprobenpflege' wird der erreichte Stichprobenumfang im Verlauf geringer als geplant bleiben.

Die im folgenden berichteten Ergebnisse beziehen sich also auf eine selegierte Stichprobe schizophrener Patienten. Sie besteht aus 23 Männern und 12 Frauen, die im Durchschnitt 30 Jahre alt (19 - 47) sind, 30 Pat. sind ledig. Bis auf sieben Patienten haben alle mindestens die Mittlere Reife erreicht. Bei 12 Patienten handelt es sich um Ersterkrankungen. Nach ICD-10/DSM-III-R werden 28/24 Patienten als schizophren diagnostiziert und 7/6 Patienten haben eine Schizoaffektive Psychose. Nach DSM-III-R sind 5 Patienten als schizophreniforme Störung zu klassifizieren.

4 Querschnittliche Befunde

Die folgenden Ergebnisse beziehen sich auf den ersten Erhebungszeitpunkt (gegen Ende der stationären Behandlung) und zielen auf methodische Fragen der Erfassung, insbesondere der Bewältigung der Erkrankung. Es soll u. a. geprüft werden, ob das Vorgehen des Berliner Coping Projektes sich bislang als sinnvoll belegen läßt. Die interessanten, z. T. auch widersprüchlichen inhaltlichen Aspekte der Ergebnisse stehen hier nicht im Vordergrund. Sie bedürfen noch einer detaillierteren Klärung an einer größeren Stichprobe, was den Rahmen dieses Arbeitsberichtes allerdings bei weitem sprengen würde.

4.1 Bewältigung der Erkrankung

4.1.1 Erfassung der Krankheitsbewältigung

Zur Erfassung von Bewältigung liegen verschiedene Instrumente vor (vgl. Englert & Gebhardt, in Druck), deren Geltungsbereiche noch nicht geklärt sind. Insbesondere vergleichende Untersuchungen an schizophrenen Pat. sind nicht bekannt. Im Berliner Coping-Projekt wird Bewältigung der Erkrankung im Sinne eines Makrostressors deshalb mit Hilfe der 'Ways of Coping Checklist' (WCCL, Folkman & Lazarus, 1985) und mit Hilfe des 'Freiburger Fragebogens zur Krankheitsverarbeitung' (FKV, Muthny, 1989) erfaßt. Die Korrelationen der acht Skalen der WCCL und der fünf Skalen des FKV sind in der folgenden Tabelle 1 wiedergegeben.

Tabelle 1: Signifikante Interkorrelationen der Skalen von WCCL und FKV
(r ≥ .40, p ≤ .01)

WCCL - Skalen	Depressive Verarbeitung	Aktives, problem-orientiertes Coping	Ablenkung/ Selbstaufbau	Religiosität/ Sinnsuche	Bagatellisierung/ Wunschdenken
Konfrontatives Coping					.49
Distanzierung					.45
Selbstkontrolle					.63
Suche n.soz. Unterstütz.	.45				
Verantwortung übernehmen					
Vermeidung	.50				.46
Planende Problemlösung					
Positive Neubewertung			.41		

WCCL - Ways of Coping Checklist
FKV - Freiburger Fragebogen z. Krankheitsverarbeitung

Trotz vergleichbarer Bezeichnungen in den beiden Fragebögen wird offenbar Unterschiedliches erfaßt. Die Ergebnisse belegen zudem, daß Bewältigung auch bei schizophrenen Patienten als ein mehrdimensionales Konstrukt angesehen werden kann. Eine Vorstudie an ebenfalls 35 Patienten hatte vergleichbare Befunde ergeben (Ahrens et al., 1992).

4.1.2 Einfluß von Moderatorvariablen

Die Bedeutung von Moderatorvariablen für die Bewältigung bei schizophrenen Patienten ist bisher nicht untersucht. Im Berliner Coping-Projekt wird Krankheitsbewältigung in Beziehung gesetzt zu zwei häufig diskutierten Moderatoren, der sozialen Unterstützung ('Fragebogen für soziale Unterstützung', F-SozU, Teil A, Sommer & Fydrich, 1991) und der Kontrollüberzeugung ('IPC - Fragebogen zu Kontrollüberzeugungen', Krampen, 1981).

Die Korrelationen der Coping-Skalen (WCCL, FKV) mit Sozialer Unterstützung und Kontrollüberzeugung ergeben eine maximale gemeinsame Varianz von 30 %. Eine besondere Rolle scheinen die 'soziale Belastung' aus dem F-SozU und die 'externale Kontrollüberzeugung bezogen auf Personen' aus dem IPC zu haben. Sie korrelieren mit vier bzw. fünf Coping-Skalen signifikant. Inhaltlich ist hervorzuheben, daß die Bewältigungsstrategie 'Suche nach sozialer Unterstützung' (WCCL) keine signifikante Korrelation aufweist mit der sozialen Unterstützung, wie sie mit dem F-SozU erhoben wird (Englert, Gebhardt, Saupe & Stieglitz, 1993).

4.1.3 Selbst- vs. Fremdbeurteilung von Bewältigung

Ein weiterer wichtiger Aspekt betrifft die Frage, ob sich Selbst- und Fremdbeurteilungen der Krankheitsbewältigung bei schizophrenen Patienten unterscheiden. Im Berliner Coping-Projekt werden außer den Patienten auch die behandelnden Ärzte, das Pflegepersonal und eine nahestehende Bezugsperson zur Bewältigung befragt.

Unter Verwendung der Fremdversion des 'Freiburger Fragebogens zur Krankheitsbewältigung' (FKV-F, Muthny, 1989) wurden die Einschätzungen von Patienten und Ärzten auf signifikante Mittelwertsunterschiede überprüft.

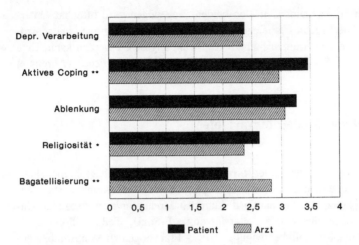

Abbildung 1: Bewältigung der Erkrankung. Vergleich der Einschätzung von Patienten und Ärzten im FKV

Es zeigen sich weitgehende Übereinstimmungen. Dies ist ungewöhnlich, besonders im Vergleich mit den Ergebnissen anderer Studien (z. B. bei Dialysepatienten, Muthny, 1988). Die behandelnden Ärzte der hiesigen Klinik sind, bedingt durch die Forschungstradition als Universitätsklinik, möglicherweise besonders trainiert im Abgeben von Fremdbeurteilungen.

Neben den Übereinstimmungen sind die Unterschiede von besonderem Interesse, weil die Patienten sich stärker als aktiv bewältigend beschreiben, während die Ärzte mehr das passive Coping sehen (Ahrens et al. 1992).

4.1.4 Spezifität der Krankheitsbewältigung für Schizophrene

Zur Analyse der Spezifität von Krankheitsbewältigung für Schizophrene wurden ihre Ergebnisse mit den Kontrollpatienten mit einer Depression oder einer Multiplen Sklerose verglichen. Die Skalen von FKV und WCCL wurden in einfaktoriellen Varianzanalysen auf Gruppenunterschiede überprüft (Englert et al. 1991).

Hinsichtlich der fünf FKV-Skalen ergaben sich keine Gruppendifferenzen. Für zwei der acht Skalen der WCCL konnten signifikante Mittelwertsunterschiede belegt werden: 'Verantwortung übernehmen' ($F = 4,64$; $p \leq .05$) und 'Vermeidung' ($F = 7,46$; $p \leq .001$) sind jeweils bei den Schizophrenen am höchsten ausgeprägt, gefolgt von den depressiven Patienten. Die niedrigsten Werte erreichten die Patienten mit Multipler Sklerose.

4.2 Bewältigung von Basisstörungen

Neben der Bewältigung der Krankheit im Sinne eines Makrostressors wird im Berliner Coping-Projekt auch die Bewältigung einer umschriebenen Symptomatik erhoben. Die sogenannten Basisstörungen werden mit Hilfe des Frankfurter Beschwerde-Fragebogens (FBF, Süllwold, 1986, 1991) erfaßt. Im FBF werden abschließend 8 Bewältigungsmöglichkeiten in bezug auf die Basisstörungen vorgegeben ('Was mir hilft und meinen Zustand bessert').

In Tabelle 2 sind die Rangplätze der Bewältigungsformen aufgeführt nach Häufigkeit der Nennungen.

Tabelle 2: Bewältigung von Basisstörungen. Vergleich der Rangreihen des Berliner Coping-Projektes und der Studie von Süllwold.

Bewältigung von Basis-störungen nach Süllwold	Süllwold	Berliner Coping Projekt
Unruhe meiden	1	2
wenige Aktivitäten	2	2
langsam arbeiten	3	2
Gefühlserregungen meiden	4	4
viel zurückziehen	5	5
in gl. Räumen aufhalten	6	8
ruhig verhalten	7	6
wenig sprechen	8	7
FBF - Frankfurter Beschwerde-Fragebogen		

Die Rangkorrelation der beiden Stichproben schizophrener Patienten beträgt r = .90. Anhand der Daten von 35 Patienten der Vorstudie konnte die Rangreihe von Süllwold sogar perfekt repliziert werden (Ahrens et al., 1992).
Dieser Befund zeigt, daß Schizophrene differenziert darüber Aussagen machen können, was ihnen bei Vorhandensein von Basisstörungen hilft. Im FBF ist Bewältigung allerdings eingeschränkt auf passive, vermeidende Verhaltensweisen.

4.3 Stabilität der Bewältigung über verschiedene Belastungssituationen

Über Stabilität oder Flexibilität der Bewältigung speziell bei schizophrenen Patienten ist bisher nichts bekannt. Im Berliner Coping-Projekt wird zu dieser Frage die Bewältigung nicht nur der Erkrankung, sondern auch von verschiedenen Belastungssituationen im Alltag mit Hilfe der WCCL erfaßt.

Achtundzwanzig der 35 Patienten konnten zwei Alltagsbelastungen angeben. Um Aussagen über die Stabilität treffen zu können, wurden die Daten zu beiden Belastungssituationen je Skala mediandichotomisiert. Jeder individuelle Wert in jeder Belastungssituation kann damit als hoch (> Median) oder niedrig (< Median) klassifziert werden. 'Stabil' bedeutet dann eine hohe Ausprägung der WCCL-Skala (relativ zum Median) in beiden Belastungen oder eine niedrige in beiden. Demgegenüber bedeutet 'flexibel' eine hohe Ausprägung der WCCL-Skala in einer Belastung und eine niedrige in der anderen.

Die Anzahl von Patienten, die je WCCL-Skala als 'stabil' oder 'flexibel' in der Bewältigung klassifiziert wurde, zeigt Abbildung 2.

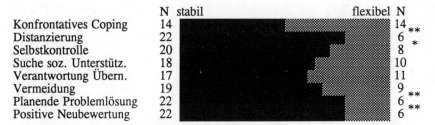

Abbildung 2: Stabilität der Bewältigung (WCCL) über zwei Alltagsbelastungen (N = 28, *: p(Chi²) ≤ .05 **: p(Chi²) ≤ .01)

Die erfaßten Bewältigungsformen werden über verschiedene Alltagsbelastungen hinweg unterschiedlich stabil bzw. flexibel eingesetzt. Die Mehrzahl der Patienten bewältigt über zwei verschiedene Belastungen stabil (dunkel markiert). Wichtiger als das Überwiegen der Stabilität, die durch die Mediandichotomisierung möglicherweise überbewertet wird, sind die deutlichen Unterschiede zwischen Patienten und zwischen verschiedenen Skalen (Englert et al., 1992).

5 Kasuistiken zur Bewältigung im Verlauf

Obwohl zur zentralen längsschnittlichen Fragestellung noch keine systematischen Ergebnisse vorliegen, soll Bewältigung in bezug zum Krankheitsverlauf in einigen kasuistischen Betrachtungen illustriert werden. Die Veränderungen der Krankheitsbewältigung über die Zeit werden bei drei Patienten dargestellt, die nach dem Krankheitsverlauf ausgewählt wurden, und zwar sowohl im Hinblick auf psychopathologische Symtomatik als auch auf psychosoziale Anpassung und berufliche Belastbarkeit. Bei der Entscheidung für diese Pat. waren die Verläufe der Bewältigung nicht bekannt. Die drei Patienten nehmen seit über einem Jahr an unserem Projekt teil; es liegen Daten von drei halbjährlichen Erhebungszeitpunkten vor. Bei Aufnahme zeigten sie das Vollbild einer akuten paranoid-halluzinatorischen Psychose. Alle drei sind ledige, junge Patienten (Ende 20). Frau A ging es nach der Entlassung schnell wieder recht gut, Herr B hat sich über das Jahr langsam, aber deutlich zum Positiven hin entwickelt und Herr C hatte nach der Ein-Jahres Befragung ein Rezidiv.

5.1 Intraindividuelle Veränderungen

Im folgenden (vgl. Tabelle 3) werden diejenigen Bewältigungsformen angegeben, die im intraindividuellen Vergleich zu den anderen Skalen von FKV bzw. WCCL hoch ausgeprägt sind.

Frau A
konnte nach der Entlassung aus der Klinik ihr neben dem Beruf begonnenes Studium beenden und arbeitet jetzt wieder halbtags erfolgreich in ihrem gelernten Beruf im Versicherungswesen. In ihren Bewältigungsbemühungen lassen sich deutliche Veränderungen erkennen.

FKV-Skalen: Stabil bleibt über die drei Zeitpunkte als höchster Wert von allen Skalen 'Aktives problemorientiertes Coping'. Eine Veränderung gibt es hin zu hohen Werten bei 'Ablenkung und Selbstaufbau'.

WCCL-Skalen: Hohe 'Selbstkontrolle' und 'Vermeidung' werden abgelöst von hohen Werten bei 'Suche nach sozialer Unterstützung', 'Verantwortung übernehmen' und 'planende Problemlösung'.

Herr B
konnte nach längerem Aufenthalt in einer Nachsorgeeinrichtung unter Fortbestehen von Antriebsarmut und Beziehungsideen in eine erste eigene Wohnung ziehen. Er fand wieder Zugang zu alten Freizeitbeschäftigungen, traute sich aber eine Arbeit noch nicht zu.

FKV-Skalen: Im Verlauf der Bewältigung dominieren Veränderungen. Anfangs hohe 'Depressive Verarbeitung' und 'Bagatellisierung/ Wunschdenken' wechseln zu 'Aktiver problemorientierter Bewältigung' und 'Ablenkung/ Selbstaufbau'.

WCCL-Skalen: Die höchsten Werte hatten anfangs 'Selbstkontrolle' und 'Vermeidung', später sind dies 'Suche nach sozialer Unterstützung' und 'planende Problemlösung'.

Tabelle 3: Intraindividuelle Veränderungen der Bewältigung über ein Jahr bei drei Patienten

		Erstbefragung	Ein-Jahres-Befragung
Frau A	FKV	Aktives problemorientiertes Depress. Verarbeit.	Coping Ablenkung/Selbstaufbau
	WCCL	Selbstkontrolle Vermeidung	Suche n.soz. Unterstütz. Verantwortung übernehmen Planende Problemlösung
Herr B	FKV	Depressive Verarb. Bagatellis./Wunschd.	Akt. problemorient. Cop. Ablenkung/Selbstaufbau
	WCCL	Selbstkontrolle Vermeidung	Suche n.soz. Unterstütz. Planende Problemlösung
Herr C	FKV	Ablenkung und Selbstaufbau (Akt. problemor. Cop.) (Religiosit./Sinnsuche)	
	WCCL	Verantwortung übern. (Konfrontatives Coping) (Positive Neubewertung)	Verantwortung übern.

FKV - Freiburger Fragebogen z. Krankheitsverarbeitung
WCCL - Ways of Coping Checklist

Herr C
hatte zunächst nach dem Klinikaufenthalt sein Studium von der Universität an eine Fachhochschule verlegt und den ersten Winter seit drei Jahren ohne Rezidiv durchlebt. Das Studium ist ihm weiterhin recht schwergefallen. Er rezidivierte nach einem Jahr, d. h. kurz nach dem hier beschriebenen Zeitraum, und mußte wieder stationär aufgenommen werden.

FKV-Skalen: Der hohe Wert bei 'Ablenkung und Selbstaufbau' bleibt hoch. Zwischenzeitlich nach 6 Monaten werden 'aktives problemorientiertes Coping' und 'Religiosität/ Sinnsuche' sehr hoch, die Werte werden dann wieder niedriger.

WCCL-Skalen: Bei der Erstbefragung hatte 'Verantwortung übernehmen' den höchsten Wert. Nach dem halben Jahr dominieren stattdessen 'konfrontatives Coping' und 'positive Neubewertung'. Nach einem Jahr verlieren diese den hohen Rang jedoch wieder und 'Verantwortung übernehmen' hat wieder die höchste Ausprägung.

Bei Herrn C zeigt sich eine deutliche Veränderung bei der Befragung nach einem halbem Jahr, die aber wieder rückläufig ist zur Einjahres-Befragung, nach der er rezidivierte und wieder in die Klinik aufgenommen wurde.

5.2 Interindividuelle Vergleiche

Bei diesen interindividuellen Vergleichen war die Frage von Bedeutung, ob es möglich ist, Bewältigungsformen zu identifizieren, nach denen sich Herr C (mit späterem Rezidiv) von den beiden anderen Projektteilnehmern unterscheidet.

Die meisten Skalen in WCCL und FKV zeigen keine Unterschiede zwischen Herrn C und den anderen beiden. Eindrucksvolle Unterschiede lassen sich aber in den folgenden Bewältigungsformen belegen.

Bei der 'Suche nach sozialer Unterstützung' (WCCL) ist eine stetig steigende Tendenz zu beobachten, die nur bei Herrn C nach einem halben Jahr absinkt. 'Vermeidung'(WCCL) ist nach anfänglich fallender Tendenz stabil/leicht ansteigend; Herr C dagegen zeigt weiterhin deutlich abfallende Werte auf dieser Skala. 'Positive Neubewertung' (WCCL) und 'Aktives problemorientiertes Coping' (FKV) sind insgesamt steigend; bei Herrn C allerdings ist nach einem halben Jahr ein absinkender Wert zu sehen.

Die folgenden Abbildungen 3 und 4 sollen dies verdeutlichen.

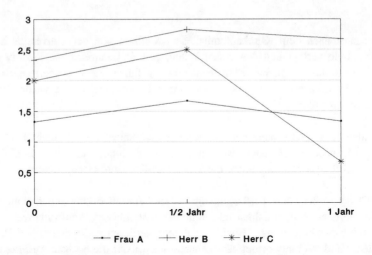

Abbildung 3: Veränderung der Bewältigung über ein Jahr auf der Skala "Suche nach sozialer Unterstützung" der WCCL

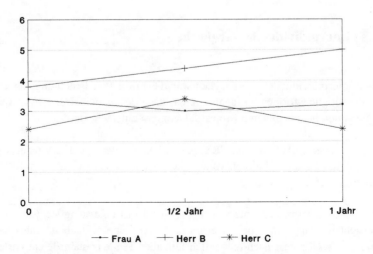

Abbildung 4: Veränderung der Bewältigung über ein Jahr auf der Skala "Aktives problemorientiertes Coping" im FKV

Die hier gezeigten Besonderheiten von Herrn C, der später rezidivierte, dürfen nicht überbewertet werden, da bei dieser Art der Betrachtung z. B. nicht zu klären ist, ob veränderte Bewältigung als Ausdruck der beginnenden Erkrankung oder eher als unabhängiger Prädiktor zu werten ist.

6   Zusammenfassung und Ausblick

Aus den bisher vorliegenden, meist querschnittlichen Vorauswertungen unserer prospektiven Längsschnittstudie an 35 Patienten ergibt sich eine Bestätigung des methodischen Vorgehens, beispielsweise der multimodalen Erhebung von Bewältigung, der Einbeziehung von Moderatorvariablen und der Berücksichtigung mehrerer Datenquellen. Auch wenn viele inhaltliche Fragen aufgeworfen wurden, so zeigt insgesamt das Vorliegen systematischer Varianzanteile, daß die Anwendung der von uns ausgewählten Erhebungsinstrumente auch bei Schizophrenen möglich ist. Die Bedeutung dieser Befunde für die Prädiktion von Krankheitsverläufen wird erst nach Abschluß der Längsschnittstudie zu klären sein.

Die kasuistischen Befunde sind allerdings vielversprechend für die zentrale Frage des Berliner Coping-Projektes im Sinne von Zusammenhängen zwischen Bewältigung und Krankheitsverlauf.

Es sei abschließend noch einmal auf die beeindruckende Rückmeldung von den Patienten hingewiesen, die das differenzierte Interesse an ihren eigenen Copingbemühungen immer wieder als wichtig und hilfreich erleben. Dies betont die Bedeutung eines Forschungsansatzes, der nicht die Psychopathologie im Zentrum hat, sondern eher die gesunden Anteile im Sinne von eigenen Anstrengungen und Kompetenzen.

Verlaufscharakteristika schizophrener Erkrankungen und Belastungsbewältigung

DORIS-ANNETTE RAUH & KARL HEINZ WIEDL

1 Einleitung

Kennzeichnend für das Vulnerabilitätsmodell schizophrener Erkrankungen ist das Postulat, "daß das dauerhafte Charakteristikum der Schizophrenie nicht die bestehende schizophrene Episode selbst ist, sondern die Vulnerabilität gegenüber der Entwicklung solcher Krankheitsepisoden" (Zubin, 1989, S. 19). Vom Zusammenwirken verschiedener, am Verlauf einer schizophrenen Erkrankung beteiligter Faktoren hängt es ab, ob diese Vulnerabilität im Sinne einer risikoerhöhenden Krankheitsdisposition latent bleibt oder aber sich als klinisch evidente Störung manifestiert. Im Vulnerabilitäts-Streß-Coping-Kompetenz-Modell (Nuechterlein, 1987) werden neben den Vulnerabilitätsfaktoren und den belastenden Umweltfaktoren auch protektive personale und umweltspezifische Faktoren aufgeführt. Krankheitsbewältigung bzw. Belastungsbewältigung stellt einen am Verlauf einer schizophrenen Erkrankung beteiligten Faktor dar. Dieser kann als einer von mehreren spezifischen Prädiktoren im Rahmen eines komplexen, interaktiven Prognosemodells zum Krankheitsverlauf konzipiert werden (vgl. hierzu Rey et al. 1992). Neben dieser Sichtweise - Einfluß von Coping auf Krankheitsverlauf - beinhaltet das Vulnerabilitätsmodell jedoch, ebenso wie das transaktionale Coping-Modell (vgl. Lazarus & Launier, 1981), auch die Perspektive, Coping in Abhängigkeit von spezifischen Verlaufsmerkmalen zu betrachten (Nuechterlein, 1987). Aus einer solchen Sicht ist anzunehmen, daß Faktoren wie die Erfahrungen mit der Erkrankung, häufigen Rückfällen und langandauernden stationären psychiatrischen Behandlungen die Erwartungen und Einschätzungen gegenüber der Erkrankung sowie den Umgang mit dieser beeinflussen.

Es gibt eine Reihe von empirischen Studien zur Krankheitsbewältigung, die - meist als Randfragestellung - Merkmale von Coping mit spezifischen Merkmalen des Krankheitsverlaufs in Beziehung setzen.
Thurm und Häfner (1987) fanden, daß längere Krankheitsdauer mit einer erhöhten Anzahl rückfallprophylaktischen Strategien einhergeht. Dittmann und Schüttler (1989) zeigten, daß mit der Rückfallrate und der Hospitalisierungsdauer auch das Ausmaß an Bewältigungsstrategien zunimmt. Takai et al. (1990) berichten von einer positiven Korrelation zwischen dem Alter bei Ersterkrankung und der Anzahl genannter Coping-Strategien. Für die Schwere der Erkrankung als dem Quotienten aus Erkrankungsdauer und Anzahl der Hospitalisierungen fanden Thurm und Häfner (1987) einen negativen Zusammenhang mit der Anzahl rückfallprophylaktischer Strategien.

Nach Derissen (1989) schließlich steht eine hohe Rückfallrate mit einer aktiven Krankheitsverarbeitung im Zusammenhang. Dieses zunächst wenig plausibel erscheinende Ergebnis kann dahingehend interpretiert werden, daß eine der Realität möglicherweise nicht angepaßte "überaktive" Krankheitsverarbeitung mit einem eher ungünstigen Verlauf assoziiert ist. Diese Interpretation wird gestützt von dem Ergebnis der Studie von Lewandowski und Buchkremer (1986): die in einem Problemlöseinventar nach einem Kompetenztraining als gute Problemlöser eingeschätzten Patienten wurden innerhalb eines zweijährigen Katamnesezeitraums häufiger aus psychiatrischen Gründen krankgeschrieben und stationär behandelt als die als schlechte Problemlöser beurteilten Patienten.

Einige Autoren berichten, daß sie keine Zusammenhänge zwischen Verlaufsmerkmalen und Krankheitsverarbeitung nachweisen konnten. So unterschieden sich Patienten mit verschiedenen Formen des Umgangs mit Prodromen (Selbstbehandlung vs. Suche nach Unterstützung) nicht bzgl. der Anzahl stationärer Aufenthalte in den letzten zwei Jahren (McCandless-Glincher et al. 1986). Bei Strachan et al. (1989) war das situationsspezifische Coping-Verhalten in familiären Konfliktsituationen vornehmlich eine Komponente des familiären transaktionalen Prozesses und ließ sich nicht durch Symptomatologie oder Merkmale des Verlaufs vorhersagen.

Für die weitere Analyse der Beziehung zwischen Krankheitsverlauf und Krankheitsbewältigung sind nach unserer Auffassung zwei Aspekte zu verbessern: Zum einen basieren - mit wenigen Ausnahmen (Lewandowski & Buchkremer, 1986; Thurm-Mussgay, 1990) - alle dargestellten Ergebnisse auf konkurrenten Befunderhebungen. Prospektive Studien, wie sie erst in neuerer Zeit konzipiert bzw. durchgeführt werden (vgl. Rey et al., 1992; Stieglitz et al., 1990) lassen hier ein eindeutigeres Ergebnisbild erwarten. Zum anderen betrachten die bisher vorliegenden Untersuchungen mit wenigen Ausnahmen (Derissen, 1989) vornehmlich Zusammenhänge zwischen Verlaufsmerkmalen und dem individuellen Bewältigungsrepertoire, genauer der Anzahl genannter Stategien. Dieses Merkmal stellt jedoch nur einen Aspekt von Krankheitsbewältigung dar, der klinisch zwar sinnvoll erscheint, theoretisch jedoch mehrdeutig ist. So ist beispielsweise nicht hinreichend geklärt, ob dieser Indikator einen Wissens- oder Handlungsparameter darstellt und ob er ein relevantes Merkmal von Krankheitsbewältigung oder aber Aspekte einer relativ generalisierten Bewältigungskompetenz anzeigt. Hier kann der Versuch gemacht werden, Bewältigung differenzierter zu beschreiben, wie dies auch durch das von Lazarus vorgeschlagene Coping-Konzept nahegelegt wird (Lazarus & Folkman, 1984). Es ist zu prüfen, ob bei solcher Beschreibung spezifischere Effekte von Merkmalen des Krankheitsverlaufs auf Bewältigung feststellbar sind.

Wir haben die Daten einer Untersuchung zur Bedeutung von Bewältigungsressourcen für Belastungserleben und -verarbeitung schizophrener Patienten unter letzterem Gesichtspunkt reanalysiert und zwar im Hinblick auf die Bedeutung spezifischer

Verlaufscharakteristika für bestimmte Merkmale der Belastungsbewältigung bzw. Krankheits- und Alltagsbewältigung. Zur theoretischen Einordnung von Belastungserleben und Belastungsbewältigung wurde von uns das Coping-Modell von Lazarus herangezogen.

2 Fragestellungen

In Anlehnung an vorliegende Befunde und klinische wie entwicklungstheoretische Überlegungen wurden die folgenden Verlaufsmerkmale für die Analyse ausgewählt: Alter bei Erkrankungsbeginn, Erkrankungsdauer und Anzahl stationärer Aufenthalte.

Das Verlaufsmerkmal "Erkrankungsbeginn" wurde operational definiert als "Alter bei Ersthospitalisierung". Hierzu wird angenommen, daß die allgemeine Bewältigungskompetenz bei einem frühen Krankheitsbeginn geringer ausgeprägt ist als bei einem späten Beginn, was sich darin zeigen sollte, daß Personen mit einem vergleichsweise frühen Krankheitsbeginn einen geringeren Erfolg bei der Umsetzung von Bewältigungszielen (im Sinne von Intentionen) in Bewältigungsversuche erleben als Personen mit einem späten Krankheitsbeginn. Von letztgenannter Gruppe wird erwartet, daß sie deshalb auch höhere Zufriedenheitsmaße bezogen auf den Ausgang ihres Problems angibt.

Bezüglich der Anzahl stationärer Aufenthalte kann vermutet werden, daß häufige Hospitalisierungen mit vielfältigen Erfahrungen der Nicht-Kontrollierbarkeit von Situationen (Symptomen) verbunden sind und daß Personen mit vergleichsweise wenigen Hospitalisierungen, denen die Erfahrung der Nicht-Kontrollierbarkeit von daher eher fehlt, höhere Einschätzungen zur Beeinflußbarkeit krankheitsbezogener Probleme durch die eigene Person ("Internalitätswerte") angeben als Personen mit häufigen stationären Aufenthalten. Einen anderen Zusammenhang legt die oben dargestellte Studie von Derissen (1989) nahe. Danach ist zu erwarten, daß häufige Rezidive mit problemorientiertem Coping und der Überzeugung einhergehen, die eigenen Probleme (Symptome) selbst kontrollieren zu können. Plausibel ist es jedoch - wie oben dargestellt - anzunehmen, daß dieser Befund eher die Auswirkung (unangemessenen) Copings auf den Krankheitsverlauf als den des Verlaufs auf die Belastungsbewältigung illustriert (vgl. hierzu auch die Diskussion unserer Ergebnisse).

Als weiteres Merkmal des Krankheitsverlaufs soll die Erkrankungsdauer berücksichtigt werden. Hierzu werden keine Hypothesen formuliert, da dieses Merkmal uns als noch weniger eindeutig erscheint als die beiden erstgenannten: Beispielsweise können, je nach Umständen, mit variierender Erkrankungsdauer sowohl Erfahrungen der Bewältigbarkeit als auch des Unvermögens, zu einem angemessenen Umgang mit der Erkrankung zu gelangen, verbunden sein.

Über die intra- wie interindividuelle Variation solcher Erfahrungen liegen uns bislang keine Hinweise vor. Somit sind wir bezüglich dieses Verlaufsmerkmals v.a. an der Erkundung jener Effekte interessiert, die sich gegenüber derartigen differentiellen Auswirkungen durchzusetzen vermögen.

Über die allgemeine Frage nach der Bedeutung der Verlaufsmerkmale für Belastungserleben und -bewältigung hinaus interessieren uns die folgenden Fragestellungen:

- Haben die Verlaufscharakteristika in Bezug auf Krankheitsbewältigung einen anderen Erklärungswert als in Bezug auf Alltagsbewältigung? Die Verfolgung dieser Frage scheint uns insofern wichtig, als sie zur oben geforderten Präzisierung und Differenzierung der Verlaufsanalyse im Sinne allgemeiner und spezifischer Bewältigungskompetenzen beitragen kann.
- Unterscheiden sich die drei Verlaufscharakteristika im Hinblick auf ihren Erklärungswert?
- Welche Coping-Merkmale lassen sich durch die Verlaufsmerkmale vorhersagen? Die Untersuchung dieser Fragen könnte hilfreich sein, um die Indikation von Maßnahmen zur Unterstützung bzw. Modifikation von Krankheitsbewältigung aufzuklären und spezifische Ansatzpunkte für solche Interventionen aufzuzeigen.

3 Methode

3.1 Instrument

Coping wurde mit Hilfe einer überarbeiteten Form des Tagebuchs zur Erfassung von Belastungen und Bewältigung (TEBBI, Rauh, 1990; Wiedl, 1992; Wiedl & Rauh, im Druck) erfaßt. Das TEBBI soll zum einen eine strukturierte Erhebung psychologisch relevanter Merkmale der Belastungsbewältigung und zum anderen einen ereignisnahen und prozeßorientierten Zugang ermöglichen. Zur Verwirklichung des erstgenannten Ziels sieht das Tagebuch einerseits die freie Schilderung von Belastungssituationen, Bewältigungszielen und Bewältigungsversuchen und andererseits die Skalierung subjektiver Situationseinschätzungen vor. Die Untersuchungsteilnehmer erhalten ein Heft mit spezifisch vorbereiteten Tagebuchblättern. Die Bearbeitung dieser beidseitig bedruckten Tagebuchblätter ist jeweils in zwei Phasen vorzunehmen.

Tabelle 1: Merkmale der Belastungsverarbeitung im TEBBI

Phase 1	Phase 2
Belastungssituation	Bewältigungsversuche
Valenz	Valenz
Emotionale Belastungsreaktion	Zielerreichung
ruhig vs. unruhig	Emotionaler Zustand
heiter vs. deprimiert	ruhig vs. unruhig
gelassen vs. wütend	heiter vs. deprimiert
energievoll vs. träge	gelassen vs. wütend
umsorgt vs. verlassen	energievoll vs. träge
Kontrollüberzeugung	umsorgt vs. verlassen
internal	Zufriedenheit
external-Zufall	Kausalattribution
external-andere Personen	internal
Bewältigungsziele	external-andere Personen
	external-Zufall

Phase 1, repräsentiert durch die erste Seite des Tagebuchblattes, soll möglichst in bzw. unmittelbar in Anschluß an eine belastende Situation bearbeitet werden; Phase 2, repräsentiert durch die zweite Seite des Tagebuchblattes, ist am jeweiligen Abend auszufüllen. Die einzelnen Variablen des Bewältigungsprozesses sind in Tabelle 1 aufgelistet.

Phase 1: Zu Beginn wird die Beschreibung einer erlebten Belastungssituation in eigenen Worten verlangt, weiterhin eine Skalierung des Belastungsgrades (Valenz), eine Einschätzung der emotionalen Belastungsreaktion auf fünf bipolaren Skalen (Angst, Depressivität, Aggressivität, Erschöpfung und Verlassenheitsgefühl) und eine Einschätzung der situationsspezifischen Kontrollüberzeugung auf den drei Skalen "Internale Kontrollüberzeugung", "Externale Kontrollüberzeugung/Zufall" und "Externale Kontrollüberzeugung/andere Personen". Phase 1 schließt ab mit der Frage nach Bewältigungszielen im Sinne von intendierten Bewältigungsversuchen, die in eigenen Worten anzugeben sind.

Phase 2: Auf der jeweils am Abend auszufüllenden Seite ist der Umgang mit der geschilderten Belastungssituation in eigenen Worten zu beschreiben, bevor einige auf den Verlauf der Belastungssituation bezogene Einschätzungen vorgenommen werden.

Der Tagebuchbenutzer skaliert erneut die Valenz der Situation hinsichtlich ihrer Veränderung (dreistufig), gibt an, inwieweit er seine Bewältigungsziele erreicht hat (dreistufig) und schätzt den Grad der Veränderung seines emotionalen Zustandes hinsichtlich der zuvor genannten Emotionen Angst, Depressivität, Agressivität, Erschöpfung und Verlassenheitsgefühl ein. Als weiteres subjektives Effektivitätskriterium beurteilt er seine Zufriedenheit mit dem Ausgang der Belastungssituation. Zuletzt sind Kausalattributionen hinsichtlich der veränderten bzw. fortbestehenden Belastungssituation vorzunehmen, wobei der Benutzer auf vierstufigen Skalen einschätzt, inwieweit er die Entwicklung der Belastungssituation auf sein eigenes Verhalten, auf Glück oder Zufall oder auf das Verhalten anderer zurückführt (internal, external/Zufall, external/andere Personen).

Die mit eigenen Worten geschilderten Belastungssituationen, Bewältigungsziele und Bewältigungsversuche werden inhaltsanalytisch ausgewertet. Die Kategorisierung der Belastungen orientiert sich an der von Wiedl und Schöttner (1989) vorgeschlagenen, zwischen krankheits-, selbst- und umweltbezogenen Belastungen differenzierenden Einteilung. Dem Bereich "Krankheit" werden neben Krankheitssymptomen und den sogenannten subjektiv erlebten Basisstörungen (Wahrnehmungsstörungen, kognitive Denkstörungen, Potentialreduktion) auch Nebenwirkungen neuroleptischer Therapie zugeordnet. Der Bereich "Selbst" umfaßt belastende, die eigene Person und Situation betreffende Selbsteinschätzungen (Arbeits-, Wohn-, finanzielle Situation, Lebensperspektive, allgemeine Befindensbeeinträchtigung, selbstwertbezogene Aussagen). Der Bereich "Umwelt" subsummiert all die im Rahmen sowohl familiärer, sozialer als auch stationärer Kontakte entstandenen Belastungssituationen. Die Bewältigungsziele im Sinne von intendierten Bewältigungsversuchen und die tatsächlich durchgeführten Bewältigungsversuche werden hinsichtlich ihrer Gerichtetheit (problemorientiert vs. emotionsorientiert; vgl. Folkman et al. 1986), ihrer Kontrollebene (Handlung versus Kognition; vgl. Lazarus & Launier, 1981) und des Grades ihrer Soziabilität (niedrige versus hohe Sozialbilität, d. h. "sozialer Rückzug/Abkapselung" versus "aktives Aufsuchen/Einbeziehen anderer"; vgl. Filipp & Klauer, 1988) kategorisiert. Eine beispielhafte kategoriale Zuordnung von Bewältigungsversuchen hinsichtlich ihrer Gerichtetheit, Kontrollebene und Soziabilität ist in Tabelle 2 dargelegt. Bezüglich der Einstufungen zweier unabhängiger Rater ergaben sich für das Kategoriensystem der Belastungen Übereinstimmungskoeffizienten von kappa = .77 bis kappa = .82, für das der Ziele/Bewältigungsversuche Übereinstimmungen von kappa = .77 bis kappa = .91 (Cohen, 1960).

Tabelle 2: Beispielhafte kategoriale Zuordnungen von Bewältigungsversuchen

		problemorientiert	emotionsorientiert
Handlung	hohe Soziabilität	"Ich habe meinen Kreislauf an der frischen Luft in Schwung gebracht, indem ich mit Herrn X gelaufen bin."	"Ich habe mir mit einer Mitpatientin einen schönen Tag gemacht."
	niedrige Soziabilität	"Ich habe meinen Tagesplan eingehalten."	"Ich habe mich beim Joggen abreagiert."
Kognition	hohe Soziabilität	"Ich habe das Problem mit der Beschäftigungstherapeutin besprochen."	"Ich habe mich mit Frau Y über andere Dinge unterhalten, um mich von dem Problem abzulenken."
	niedrige Soziabilität	"Ich habe einige Vorsätze gefaßt."	"Ich habe mir eingeredet, ruhig zu werden, die Kontrolle wiederzugewinnen."

3.2 Untersuchungsablauf

In einer Einführungsphase wurden die Patienten zunächst in der Benutzung des Tagebuchs instruiert und hatten drei Tage die Möglichkeit, die Eintragungen zu üben. Im Anschluß daran wurden sie angewiesen, das Tagebuch über den Erhebungszeitraum von drei Wochen täglich zu führen. Um die Angaben der Patienten zu präzisieren und "wenn erforderlich" zu vervollständigen wurden in Abständen von anfangs drei und später fünf Tagen zusätzliche Interviews durchgeführt. Der klinische Zustand der Patienten wurde von dem jeweils behandelnden Arzt oder Psychologen mit den Andreasen-Skalen zur Plus- und Minussymptomatik (Andreasen & Olsen, 1982) eingeschätzt. Diese Einschätzungen bezogen sich auf den Untersuchungszeitraum.

3.3 Stichprobenbeschreibung

Untersucht wurden 37 stationäre schizophrene Patienten in Remission (Diagnose Schizophrenie nach ICD-9 295; außer 295.5 und 295.7). Das Alter der 18 Männer und 19 Frauen betrug im Durchschnitt 32 Jahre (s = 6.22). Ebenso wie bei unserer Untersuchung mit einer Vorform des TEBBI fällt der hohe Bildungsgrad auf: 27 % der Patienten hatten einen Hauptschulabschluß, 38 % einen Realschulabschluß und 35% Fachabitur oder Abitur. Eine abgeschlossene Berufsausbildung konnten 65 % vorweisen, die übrigen hatten entweder noch keine Ausbildung begonnen (14 %), sie unterbrochen (5 %) oder abgebrochen (16 %).

Nach DSM-III-R ließen sich 35 % der Patienten als subchronisch (Erkrankungsdauer = <2 Jahre) und 65 % als chronisch (Erkrankungsdauer = >2 Jahre) beschreiben. Das Alter bei Ersthospitalisierung variierte zwischen 16 und 41 Jahren ($x = 25.49$, $s = 5.99$). Die Erkrankungsdauer reichte von einem Jahr bis zu 21 Jahren ($x = 6.89$, $s = 6.01$). Die Anzahl stationärer Aufenthalte betrug im Durchschnitt $x = 4.69$ ($s = 3.30$) bei einer Gesamtverweildauer von $x = 57.68$ Wochen ($s = 68.10$).

4 Ergebnisse

Die Analysen wurden für die einzelnen Verlaufscharakteristika getrennt durchgeführt. Unabhängige Variable waren jeweils die über Medianisierung gebildeten Gruppen mit "frühem vs. spätem Krankheitsbeginn" (= <23 Jahre vs. >23 Jahre) bzw. mit "kurzer vs. langer Krankheitsdauer" (= <5 vs. >5 Jahre) und mit "wenigen vs. häufigen Hospitalisierungen" (= <3 vs. >3 Hospitalisierungen). Bei der Überprüfung der Mittelwertsunterschiede wurde der Einfluß von möglicherweise mit den Verlaufsmerkmalen konfundierten Variablen (z. B. Alter, Symptomatik) auf die Coping-Merkmale mit Hilfe von Kovarianzanalysen kontrolliert. Dabei wurden für die einzelnen Verlaufsmerkmale jeweils diejenigen Kontrollvariablen berücksichtigt, auf denen sich die über Medianisierung gebildeten Gruppen unterschieden: bei dem Verlaufsmerkmal Alter bei Ersthospitalisierung das Alter, bei der Anzahl der Hospitalisierungen das Alter und die Summenwerte der Andreasen-Subskalen "Halluzination" und "Apathie", bei der Erkrankungsdauer das Alter und die Summenwerte der Andreasen-Subskalen "Wahnvorstellungen", "bizarres Verhalten" und "formale Denkstörungen". Abhängige Variable waren die über die 21 Untersuchungstage gemittelten Werte der einzelnen Coping-Merkmale.

4.1 Allgemeine Belastungsbewältigung

Im Hinblick auf die allgemeine Fragestellung zur Bedeutung der Verlaufscharakteristika für Belastungsbewältigung wurden die jeweiligen Gruppen zunächst unter Vernachlässigung der oben dargestellten Taxonomie (Krankheit, Selbst, Umwelt) analysiert. Es zeigte sich, daß die entsprechenden Gruppenvergleiche zu keinen signifikanten Ergebnissen führten. Demnach konnte nicht nachgewiesen werden, daß die Verlaufsmerkmale die Variabilität von Belastungsbewältigung erklären.

Als nächstes wurde untersucht, ob sich Unterschiede zwischen den nach Verlaufsgesichtspunkten gruppierten Patienten finden lassen, wenn zwischen Krankheits- und Alltagsbewältigung differenziert wird. Hierzu wurden die Coping-Merkmale zum einen nur über die krankheitsspezifischen Belastungen und zum anderen nur über die Alltagsbelastung gemittelt, wobei all die Patienten in die Auswertung eingingen, die mindestens drei Belastungen aus dem Oberbereich "Krankheit" bzw. drei aus den Oberbereichen "Selbst" und "Umwelt" angegeben hatten.

Als erstes werden die Analysen zum Belastungsbereich "Krankheit" berichtet.

4.2 Krankheitsbewältigung

Alter bei Ersthospitalisierung (vgl. Tabelle 3)

Bei der Berechnung von Gruppenunterschieden wurde das Alter als Kovariate berücksichtigt. Signifikante Gruppeneffekte ergaben sich für die Tagebuchvariablen "Anteil handlungsbezogener Bewältigungsversuche", "Zielerreichung" und "Zufriedenheit mit den Bewältigungsversuchen". Die subjektiven Einschätzungen der Patientengruppe mit einem vergleichsweise späten Krankheitsbeginn (= >23 Jahre) zeigen, daß die Patienten dieser Gruppe ihre Bewältigungsziele stärker in Bewältigungsversuche umsetzen konnten und zufriedener mit ihrem Bewältigungsergebnis waren als die Patienten mit einem vergleichsweise frühen Krankheitsbeginn (= <23 Jahre). Hinsichtlich der Kontrollebene zeigte sich, daß erstgenannte Gruppe mehr handlungsbezogene Stategien angab als die letztgenannte Gruppe, bei der der Anteil kognitiver Strategien dafür größer war.

Tabelle 3: Einfuß des Verlaufsmerkmals "Alter bei Ersthospitalisierung" auf Krankheitserleben und -verarbeitung: Kovarianzanalysen mit dem Kovariat Alter, n=25

Tagebuchvariablen	Alter bei Ersthospitalisierung <= 23 Jahre vs. > 23 Jahre				
	M	SD	M	SD	F
Valenz	2.30	0.45	2.33	0.51	0.00
Emotionale Belastungsreaktion					
Angst	2.24	0.74	2.65	0.90	1.72
Depressivität	2.38	0.66	2.83	0.82	2.59
Aggressivität	2.75	0.64	3.07	0.87	1.12
Erschöpfung	2.50	0.63	2.85	0.78	1.64
Verlassenheitsgefühl	2.74	0.69	3.21	0.93	2.36
Kontrollüberzeugung					
internal	1.75	0.74	1.63	0.56	0.32
external-Zufall	0.48	0.66	0.52	0.64	0.21
external-andere Personen	0.96	0.69	0.69	0.61	0.68
Bewältigungsziele					
Anteil problemorient. Ziele	0.71	0.22	0.70	0.36	0.00
Anteil auf Handlungsebene	0.57	0.36	0.76	0.25	2.20
Anteil mit hoher Soziabilität	0.21	0.27	0.07	0.11	3.82^t
Bewältigungsversuche					
Anteil problemorient. Coping	0.54	0.27	0.61	0.38	0.16
Anteil auf Handlungsebene	0.59	0.34	0.87	0.18	7.12*
Anteil mit hoher Soziabilität	0.21	0.28	0.10	0.15	1.30
Zielerreichung	1.98	0.37	2.36	0.32	6.26*
Zufriedenheit	2.33	0.55	3.21	0.97	7.11*
Attribution					
internal	1.85	0.73	1.83	0.62	0.03
external-Zufall	0.46	0.70	0.44	0.47	0.01
external-andere Personen	0.72	0.75	0.72	0.65	0.04

Anmerkungen: ^{t}: p <= .10   *: p <= .05   **: p <= .01

Anzahl der Hospitalisierungen (vgl. Tabelle 4)

Unter Berücksichtigung des Alters und der Summenwerte der Andreasen-Subskalen "Halluzination" und "Apathie" als Kovariate zeigten sich zwei signifikante Effekte: Patienten mit wenigen Hospitalisierungen (= < 3) gaben eine größere internale Kontrollüberzeugung an und führten die Veränderung ihrer Belastungssituationen stärker auf ihr eigenes Verhalten zurück als die Patienten mit einer größeren Zahl von stationären Aufenthalten.

Dieses Ergebnis unterstützt die Hypothese, daß häufige Hospitalisierungen mit vielzähligen Erfahrungen der Nicht-Kontrollierbarkeit von Symptomen verbunden sind und daß Personen mit wenigen Hospitalisierungen, denen diese Erfahrung eher fehlt, eine höhere internale Kontrollüberzeugung haben als Patienten mit häufigen stationären Aufenthalten.

Tabelle 4: Einfuß des Verlaufsmerkmals "Anzahl der Hospitalisierungen" auf Krankheitserleben und -verarbeitung: Kovarianzanalysen mit den Kovariaten Alter und den Andreasen-Subskalen "Halluzination" und "Apathie", n=25

Tagebuchvariablen	Anzahl der Hospitalisierungen < = 3 vs. > 3				
	M	SD	M	SD	F
Valenz	2.17	0.56	2.42	0.42	0.49
Emotionale Belastungsreaktion					
Angst	2.36	0.91	2.47	0.82	0.18
Depressivität	2.64	0.71	2.63	0.84	0.00
Aggressivität	2.82	0.71	2.94	0.84	0.25
Erschöpfung	2.62	0.88	2.69	0.63	0.02
Verlassenheitsgefühl	3.25	1.09	2.82	0.63	0.64
Kontrollüberzeugung					
internal	1.98	0.68	1.47	0.56	5.59*
external-Zufall	0.65	0.78	0.37	0.53	0.04
external-andere Personen	0.82	0.80	0.80	0.59	0.03
Bewältigungsziele					
Anteil problemorient. Ziele	0.72	0.33	0.69	0.29	0.25
Anteil auf Handlungsebene	0.70	0.29	0.67	0.34	0.16
Anteil mit hoher Soziabilität	0.04	0.06	0.20	0.26	1.90
Bewältigungsversuche					
Anteil problemorient. Coping	0.58	0.38	0.58	0.31	0.13
Anteil auf Handlungsebene	0.74	0.33	0.75	0.29	0.08
Anteil mit hoher Soziabilität	0.09	0.12	0.19	0.28	1.37
Zielerreichung	2.09	0.45	2.25	0.35	0.60
Zufriedenheit	3.01	0.99	2.68	0.85	0.78
Attribution					
internal	2.09	0.65	1.61	0.60	5.47*
external-Zufall	0.58	0.65	0.38	0.56	0.02
external-andere Personen	0.89	0.82	0.62	0.58	0.16

Anmerkungen: t: $p < = .10$ *: $p < = .05$ **: $p < = .01$

Erkrankungsdauer

Die Ergebnisse zur Erkrankungsdauer sind in der folgenden Tabelle 5 dargestellt. Bei der Berechnung von Gruppenunterschieden wurden das Alter und die Summenwerte der Andreasen-Subskalen "Wahnvorstellungen", "bizarres Verhalten" und "formale Denkstörungen" als Kovariate berücksichtigt.

Tabelle 5: Einfuß des Verlaufsmerkmals "Erkrankungsdauer" auf Krankheitserleben und -verarbeitung: Kovarianzanalysen mit den Kovariaten Alter und den Andreasen-Subskalen "Wahnvorstellungen", "bizarres Verhalten" "formale Denkstörungen" n=25

Tagebuchvariablen	Erkrankungsdauer				
	< = 5 Jahre		vs. > 5 Jahre		
	M	SD	M	SD	F
Valenz	2.07	0.51	2.58	0.24	4.77*
Emotionale Belastungsreaktion					
Angst	3.17	0.94	3.96	0.47	3.86[t]
Depressivität	3.14	0.78	3.66	0.68	3.53[t]
Aggressivität	2.79	0.68	3.40	0.76	3.10[t]
Erschöpfung	3.14	0.71	3.52	0.70	1.37
Verlassenheitsgefühl	2.70	0.89	3.36	0.66	3.60[t]
Kontrollüberzeugung					
internal	1.70	0.54	1.68	0.76	1.05
external-Zufall	0.71	0.66	0.28	0.55	2.28
external-andere Personen	0.89	0.65	0.74	0.68	0.43
Bewältigungsziele					
Anteil problemorient. Ziele	0.68	0.35	0.74	0.24	0.00
Anteil auf Handlungsebene	0.70	0.32	0.64	0.32	0.39
Anteil mit hoher Soziabilität	0.09	0.14	0.19	0.27	0.65
Bewältigungsversuche					
Anteil problemorient. Coping	0.53	0.35	0.63	0.31	0.02
Anteil auf Handlungsebene	0.82	0.32	0.65	0.26	4.18[t]
Anteil mit hoher Soziabilität	0.19	0.28	0.10	0.13	0.09
Zielerreichung	2.31	0.37	2.03	0.37	5.21*
Zufriedenheit	3.23	0.94	2.31	0.58	13.05**
Attribution					
internal	1.84	0.71	1.84	0.64	0.41
external-Zufall	0.61	0.61	0.28	0.52	1.17
external-andere Personen	0.84	0.72	0.59	0.65	0.01

Anmerkungen: [t]: $p < = .10$ *: $p < = .05$ **: $p < = .01$

Ein Vergleich der Gruppen "Erkrankungsdauer = <5 Jahre" vs. "Erkrankungsdauer >5 Jahre" hinsichtlich ihrer Ausprägungen auf den Coping-Variablen führte zu folgenden Ergebnissen: Die Patienten mit langer Erkrankungsdauer fühlten sich durch die von ihnen genannten Belastungen stärker beeinträchtigt als die Patienten mit kürzerer Erkrankungsdauer. Sie waren in den Belastungssituationen tendenziell stärker emotional betroffen (höhere Angst-, Depressivitäts-, Aggressivitätswerte und größeres Verlassenheitsgefühl) und bewältigten tendenziell häufiger auf der kognitiven Ebene als die Patienten mit kürzerer Erkrankungsdauer. Ihre Bewältigungsbemühungen führten auf den subjektiven Effektivitätskriterien, Zielerreichung und Zufriedenheit, zu negativeren Einschätzungen.

4.3 Bewältigung von Alltagsbelastungen

Als nächstes wurden die Gruppen hinsichtlich ihrer Bewältigung von Alltagsbelastungen ("Selbst" und "Umwelt") verglichen. Die entsprechenden Berechnungen führten zu nur einem signifikanten Ergebnis: Patienten mit frühem Erkrankungsbeginn erlebten sich als aggressiver als Patienten mit spätem Erkrankungsbeginn ($F = 4.41$, $p = .05$).

5 Diskussion

Beginnen wir die Zusammenfassung unserer Befunde mit den oben aufgeführten allgemeinen Fragestellungen, so zeigt sich, daß die hier untersuchten Verlaufscharakteristika in Bezug auf Krankheitsbewältigung in der Tat einen anderen Erklärungswert haben als in Bezug auf Alltagsbewältigung. Dies hat Implikationen für die kausalanalytische Betrachtung der Befunde. Bei Verlaufsanalysen auf der Grundlage konkurrenter Befunderhebungen ist prinzipiell die Möglichkeit bidirektionaler Verlaufsinterpretationen gegeben, diese können jedoch über Plausibilitätsüberlegungen präzisiert bzw. eingeschränkt werden. Bei Vorliegen relevanter Beziehungen zwischen Merkmalen von allgemeiner Belastungsbewältigung und Krankheitsverlauf hätte diskutiert werden müssen, ob diese Merkmale Indikatoren von Variationen des psychopathologischen Status oder aber derselbe ein Ergebnis von mehr oder weniger angemessener Bewältigung darstellt. Ein entsprechender empirischer Befund wurde jedoch nicht ermittelt. Die Tatsache, daß die untersuchten Verlaufsmerkmale ausschließlich zur Aufklärung von Krankheitsbewältigung einen Beitrag leisten, legt dagegen einen spezifischeren Wirkungszusammenhang nahe. Wenngleich ein ausschließlich unidirektionales Kausalmodell sicher stark vereinfacht ist, ist angesichts unserer Daten doch die Annahme plausibel, daß spezifische krankheitsbezogene Verlaufserfahrungen ganz spezifische, ausschließlich den Umgang mit der Erkrankung betreffende Bewältigungsaspekte beeinflußt haben.

Eine vergleichende Betrachtung des Erklärungswertes der drei Verlaufscharakteristika läßt erkennen, daß jedes dieser Merkmale bedeutsam ist, wenngleich ein differenzierterer, stärker quantifizierender Vergleich hier noch weitergehende Analysen erfordern würde (vgl. hierzu Wiedl & Rauh, i. V.). Dieses Ergebnis unterstreicht einmal mehr die Nützlichkeit der Verwendung dieser Verlaufsmerkmale im Rahmen von Coping-Studien. Allerdings könnten die in den Variablen subsummierten Verlaufsaspekte sicher noch präzisiert und differenziert werden. So dürfte es z. B. bei der Variablen "Anzahl von Hospitalisierungen" bedeutsam sein, zwischen freiwilligen Aufnahmen und Aufnahmen per Gerichtsbeschluß zu unterscheiden. Dies war im Rahmen unserer Datenerhebungen nicht möglich.

Die Frage, welche Coping-Merkmale sich durch die Verlaufsmerkmale vorhersagen lassen, läßt nur eine tendenzielle Bewertung zu: Während Aspekte der Bewältigungsversuche selbst nur in einem Fall (Alter bei Ersthospitalisierung) zwischen den Gruppen differenzieren, zeigen kognitive Variablen für jedes der untersuchten Verlaufsmerkmale Effekte auf. Dies läßt die - zunächst nur tentativ zu formulierende - Hypothese zu, daß die mit dem Krankheitsverlauf verbundenen Erfahrungen und Effekte sich vorwiegend auf kognitiver Ebene manifestieren.

Bezüglich unserer spezifischen Verlaufshypothesen stützen unsere Befunde zum Alter bei Ersthospitalisierung die Vermutung, daß später Krankheitsbeginn mit wirkungsvollerem Coping einhergeht (Zielerreichung, Zufriedenheit). Wenn man allerdings unterstellt, daß es die Entwicklung unterschiedlicher Kompetenzen vor Krankheitsbeginn ist, die nachfolgende Bewältigung erleichtert, so ist schwer verständlich, warum hiervon nicht auch der Umgang mit Alltagsproblemen betroffen ist. Dies führt zu der Vermutung, daß die entscheidende Wirkvariable nicht, bzw. nicht nur die prämorbid erworbene Kompetenz, sondern die in Abhängigkeit vom Erkrankungsalter unterschiedliche Erfahrung mit der Erkrankung ist. Dies wäre in nachfolgenden Analysen noch genauer zu untersuchen. Auch das Ergebnis eines geringen Anteils von Bewältigungsversuchen auf der Handlungsebene und einer höheren Soziabilität der Bewältigung bei den früher Erkrankten bedarf der weiteren Aufklärung.

Unsere zweite Hypothese, die Bedeutung der Anzahl von Hospitalisierungen betreffend, konnte voll bestätigt werden. Häufige Hospitalisierungen führen zu geringer internaler Kontrollüberzeugung und einer reduzierten internalen Zuschreibung der Ergebnisse von Bewältigungsversuchen. Berücksichtigt man die bereits erwähnte Uneindeutigkeit dieses Verlaufsmerkmals, so ist zu erwarten, daß bei Analyse der Fälle mit Zwangsaufnahme die Ergebnisse noch deutlicher ausfallen würden. Die in Anlehnung an die Befunde von Derissen (1989) formulierbare Alternativhypothese, wonach häufige Rückfälle mit verstärktem problemorientierten Coping und erhöhter

Kontrollüberzeugung kovariieren, wurde nicht bestätigt. Unter Berücksichtigung der Interventionsstudie von Lewandowski und Buchkremer (1986), die für die besonders "erfolgreichen" Teilnehmer eines Problemlösetrainings nachfolgend vermehrt Rezidive feststellten, ist anzunehmen, daß diese Hypothese eher den Aspekt der Auswirkung inadäquaten Copings auf den Verlauf, nicht aber den hier untersuchten umgekehrten Effekt thematisiert.

Zum Merkmal Krankheitsdauer wurde wegen der vermuteten Heterogenität dieses Merkmals keine Hypothese formuliert. Die Tatsache, daß dennoch ein stringentes Ergebnisbild hervortrat, weist darauf hin, daß die Krankheitsdauer offenbar doch einen Wirkfaktor beinhaltet, der stark genug ist, sich gegenüber den oben angedeuteten differentiellen Auswirkungen durchzusetzen. Unsere Ergebnisse zeigen für die kürzer Erkrankten geringere Valenzangaben bezüglich der Belastungen und eine geringere emotionale Betroffenheit, daneben häufiger handelndes Bewältigen verbunden mit höherer Zufriedenheit und besserer Zielerreichung. Länger Erkrankte schätzen die betreffenden krankheitsbezogenen Belastungen als gravierender ein, lassen mehr emotionale Beeinträchtigungen erkennen und weisen schließlich in Zielerreichung und Zufriedenheit ungünstigere Werte auf. Wenn - wie im transaktionalen Coping-Modell postuliert - derartige Erfahrungen wiederum die Auseinandersetzung mit in der Folge auftretenden Belastungen beeinflussen, so würde dies mit zunehmender Erkrankungsdauer immer weniger adäquates Coping erwarten lassen. Dies wiederum sollte im Sinne des Vulnerabilitäts-Streß-Coping-Kompetenz-Modells (Nuechterlein, 1987) nicht ohne Folge für den Verlauf der Erkrankung bleiben.

Was läßt sich trotz der angeschnittenen noch zu klärenden Fragen für die Umsetzung des Coping-Paradigmas in therapeutische Maßnahmen folgern? Zweierlei scheint uns angezeigt: Kognitive und damit verbunden emotionale Aspekte von Bewältigung stellen einen wichtigen, mit dem Verlauf assoziierten Ansatzpunkt dar. Konzepte wie die hier untersuchten sollten demnach in der Arbeit mit Schizophrenen in differentieller Weise umgesetzt werden. Insbesondere Variablen, die den Aspekt der Selbstwirksamkeit betreffen, scheinen im Laufe der Erkrankung in ungünstiger Weise beeinflußt zu werden. Hier käme es darauf an, den Realitätsgrad derartiger Annahmen zur Selbstwirksamkeit im Rahmen therapeutischer Maßnahmen zu bearbeiten. Ein zweiter Aspekt betrifft die Spezifität der gefundenen Effekte bezüglich der krankheitsbezogenen Belastungen. Zumindest die durch den Verlauf mitbeeinflußten Coping-Merkmale sollten demnach zu ihrer therapeutischen Beeinflussung weniger Maßnahmen mit allgemeiner (z. B. Problemlösetraining, Stressimmunisierung), sondern vielmehr mit spezifischer, krankheitsbezogener Zielsetzung bedürfen.

Literatur

AHRENS, B, ENGLERT, JS, GEBHARDT, R, KLIEFOTH, M, SAUPE, R, STIEGLITZ, R-D (1992) Bewältigung bei schizophrenen Patienten: Ergebnisse einer Kreuzvalidierungsstudie, Vortrag auf dem Jubliläumskongreß "150 Jahre DGPN", Köln

AHRENS, B, ENGLERT, JS, GEBHARDT, R, SAUPE, R, STIEGLITZ, R-D (1992) Doctors' and patients' views of coping behavior in schizophrenic patients, Posterbeitrag CINP, 18. Congress

ALLISON, PD (1984) Event history Analysis. Regression for longitudinal event data, Sage, Newbury Park

AMERICAN COLLEGE OF RHEUMATOLOGY (1990) Criteria for the Classification of fibromyalgia. Report of the multicenter criteria commitee. Arthritis and Rheumatism 33(2):160-172

ANDERSEN, BL, ANDERSON, B, DEPROSSE, C (1989) Controlled prospective longitudinal study of woman with cancer: II. Psychological outcomes. Journal of Consulting and Clinical Psychology 57:692-697

ANDERSON, BJ, MILLER, JP, AUSLANDER, WF, SANTIAGO, JV (1981) Family characteristics of diabetic adolescents. Relationship to metabolic control. Diabetes Care 4:586-594

ANDREASEN, NC (1982) Negative symptoms in schizophrenia. Archives of General Psychiatry 39:784-788

ANDREASEN, NC, OLSEN, S (1982) Negative vs. positive schizophrenia. Archives of General Psychiatry 39:789-794

ANTONOVSKY, A (1987) Unraveling the mystery of health. How people manages and stay well, Jossey-Bass, San Francisco

APPELS, A, MULDER, P (1989) Fatigue and heart disease: the assoziation between `vital exhaustion' and past, present, and future coronary heart disease. Journal of Psychosomatic Research 33:727-738

APPELS, A, SCHOUTEN, E (1991) Burnout as a risk factor for coronary heart disease. Behavioral Medicine 17:53-59

ARNETT, FC, EDWORTHY, SM, BLOCH, DA, MCSHANE, DJ, FRIES, JF, COOPER, NS, HEALEY, APLAN, SR, LIANG, MH, LUTHRA, HS, MEDSGER JR., TA, MITCHELL, DM, NEUSTADT, DH, S, RS, SCHALLER, JG, SHARP, JT, WILDER, JT, HUNDER, GG (1988) The American Rheumatism Association 1987 Revised Criteria for the Classification of Rheumatoid Arthritis. Arthritis Rheumatism 21:315-324

AUERBACH, JE (1991) Biofeedback, guided imagery and hypnosis as an adjunctive treatment for aids and aids-relatd complex, Bd Abstract No. 44B, First Intenat. Conference of Biopsychosocial Aspects of HIV-Infection

AYMANNS, P (1992) Krebserkrankung und Familie. Zur Rolle familiärer Unterstützung im Prozeß der Krankheitsbewältigung, Huber, Bern

BADURA, B, KAUFHOLD, G, LEHMAN, H, PFAFF, H, SCHOTT, T, WALTZ, M (1987) Leben mit dem Herzinfarkt. Eine sozialepidemiologische Studie, Springer, Berlin

BAR-ON, D (1985) Different types of denial account for short and long term recovery of coronary patients. Israelian Journal of Psychiatry and Related Sciences 22:155-172

BARNETT, PA, GOTLIB, IH (1988) Psychosocial functioning and depression: distinguishing among antecedents, concomitants, and consequences. Psychological Bulletin 104:97-126

BARRABEE, P, BARRABEE, EL, FINNESINGER, JE (1955) A normative social adjustment scale. American Journal of Psychiatry 112(4):252-259

BARTAM, M, ROGNER, CJ in (Vorbereitung) Krankheitsbewältigung und Adaptation bei Herzinfarktpatienten während der Anschlußheilbehandlung. II Dokumentation der psychometrischen Verfahren

BASLER, H-D (1991) Psychologische Schmerztherapie des Rheumapatienten. Der Schmerz 5, Suppl. 1:S80-S87

BASLER, H-D, FLORIN, I (1985) Klinische Psychologie und körperliche Krankheit, Kohlhammer, Stuttgart

BECK, AT, BECK, RW (1972) Screening depressed patients in family practice. Postgraduate Medicine 52:81-85

BEERLAGE, I (1989) Praxisforschung zwischen Intuition und Institution. In: FEHRE, E-M (Hrsg), DGVT, Tübingen

BEERLAGE, I, KLEIBER, D (1992) Die Bewältigung der HIV-Infektion bei i.v. Drogenabhängigen. Bedürfnisse der Betroffenen, psychosoziale Hilfen und Forschungsbedarf. In: ERMANN, M, WALDVOGEL, B (Hrsg) HIV- Betroffene und ihr Umfeld, Springer, Berlin, S 81-92

BEERLAGE, I, PANT, A, BECKMANN, H, KLEIBER, D (1991) HIV-infected IV drug users and the human services - patterns of attendance and the course of care and coping. From epidemiological data to action research, Vortrag auf der "Second Conference on Drug Use and Drug Policy", Lyon

BEN-SIRA, Z, ELIEZER, R (1990) The structure of readjustment after heart attack. Social Science and Medicine 30:523-536

BEST, WR, BECKTEL, JM, SINGELTON, JW, KERN, F (1976) Development of the Crohn's Disease Activity Index. National Cooperative Crohn's Disease Study. Gastroenterology 70:439-444

BEUTEL, M (1988) Bewältigungsprozesse bei chronischen Erkrankungen, Edition Medizin VVH, Weinheim

BEUTEL, M (1989) Was schützt Gesundheit ? Zum Forschungsstand und der Bedeutung von personalen Ressourcen in der Bewältigung von Alltagsbelastungen und Lebensereignissen. Psychotherapie, Psychosomatik und Medizinische Psychologie 38(1):19-27

BEUTEL, M, MUTHNY, FA (1988) Konzeptualisierung und klinische Erfassung von Krankheitsverarbeitung - Hintergrundstheorien, Methodenprobleme und künftige Möglichkeiten. Zeitschrift für Psychosomatik, Psychotherapie und Medizinische Psychologie 38:19-27

BILLINGS, AG, MOOS, RH (1982) Family environments and adaption: a clinical appricable Typology. American Journal of Familiy Therapie 10:26-38

BLANCHARD, CG, LABRECQUE, MS, RUCKDESCHEL, JC, BLANCHARD, EB (1988) Information and decision-making preferences of hospitalized adult cancer patients. Social Science and Medicine 27:1139-1145

BLOTCKY, AD, RACZYNSKI, JM, GRUVITCH, R, SMITH, K (1985) Family influences on Hopelessness among children early in the cancer experience. Journal of Pediatric Psychology 10:479-493

BLOßFELD, HP, HAMERLE, A, MAYER, KU (1989) Event history Analysis. Statistical theory and application in the social sciences, Erlbaum, Hillsdale

BÖKER, W, BRENNER, HD (1983) Selbstheilungsversuche Schizophrener: psychopathologische Befunde und Folgerungen für Forschung und Therapie. Nervenarzt 54:578-589

BÖKER, W, BRENNER, HD (1984) Über Selbstheilungsversuche Schizophrener. Schweizerisches Archiv für Neurologie, Neurochirurgie und Psychiatrie 135:123-133

BOOTH-KEWLEY, S, FRIEDMAN, HS (1987) Psychological predictors of heart disease: a quantitative review. Psychological Bulletin 101:343-362

BÖRNER, S (1976) Der juvenile Diabetes mellitus. Eine psychologische und sozialpädiatrische Studie, Dissertation, Universität Hamburg
BRATH, K, SEIFFGE-KRENKE, I (1990) Krankheitsbewältigung bei juvenilem Diabetes Jahrbuch der Medizinischen Psychologie: Krankheitsverarbeitung bei Kindern und Jugendlichen, Bd 4, Springer, Berlin, S 150-170
BRAUKMANN, W, FILIPP, SH (1981) Personale Kontrolle und die Bewältigung kritischer Lebensereignisse. In: FILIPP, SH (Hrsg) Kritische Lebensereignisse, Urban & Schwarzenberg, München, S 233-251
BREIER, A, STRAUSS, JS (1983) Self-control in psychotic disorder. Archives of General Psychiatry 40:1141-1145
BRODA, M (1990) Was ist Krankheitsbewältigung in der Psychosomatik? Zur Effektivität und protektiven Wirkung von coping skills, Vortrag auf dem DGVT-Kongress für Klinische Psychologie und Psychotherapie, Berlin
BROUGHTON, JM (1981) The divided self in adolescence. Human Development 24:13-32
BROWN, GK, NICASSIO, PM (1987) Development of a questionnaire for the assessment of active and passive coping strategies in chronic pain patients. Pain 31:53-64
BUDDEBERG, C, WOLF, C, SIEBER, M, RIEHL-EMDE, A, STEINER, R, LANDOLT-RITTER, C, RICHTER, D (1991) Coping strategies and course of disease of breast cancer patients. Psychother. Psychosom. 55:151-157
BUDDEBERG, K (1992) Brustkrebs. Psychische Verarbeitung und somatischer Verlauf, Schattauer, Stuttgart
BUNGE, B, EGGERICHS, S (1986) Entspannung und Schmerzbewältigung für Rheumakranke. Kursbegleitheft und Audiocassette, Eigenverlag Rheuma-Liga, Kiel
BURGESS, C, MORRIS, T, PETTINGALE, KW (1988) Psychological response to cancer diagnosis - II. Evidence for coping styles (coping styles and cancer diagnosis). Journal of Psychosomatic Research 32:263-272
BYRNE, D (1961) The Repression-Sentisation Scale: rationale, reliability and validity. Journal of Personality 29:334-349
CARNEY, RM, FREEDLAND, KE, JAFFE, AS (1990) Insomnia and depression prior myocardail infarction. Psychosomatic Medicine 52:603-609
CAY, EL, VETTER, N, PHILIP, AE, DUGARD, P (1972) Psychological status during recovery from an acute heart attack. Journal of Psychosomatic Research 16:425-435
CHEIN, I, COOK, S, HARDING, J (1948) The field of action research. American Psychologist 3:43-50
CLEMENT, U (1992) HIV-positiv, Enke, Stuttgart
COELHO, GV, HAMBURG, DA, ADAMS, JE (1974) Coping and adaptation, Basic Books, New York
COHEN, CJ, BERK, LA (1985) Personal coping styles of schizophrenic outpatients. Hospital and Community Psychiatry 36:407-410
COHEN, J (1960) A coefficient of agreement of nominal scales. Journal of Educational and Psychological Measurement 20:37-46
COHEN, J (1988) Statistical Power Analysis for the Behavioral Sciences, 2. Aufl., Lawrence Erlbaum Ass., Hillsdale
COHEN, F ET AL. (1982) Panel report on psychosocial assets and modifiers of stress. In: ELLIOTT, GR, EISDORFER, C (Hrsg) Stress and human health: analysis and implications for research, Springer, New York
COHEN, F, LAZARUS, RS (1983) Coping with the stresses of illness. In: STONE, GC, COHEN, F, ADLER, NF (Hrsg) Health Psychology - A handbook, Jossey Bass Publ., San Francisco, S 217-254

COHEN, R, LAZARUS, RS (1979) Coping With the Stresses of Illness. In: STONE, GC, COHEN, F, ADLER, NE, ASSOCIATES (Hrsg) Health Psychology - A Handbook, 1. Aufl., Kap. 9, Jossey-Bass, San Francisco, S 217-254
COHEN, S, WILLS, TA (1985) Stress, social support, and the buffering hypothesis. Psychological Bulletin 98:310-357
COOK, JA (1984) Influence of gender on the problems of parents of fatally ill children. Journal of psychosocial Oncology 2:71-91
COYNE, JC, ALDWIN, C, LAZARUS, RS (1981) Depression and coping in stressful episodes. Journal of Abnormal Psychology 90:439-447
COYNE, JC, ANDERSON, BJ (1988) The psychosomatic family reconsidered: diabetes in context. Journal of Marriage and Family Therapy 14:113-124
CRAIN, AJ, SUSSMAN, MB, WEIL, WB (1966) Effects of a diabetic child on marital integration and related measurements of family functioning. Journal of Health Behavior 7:122-127
CRONKITE, RC, MOOS, RH (1984) The role of predisposing and moderating factors in the stress-illness relationship. Journal of Health and Social Behavior 25:372-393
DAHME, B (1990) Wissenschaftliche Bewertung von Genesung - Kriterien in Evaluationsstudien: Eine kritische Bewertung und Ausblick, Vortrag auf dem DGVT- Kongress für Klinische Psychologie und Psychotherapie, Berlin
DEGKWITZ, R, HELMCHEN, H, KOCKOTT, G, MOMBOUR, W (1980) Diagnoseschlüssel und Glossar psychiatrischer Krankheit. 9. Revision der ICD, 9.. Aufl., Springer, Berlin
DEGOOD, DE, SHUTTY, MS (1992) Assessment of pain beliefs, coping, and self-efficacy. In: TURK, DC, MELZACK, RM (Hrsg) Handbook of pain assessment, Guilford Press, New York
DEISSLER, KJ (1988) Reaktion von Homophilen und Fixern auf positive AIDS-Tests. Suchtreport 1:49-50
DELAMATER, AM, KURTZ, SM, BUBB, J, WHITE, NH, SANTIAGO, JV (1987) Stress and coping in relation to metabolic control of adolescents with type I-diabetes. Journal of Developmental and Behavioral Pediatric 8:136-140
DERISSEN, W (1989) Krankheitsverarbeitung und Krankheitsverlauf bei schizophrenen Psychosen. Fortschritte in Neurologie und Psychiatrie 57:434-439
DITTMANN, J, SCHÜTTLER, R (1989) Bewältigungs- und Kompensationsstrategien bei rehospitalisierten Patienten mit schizophrenen Psychosen. Fundamenta Psychiatrica 3:159-164
DITTMANN, KH, MATSCHINGER, H (1983) Fragebogen zur Messung von Kontrollambitionen. In: ALLMENDINGER, J, SCHMIDT, P, WEGENER, B (Hrsg) ZUMA-Handbuch sozialwissenschaftlicher Skalen, Bd 3, ZUMA, Mannheim
DOBLER-MIKOLA, A, ZIMMER-HÖFLER, D, UCHTENHAGEN, A, KORBEL, R, SCHÜPBACH-WIEDEMANN, E (1992) Psychosoziale Aspekte der HIV-Infektion und AIDS-Erkrankung bei Heroinabhängigen, Bd Nr.46, 2. Wissenschaftlicher Zwischenbericht. Forschungsinformationen aus dem Sozialpsychiatrischen Dienst, Zürich
DRIESSEN, A, DE VELDEN, LVAN, DEN BOOM, FVAN, DERKS, J (1991) Evaluation of a support project for HIV infected drug users in Amsterdam, Bd Abstract Nf. W.D. 111, VII. International Conference on AIDS, Florenz
DÜR, W (1992) Vernetzte HIV-AIDS-Versorgung zwischen medizinischem Masterstatus und Autonomiebedürfnissen der PatientInnen. Ergebnisse der Wiener Untersuchung, Vortrag auf dem DGVT-Kongreß, Berlin
DWYER, JH (1983) Statistical models for the social and behavioral sciences, Oxford University Press, New York
DWYER, JH, FEINLEIB, M, LIPPERT, P, HOFMEISTER, H (1992) Statistical models for longitudinal studies of health, Oxford University Press, New York

EHLERS, W (1983) Die Abwehrmechanismen: Definitionen und Beispiele. Praxis der Psychotherapie und Psychosomatik 28:55-66
EHLERS, W, CZOGALIK, D (1984) Dimensionen der klinischen Beurteilung von Abwehrmechanismen. Praxis der Psychotherapie und Psychosomatik 29:129-138
EHLERS, W, PETER, R (1988) Selbstbeurteilung von Abwehrmechanismen (SBAK), Forschungsbericht aus der Forschungsstelle für Psychotherapie, Stuttgart
ELL, K, NISHIMOTO, R, MORVAY, T, MANTELL, J, HAMOVITCH, M (1989) A longitudinal analysis of psychological adaptation among survivors of cancer. Cancer 63:406-413
ENGLERT, JS, AHRENS, B, GEBHARDT, R, SAUPE, R, STIEGLITZ, R-D (1992) Patterns of coping behavior in schizophrenic patients, Schizophrenia 1992 - Poised for change, International Conference
ENGLERT, JS, AHRENS, B, GEBHARDT, R, STIEGLITZ, R SAUPE R-D (1991) Zur Spezifität von Bewältigungsverhalten, 5. Internationaler Coping-Workshop, Erlangen
ENGLERT, JS, GEBHARDT, R (im Druck) Bewältigung. In: STIEGLITZ, R-D, BAUMANN, U (Hrsg) Psychodiagnostik bei psychischen Störungen, Enke, Stuttgart
ENGLERT, JS, GEBHARDT, R, SAUPE, R, STIEGLITZ, R-D (1993) Erfassung von Krankheitsbewältigung. Validierungsstudie zur "Ways of Coping Checklist" (WCCL) bei schizophrenen Patienten. Zeitschrift für Klinische Psychologie 22:77-82
ERNOULD, C, GRAFF, MP, BOURGUIGNON, JP (1982) Incidence of "cheating" in diabetic children and adolescents. In: LARON, Z, GALATZER, A (Hrsg) Psychological aspects of diabetes in children with juvenile diabetes, Karger-Verlag, Basel, S 43-46
FAHRENBERG, J, HAMPEL, R, SELG, H (1984) Das Freiburger Persönlichkeitsinventar FPI. Handanweisung, 4. Aufl., Hogrefe, Göttingen
FAHRENBERG, J, MYRTEK, M, WEG, D, KREUTTEL, K (1986) Multimodale Erfassung der Lebenszufriedenheit: Eine Untersuchung an Herz-Kreislauf-Patienten. Zeitschrift für Psychotherapie und medizinische Psychologie 36:347-354
FALLER, H (1990) Coping with myocardial infarction: a cognitive-emotional perspective. Psychotherapy and Psychosomatics 54:8-17
FALLOON, J, TALBOT, T (1981) Persistent auditory hallucinations: coping mechanisms and implications for management. Psychological Medicine 11:329-339
FALTERMAIER, T (1987) Lebensereignisse und Alltag, Profil, München
FELTON, BJ, REVENSON, TA, HINRICHSEN, GA (1984) Stress and coping in the explanation of psychological adjustment among chronically ill adults. Social Science and Medicine 18:889-898
FIELDING, R (1991) Depression and acute myocardial infarction: a review and reinterpretation. Social Science and Medicine 32:1017-1027
FILIPP, SH, KLAUER, T (1988) Ein dreidimensionales Modell zur Klassifikation von Formen der Krankheitsbewältigung. In: KÄCHELE, H, STEFFENS, W (Hrsg) Bewältigung und Abwehr. Beiträge zur Psychologie und Psychotherapie schwerer körperlicher Krankheiten, Springer, Berlin, S 51-68
FILIPP, SH, KLAUER, T, FERRING, D, FREUDENBERG, E (1989) Wohlbefinden durch Krankheitsbewältigung ? Untersuchungen zur "Effektivität" von Bewältigungsverhalten bei Krebspatienten. In: VERRES, R, HASENBRING, M (Hrsg) Psychologische Onkologie (Jahrbuch der Medizinischen Psychologie), Bd 3, Springer, Berlin, S 115-126
FISCHER, P (1986) Diagnostik als Anleitung zur Selbstreflexion. Möglichkeiten einer subjektzentrierten therapeutischen Diagnostik, EWH, Landau
FLOR, H (1991) Psychologie des Schmerzes, Huber, Bern

FLORIN, I (1985) Bewältigungsverhalten und Krankheit. In: BASLER, H-D, FLORIN, I (Hrsg) Klinische Psychologie und körperliche Krankheit, Kohlhammer, Berlin, S 126-145
FOLKMAN, S (1984) Personal control and stress and coping processes: a theoretical analysis. Journal of Personality and Social Psychology 46(4):839-852
FOLKMAN, S, LAZARUS, RS (1980) An analysis of coping in a middle-aged community sample. Journal of Health and Social Behavior 21:219-239
FOLKMAN, S, LAZARUS, RS (1985) Rationale and instructions for the Ways of Coping Checklist - revised 1/85, Unpublished Paper, Berkley
FOLKMAN, S, LAZARUS, RS (1986) Stress process and depressive sympotmatology. Journal of Abnormal Psychology 95:107-113
FOLKMAN, S, LAZARUS, RS (1988) Manual for the "Ways of Coping Questionaire", Consulting Psychologists Press, Palo Alto
FOLKMAN, S, LAZARUS, RS, GRUEN, RJ, DELONGIS, A (1986) Appraisal, coping, health status, and psychological symptoms. Journal of Personality and Social Psychology 50:571-579
FONTANA, AF, KERNS, RD, ROSENBERG, RL, COLONESE, KL (1989) Support, stress, and recovery from coronary heart disease: a longitudinal causal model. Health Psychology 8:175-193
FRANKE, G (1990) Die psychosoziale Situation von HIV-Positiven, Edition Sigma, Berlin
FREUD, S (1916/17) Vorlesungen zur Einführung in die Psychoanalyse, GW Bd 11, Frankfurt
FREUD, A (1959) Das Ich und die Abwehrmechanismen, Kindler, München
FUNKE, J (1992) Wissen über dynamische Systeme: Erwerb, Repräsentation und Anwendung, Springer, Berlin
GARRITY, TF, KLEIN, RF (1975) Emotional response and clinical severity as early determinants of six-month mortality after myocardial infarction. Heart and Lung 4:730-737
GERLACH, R, SCHNEIDER, W (1990) Akzeptanz und Abstinenz? Das deutsche Abstinenzparadigma, niedrigschwellige Drogenarbeit und Methadon. Problematisierung eines Zusammenhangs. Wiener Zeitschrift für Suchtforschung 13(3/4):3-10
GLESER, GC, IHLEVICH, D (1969) An objective instrument for measuring defence mechanisms. Journal of Consulting and Clinical Psychology 3:51-60
GOCHROS, JS (1989) The use of hypnosis with assymptomatic HIV infected people, Bd 5 784, Kap. Abstract No. D.558, Internat. Conference of AIDS
GOLDENBERG, DL (1989a) An overview of psychologic studies in fibromyalgia. Journal of Rheumatology 16(19):12-14
GOLDENBERG, DL (1989b) Psychiatric and psychologic aspects of fibromyalgia syndrome. Rheumatic Disease of North America 15(1):105-115
GREER, S, MOOREY, S, WATSON, M (1989) Patients' adjustment to cancer: the Mental Adjustment to Cancer Scale (MAC) versus clinical ratings. Journal of Psychosomatic Research 33:373-377
GROSS, G (1986) Basissymptome und Coping Behavior bei Schizophrenen. In: BÖKER, W, BRENNER, HD (Hrsg) Bewältigung der Schizophrenie, Huber, Stuttgart
GUIRY, E, CONROY, RM, HICKEY, N, MULCAHY, R (1987) Psychological response to an acute coronary event and its effect on subsequent rehabilitation and life style change. Clinical Cardiology 10:256-260
GUSY, B, KRAUß, G, SCHROTT-BEN REDJEB, G, HECKMANN, W (1992) Das "Streetworker"-Modell, Bd 1, AIDS-Forschung: Arbeitsberichte Nr. 17, spi, Berlin

HAAN, N (1977) Coping and defending, Academic Press, New York
HACKETT, TP, CASSEN, NH (1974) Development of a quantitative rating scale to assess denial. Journal of Psychosomatic Research 18:93-100
HARDING, CM, ZUBIN, J, STRAUSS, JS (1992) Chronizität bei Schizophrenie: Eine Neueinschätzung. In: BRENNER, HD, BÖKER, W (Hrsg) Verlaufsprozesse schizophrener Erkrankungen, Huber, Bern, S 43-62
HASENBRING, M (1992) Chronifizierung bandscheibenbedingter Schmerzen: Risikofaktoren und gesundheitsförderndes Verhalten, Schattauer, Stuttgart
HAUSER, ST, JACOBSON, AM, WERTLIEB, D, BRINK, S, WENTWORTH, S (1985) The contribution of family environment to perceived competence and illness adjustment in diabetic and acutely ill adolescents. Family Relations 134:99-108
HAUSER, ST, SOLOMON, ML (1985) Coping with diabetes: views from the family. In: AHMED, PI, AHMED, N (Hrsg) Coping with juvenile diabetes, Thomas, Springfield, S 234-266
HAUTZINGER, M (1981) Depression und Kognition. In: HAUTZINGER, M, GREIF, S (Hrsg) Kognitionspsychologie der Depression, Kohlhammer, Stuttgart, S 11-36
HAVIK, OE, MAELAND, JG (1990) Patterns of emotional reactions after a myocardial infarction. Journal of Psychosomatic Research 34:271-285
HEDRICH, D, LIND-KRÄMER, R (1990) Bewältigungsstrategien HIV-infizierter Drogenabhängiger. Verhaltenstherapie und psychosoziale Praxis 22:59-78
HEIM, E (1986) Krankheitsauslösung - Krankheitsverarbeitung. In: HEIM, E, WILLI, J (Hrsg) Psychosoziale Medizin - Gesundheit und Krankheit aus bio-psychosozialer Sicht. Bd. 2 Klinik und Praxis, Springer, Berlin, S 343-390
HEIM, E (1988) Coping und Adaptivität: Gibt es geeignetes oder ungeeignetes Coping? Psychosomatik, Psychotherapie und medizinische Psychologie 38:8-18
HEIM, E, AUGUSTINY, KF, BLASER, A (1983) Krankheitsbewältigung (Coping) - ein integriertes Modell. Psychotherapie und medizinische Psychologie 33:35-40
HEIM, E, AUGUSTINY, KF, BLASER, A, KÜHNE, D, ROTHENBÜHLER, M, SCHAFFNER, L, VALACH, L (1985) Manual zur Erfassung der Krankheitsbewältigung: Die Berner Bewältigungsformen (BEFO), Psychiatrische Universitätsklinik Bern (PUPK)
HEIM, E, AUGUSTINY, KF, BLASER, A, SCHAFFNER, S (1991) Berner Bewältigungsformen (BEFO), Huber, Bern
HEIM, E, AUGUSTINY, KF, BLASER, A, BÜRKI, C, KÜHNE, D, ROTHENBÜHLER, M, SCHAFFNER, L, VALACH, L (1987) Coping with cancer - a longitudinal prospective study. Psychother. Psychosom. 48:44-59
HEIM, E, AUGUSTINY, KF, BLASER, A, KÜHNE, D, ROTHENBÜHLER, M, SCHAFFNER, L, VALACH, L (1990) Stabilität und Variabilität von Copingstrukturen über die Zeit. In: MUTHNY, FA (Hrsg) Krankheitsverarbeitung - Hintergrundstheorien, klinische Erfassung und empirische Ergebnisse, Springer, Berlin, S 88-106
HEINER, M (1988) Praxisforschung in der sozialen Arbeit, Lambertus, München
HOFFMANN, SO, HOCHAPFEL, G (1991) Einführung in die Neurosenlehre und psychosomatische Medizin, Schattauer, Stuttgart
HOROWITZ, MJ (1983) Psychological response to serious life events. In: BREZNITZ, S (Hrsg) The denial of stress, Int. Universities Press, New York, S 129-160
HÜRTER, P (1985) Diabetes bei Kindern und Jugendlichen, Springer, Berlin
JANKE, W, ERDMANN, G, KALLUS, W (1985) Streßverarbeitungsfragebogen (SVF) nach W. Janke, G. Erdmann und W. Boucsein, Hogrefe, Göttingen
JENSEN, MP, KAROLY, P (1991) Control beliefs, coping efforts and adjustment to chronic pain. Journal of Consulting and Clinical Psychology 59(3):431-438

JENSEN, MP, TURNER, JA, ROMANO, JM (1992) Chronis pain coping measures: indiviual and composite scores. Pain 51:273-280
JENSEN, MP, TURNER, JA, ROMANO, JM, KAROLY, P (1991) Coping with chronic pain: a critical review of the literature. Pain 47:249-283
JOHNE-MANTHEY, B, TURKE, M (1990) Bewältigungsstrategien bei Brustkrebs, Asanger, Heidelberg
JUNGNITSCH, G (1992) Schmerz- und Krankheitsbewältigung bei rheumatischen Erkrankungen, Quintessenz, München
KÄCHELE, H, STEFFENS, W (1988) Bewältigung und Abwehr. Beiträge zur Psychologie körperlicher Krankheiten, Springer, Berlin
KARASU, IB (1979) Psychotherapy of the psychosomatic patient. American Journal of Psychotherapy 33:354-364
KARDORFF, E (1988) Praxisforschung als Forschung der Praxis. In: HEINER, M (Hrsg) Praxisforschung in der sozialen Arbeit, Lambertus, Freiburg, S 73-100
KEEFE, FJ, BROWN, GK, WALLSTONE, KA, CALDWELL, DS (1989) Coping with rheumatiod arthritis pain: catastrophizing as a maladaptive strategy. Pain 37:51-56
KEEFE, FJ, SALLEY, AN, LEFEBVRE, JC (1992) Coping with chronic pain: conceptual concerns and future directions. Pain 51:131-134
KEEFE, FJ, WILLIAMS, DA (1990) A comparison of coping strategies in chronic pain patients in different age groups. Journal of Gerontology 45:161-165
KELLY, GA (1955) The psychology of personal constructs, Norton, New York
KELLY, PJ (1989) Evaluation of a mediation and hypnosis-based stress management program for men with HIV, Bd 5 745 Abstract No. W.D.P. 17, Inernat. Conference of AIDS
KEREKJARTO, MV (1989) Grundlegende Aspekte zur Erfassung der Lebensqualität bei Krebs - ein Überblick. In: VERRES, R, HASENBRING, M (Hrsg) Psychosoziale Onkologie, Springer, Berlin, S 18-29
KINDERMANN, W (1987) Individuelle Bewältigungsformen der AIDS-Bedrohung bei Drogenabhängigen, unveröffentlichtes Manuskript, Frankfurt
KINDERMANN, W, SICKINGER, R, HEDRICH, D, KINDERMANN, S (1989) Drogenabhängig, Lambertus, Freiburg
KIZER, KW, GREEN, M, PERKINS, CI, DOEBBERT, G, HUGHES, MJ (1988) Aids and suicide in California. Journal of American Medical Association 260:1881f.
KLAHR, M (in Vorbereitung) Immunologische und klinische Entwicklung von HIV-Infizierten während einer Psychotherapie, Med. Diss, Erlangen
KLAUER, T, FERRING, D, FILIPP, S-H (1989) Zur Spezifität der Bewältigung schwerer körperlicher Erkrankungen: Eine vergleichende Analyse dreier diagnostischer Gruppen. Zeitschrift für Klinische Psychologie 18(2):144-158
KLAUER, T, FILIPP, S-H, FERRING, D (1989) Der "Fragebogen zur Erfassung von Formen der Krankheitsbewältigung" (FEBK), Bd I. Kurzbeschreibung des Verfahrens, Forschungsbericht Nr. 13 Universität Trier
KLEIBER, D (1989) Forschungsstrategien für die psychosoziale Praxis - Strategien praxisdienlicher Forschung. In: BEERLAGE, I, FEHRE, E-M (Hrsg) Praxisforschung zwischen Intuition und Institution, DGVT, Tübingen, S 193-203
KLEIBER, D, BECKMANN, H, BEERLAGE, I, BOUCHOUCHA, G (1993) Bewältigungs- und Betreuungsverläufe von HIV-infizierten Drogenabhängigen. 2. Zwischenbericht, Sozialpädagogisches Institut Berlin, Berlin
KLEIBER, D, PANT, A (1992) HIV - Needle-Sharing - Sex, Zweiter Zwischenbericht. AIDS-Forschung: Arbeitsberichte Nr. 25, Bd 25, Sozialpädagogisches Institut Berlin, Berlin

KLEIBER, D, PANT, A, BEERLAGE, I (1992) Probleme der medizinisch-psychosozialen Versorgung (HIV-positiver) i.v. Drogenabhängiger in der Bundesrepublik Deutschland. In: SCHAEFFER, D, MOERS, M, ROSEBROCK, R (Hrsg) AIDS-Krankenversorgung, Edition Sigma, Berlin, S 44-61

KLEINKE, CL (1984) Comparing depression-coping strategies of schizophrenic men and depressed and nondepressed college students. Journal of Clinical Psychology 40:420-426

KNEIER, AW, TEMOSHOK, L (1984) Repressive coping reactions in patients with malignant melanoma as compared to cardiovascular disease patients. Journal of Psychosomatic Research 28(2):145-155

KOCH, C (1981) Fragebogen zur Abschätzung psychosomatischen Krankheitsgeschehens, Beltz, Weinheim

KOCH, U, HAAG, G, MUTHNY, FA (1986) Erleben und Verarbeitung der Brustkrebs-Erkrankung. Fragebogen für Patientinnen in der Heilbehandlung, Universität Freiburg, Abt. Rehabilitationspsychologie

KOCH, U, HEIM, E (1988) Editorial: Bewältigungsprozesse bei chronischen Krankheiten. Psychotherapie, Psychosomatik und Medizinische Psychologie 38(1):1-2

KOCHANOWSKI-WILMINK, J, BELSCHNER, W (1988) Lebensperspektiven Drogenabhängiger nach einer HIV-Infektion. In: SIGUSCH, V, FLIEGEL, S (Hrsg) AIDS, DGVT, Tübingen, S 37-49

KÖHLER, H (1982) Psychologische Schmerzbewältigung bei chronischer Polyarthritis - Eine empirische Untersuchung, Unveröffentliche Dissertation, Universität Tübingen

KOSKI, M (1969) The coping processes in childhood diabetes. Acta Pediatrica Scandinavia (Suppl) 189:1-82

KOSKI, M, KUMENTO, A (1975) Adolescents development and behavior: a follow-up study of childhood diabetes. In: LARON, Z (Hrsg) Diabetes in juveniles, Karger, Basel, S 41-45

KOVACS, M, FEINBERG, T (1982) Coping with juvenile onset diabetes mellitus. In: BAUM, A, SINGER, J (Hrsg) Handbook of psychology and health, Bd 2, Erlbaum, Hillsdale, S 165-212

KOVACS, M, FEINBERG, T, PANLANSKAS, S, FINKELSTEIN, R, POLLOCK, M, CROUSE-NOVAK, M (1985) Initial coping responses and psychosocial characteristics of children with insulin-dependent diabetes mellitus. Journal of Pediatrics 106:827-834

KRAMPEN, G (1981) IPC-Fragebogen zu Kontrollüberzeugungen ("Locus of Control"), Hogrefe, Göttingen

KROHNE, HW (1978) Individual differences in coping with stress and anxiety. In: SPIELBERGER, CD, SARASON, IG (Hrsg) Stress and anxiety, Bd 5, Wiley, New York, S 233-260

KÜBLER-ROSS, E (1980) Interviews mit Sterbenden, Gütersloher Verlagshaus, Gütersloh

KÜCHENHOFF, J (1992) Psycho-somatische Wechselwirkungen. Zur Interaktion seelischer und körperlicher Faktoren im Krankheitsverlauf des Morbus Crohn, Habilitationsschrift, Heidelberg

KÜCHENHOFF, J, MATHES, L (1992) Die mediale Funktion subjektiver Krankheitstheorien, Institut für Psychotherapie und Medizinische Psychologie, Universität Heidelberg

LA GRECA, AM (1988) Children with diabetes and their families: coping and disease management. In: FIELD, T, MCCABE, PM, SCHNEIDERMANN, N (Hrsg) Stress and coping across development, Erlbaum, Hillsdale, S 139-159

LANGER, H, OLDINGS, J, REY, ER (1985) Vorstellung und Analyse einer empirisch begründeten Itemselektion von Fragebögen zur Erfassung subjektiv erlebter Störungen. In: HEHL, FJ, EBEL, V, RUCH, V (Hrsg) Diagnostik psychischer und psychophysiologischer Störungen, Deutscher Psychologen-Verlag, Bonn, S 112-153

LANGOSCH, W (1989) Psychosomatik der koronaren Herzkrankheiten, VCH (Edition Medizin), Weinheim

LARON, Z, GALATZER, A (1982) Psychological aspects of diabetes in children and adolescents, Karger-Verlag, Basel

LAUTENBACHER, S (1988) Die funktionelle Bedeutung von Anorexia nervosa und Bulimia für den Diabetes mellitus. In: STRIAN, F, HÖLZL, R, HASLBECK, M (Hrsg) Verhaltensmedizin und Diabetes mellitus: psychobiologische und verhaltenspsychologische Ansätze in Diagnostik und Therapie, Springer, Berlin, S 262-269

LAUX, L, GLANZMANN, P, SCHAFFNER, P, SPIELBERGER, CD (1970) Das State-Trait-Angstinventar. Theoretische Grundlagen und Handanweisung, Beltz, Weinheim

LAZARUS, RS (1966) Psychological stress and the coping process, Mc Graw Hill, New York

LAZARUS, RS (1991) Progress on a cognitive - motivational relational theory of emotion. American Psychologist 46(819-834)

LAZARUS, RS, FOLKMAN, S (1984) Stress, Appraisal, and Coping, Springer, New York

LAZARUS, RS, LAUNIER, R (1978) Stress-related transactions between person and environment. In: PERVIN, LA, LEWIS, M (Hrsg) Perspectives in interactional psychology, Plenum Press,/ New York

LAZARUS, RS, LAUNIER, R (1981) Streßbezogene Transaktionen zwischen Person und Umwelt. In: NITSCH, JR (Hrsg) Streß. Theorien, Untersuchungen, Maßnahmen, Huber, Bern, S 313-359

LAZARUS, RS, OPTON, EM, NOMIKOS, MS, RANKIN, ND (1965) The principle of short-circuitig of threat: further evidence. Journal of Personality 33:622-635

LEHR, D (in Vorbereitung) Erickson'sche Hypnotherapie bei Herzpatienten - Entwicklung und Erprobung eines gruppentherapeutischen Programms für die kardiale Rehabilitation, in Vorbereitung

LEIBERICH, P (1992) Zwischenbricht zum Forschungsprojekt "Coping und Lebensqualität von HIV-Infizierten und Aids-Kranken im Verlauf - Längsschnittuntersuchung", Erlangen

LEIBERICH, P, ENGETER, M, SCHUMACHER, K, HARRER, T, KALDEN, JR, OLBRICH, E (1992) Problem- und Krankheitsbewältigung bei HIV-Positiven. Aids-Forschung 7(11):575-583

LEIBERICH, P, OLBRICH, E (1990a) Bewältigungsverhalten bei HIV-infizierten Menschen in Beziehung zum Immunstatus. In: LEBEN, DEUTSCHE STIFTUNG POSITIV (Hrsg) AIDS & Psyche, Edition Sigma, Berlin, S 331-344

LEIBERICH, P, OLBRICH, E (1990b) Soziale Unterstützung. Defintion, Methoden der Erfassung, meßmethodische Probleme und gegenwärtiger Forschungsstand. In: LEBEN, DEUTSCHE STIFTUNG POSITIV (Hrsg) AIDS & Psyche, Edition Sigma, Berlin, S 521-583

LEIBING, E (1992) Krankheitsbewältigung bei Patienten mit rheumatoider Arthritis - Faktoren der Bewältigung, des Verlaufs und der therapeutischen Beeinflussung durch ein psychologisches Schmerzbewältigungsprogramm -, Roderer, Regensburg

LEIBING, E, SCHÜßLER, G, RÜGER, U (1993) Prognosekriterien einer verhaltenstherapeutischen Schmerzbehandlung in Gruppen bei rheumatoider Arthritis, Psychotherapie, Psychosomatik und medizinische Psychologie, im Druck.
LERCH, J, KRAMER, P, MUTHNY, FA (im Druck) Krebs ein soziales Stigma? Einstellungen und Phantasien zu Krebs bei Gesunden. In: MUTHNY, FA, HAAG, G (Hrsg) Onkologie im psychosozialen Kontext - Spektrum psychoonkologischer Forschung, zentrale Ergebnisse und klinische Bedeutung, Asanger, Heidelberg
LEWANDOWSKI, L, BUCHKREMER, G (1986) Problembewältigungsversuche schizophrener Patienten: Validierung eines Problemlöseinventars (PLI). Psycho 12:388-390
LEWIN, K (1953) Die Lösung sozialer Konflikte, Christian, Bad Nauheim
LIBERMAN, RP (1986) Coping and competence as protective factor in the vulnerability-stress model of schizophrenia. In: GOLDSTEIN, MJ, HAND, I, HAHLWEG, K (Hrsg) Treatment of schizophrenia, Springer, Berlin, S 201-215
LIBERMAN, RP, JACOBS, HE, BOONE, SE, FOY, DW, DONAHOE, CP, FALLOON, IRH, WALLACE, GBLACKWELL CJ (1986) Fertigkeitstraining zur Anpassung Schizophrener an die Gemeinschaft. In: BÖKER, W, BRENNER, HD (Hrsg) Bewältigung der Schizophrenie, Huber, Bern, S 96-112
LUTZ,, R (1990) Therapietheorie zur Förderung genußvollen Erlebens und Handelns. In: ZIELKE, M, MARK, N (Hrsg) Fortschritte der angewandten Verhaltenmedizin, Springer, Berlin, S 79-101
MAI, M, STARACE, F, SARTORIUS, N (1992) Mental disorders in HIV-1 infection and aids. In: SARTORIUS, N, PRILIPKO, LL (Hrsg) WHO expert series on biological psychiatry, Bd Vol.5, Hogrefe und Huber Publishers, Seattle/Toronto
MÄLAND, JG, HAVIK, OE (1987) Psychological predictors for return to work after a myocardial infarction. Journal of Psychosomatic Research 31:471-481
MANNE, SL, ZAUTRA, AJ (1992) Coping with arthritis. Current status and critique. Arthritis and Rheumatism 35(11):1273-1280
MARRERO, DG, GOLDEN, MP, KERSHNAR, A, MYERS, GL (1982) Problem-focused versus emotion-focused coping styles in adolescents diabetics. In: LARON, Z, GALATZER, A (Hrsg) Psychological aspects of diabetes in children and adolescents, Karger-Verlag, Basel, S 141-146
MAU, W, RASPE, H-H (1990) Das fibromyalgische Syndrom. WMW 12:343-348
MAU, W, WASMUS, A, RASPE, H-H (1991) Epidemiologie und Versorgung der rheumatoiden Arthritis (rA) im Stadtgebiet von Hannover - Forschungsberichte des Projektträgers 2/91, GSF - Forschungszentrum für Umwelt und Gesundheit GmbH, München
MAYER, KU, TUMA, NB (1990) Event history analysis in life course research, University of Wisconsin, Madison
MAYRING, P (1983) Qualitative Inhaltanalyse. Grundlagen und Techniken, Beltz, Weinheim
MAYRING, P (1990) Einführung in die qualitative Sozialforschung, PVU, Weinheim
MAYRING, P (1991) Qualitative Inhaltsanalyse. In: FLICK, U ET AL. (Hrsg) Handbuch qualitative Sozialforschung, PVU, Weinheim
MCCANDLESS-GLIMCHER, L, MCKNIGHT, S, HAMERA, E, SMITH, BL, PETERSON, KA, PLUMLEE, AA (1986) Use of symptoms by schizophrenics to monitor and regulate their illness. Hospital and Community Psychiatry 37:929-933
MCCUBBIN, HJ, MCCUBBIN, MA, PATTERSON, JM, CAUBLE, AE, WOLSON, LR, WARWICK, W (1983) CHIP - Coping Health Inventory for Parents: an assessment of parental coping patterns in the care of a chronically ill child. Journal of Marriage and the Family:359-370

McCubbin, HJ, Nevin, RS, Cauble, AE, Larsen, A, Comeau, JK, Patterson, JM (1982) Family coping with chronic illness: the case of cerebral palsy. In: McCubbin, HJ, Cauble, AE, Patterson, JM (Hrsg) Family, stress, coping, and social support, Thomas, Springfield, S 169-188

McKeganey, N (1990) Being positive: drug injektor's experiences of HIV infection. British Journal of Addiction 85:1113-1124

Meichenbaum, DW, Turk, D (1980) Kognitive Verhaltenstherapie bei Angst, Ärger und Schmerz. In: Davidson, PO (Hrsg) Angst, Depression und Schmerz, Pfeiffer, München

Meyer, AE (1978) Auswertungsanleitung für den PSACH = Psychoanalytischer Charakterfragebogen, unveröffentlicht

Minuchin, S, Baker, L, Rosmon, B (1975) A conceptual model of psychosomatic illness: family organization and family therapy. Archives of Gerneral Psychiatry 32:1031-1038

Minuchin, S, Baker, L, Rosmon, B (1978) Psychosomatic Families, University Press, Harvard

Molleman, E, Krabbendam, PJ, Annays, AA, Schrafford-Koops, H, Sleijfer, DT, Vermey, A (1984) The significance of the doctor-patient-relationship in coping with cancer. Social Science and Medicine 18:475-480

Moos, RH, Moos, BS (1981) Family Environment Scale. Manual, Consulting Psychologists Press, Palo Alto

Moos, RH, Tsu, UD (1977) The crisis of physical illness: an overview / Coping with physical illness. Plenum Press, London

Mulleady, G, Hart, G, Aggleton, P (1989) Injecting drug use and HIV infection - intervention strategies for harm minimization. In: Aggleton, P, Hart, G, Davies, P (Hrsg) AIDS - social representations and social practices, Falmer Press, Barcombe, S 199-210

Müller, W, Lautenschläger, J (1990) Die generalisierte Tendomyopathie (GTM), Teil II: Pathogenese und Therapie. Zeitschrift für Rheumatologie 49:22-29

Muthny, FA (1988) Einschätzung der Krankheitsverarbeitung durch Patienten, Ärzte und Personal - Gemeinsamkeiten, Diskrepanzen und ihre mögliche Bedeutung. Zeitschrift für klinische Psychologie 17:319-333

Muthny, FA (1989) Freiburger Fragebogen zur Krankheitsverarbeitung, FKV, Beltz, Weinheim

Muthny, FA (1990) Krankheitsverarbeitung - Hintergrundtheorien, klinische Erfassung und empirische Ergebnisse, Springer, Berlin

Muthny, FA (1991) Möglichkeiten und Grenzen der klinischen Erfassung von Krankheitsverarbeitung. In: Brähler, E, Meyer, A (Hrsg) Psychologische Probleme in der Reproduktionsmedizin. Handbuch der medizinischen Psychologie, Bd 5, Springer, Berlin, S 177-208

Muthny, FA (1993) Persönliche Ursachen und Gründe für die Erkrankung (PUK) und krankheitbezogene Kontrollattributionen (EKOA), Beltz, Weinheim

Muthny, FA, Bechtel, M, Spaete, M (1992) Laienätiologie und Krankheitsverarbeitung bei schweren körperlichen Erkrankungen. Eine empirische Vergleichsstudie mit Herzinfarkt-, Krebs-, Dialyse- und MS-Patientinnen. Zeitschrift für Psychotherapie, Psychosomatik und medizinische Psychologie 42:41-53

Muthny, FA, Bermejo, I (1993) Krankheitsverarbeitung bei Krebs - klinische Relevanz, Meßmethodik und Ergebnisbeispiele der Copingforschung. In: Muthny, FA, Haag, G (Hrsg) Onkologie im psychosozialen Kontext - Spektrum psychoonkologischer Forschung, zentrale Eregebnisse und klinische Bedeutung, Asanger, Heidelberg

MYRTEC, M (1987) Life satisfaction, illness behaviour, and rehabilitation outcome: results of a one year follow-up study with cardiac patients. International Journal of Rehabilitation Research 10:373-382
NAJMAN, JM, LEVINE, S (1981) Evaluation of the impact of medical care and technology on the quality of life: a review and critique. Journal of Social Science and Medicine 15:107-115
NEWTON, P, MARX, L (1991) The clinical use of hypnotic imagery in HIV positive men, Bd Abstract No. 178, First Conference of Biopsychosocial Aspects of HIV-Infection
NICASSIO, PM, WALLSTON, KA, CALLAHAN, LF, HERBERT, M, PINCUS, T (1985) The Measurement of Helplessness in Rheumatoid Arthritis. The Development of the Arthritis Helplessness. Journal of Rheumatology 12(3):462-467
NORUSIS, MJ (1988) SPSS/PC+, SPSS Inc., Chicago
NUECHTERLEIN, K H, DAWSON, ME (1984) A heuristic vulnerability/stress model of schizophrenic episodes. Schizophrenia Bulletin 10:300-312
NUECHTERLEIN, KH (1987) Vulnerability models of schizophrenia. In: GATTAZ, WF, JANZARIK, W (Hrsg) Search for the causes of schizophrenia, Springer, Berlin, S 297-316
O'HARE, PA, NEWCOMBE, R, MATTHEWS, A, BUNING, EC, DRUCKER, E (1992) The reduction of drug-related harm, Routledge, London
OLBERICH, E (1992) Glück in Grenzsituationen. Lebensqualität bei chronischer Krankheit. In: KÖßLER, H (Hrsg) Über das Glück, Bd 64, Erlanger Forschungsreihe A, Erlangen, S 47-58
OLBRICH, E, LEIBERICH, P, KALDEN, JR, HARRER, T (1990) Geglücktes Coping als eigenständiger Beitrag zur sekundären Prävention bei HIV-Positiven, Vortrag auf dem Kongreß für Klinische Psychologie und Psychotherapie, Berlin
PANT, A, KLEIBER, D (1993) Heterosexuelles Risikoverhalten und HIV-1 Prävalenz bei intravenös applizierenden Drogenkonsumenten. Zeitschrift für Gesundheitspsychologie 1(1):49-64
PARKER, J, MCRAE, C, SMARR, K, BECK, N, ANDERSON, RFRANK K, WALKER, S (1988) Coping strategies of rheumatoid arthritis patients. Journal of Rheumatology 15:1376-1383
PATTERSON, JM, MCCUBBIN, HJ, WARWICK, WJ (1990) The impact of family functioning on health changes in children with cystic fibrositis. Social Sciences and Medicine 2:159-164
PEARLIN, LI, SCHOOLER, C (1978) The structure of coping. Journal of Health and Social Behavior 19:2-21
PEREZ, M (1992a) Counseling and preventive intervention for HIV-positive persons and aids patients. Assessing aids prevention, Birkhäuser Verlag, Basel, S 235-253
PEREZ, M (1992b) HIV und Aids: psychologische Fragestellungen und Forschungsansätze. Zeitschrift für klinische Psychologie 21(4):319-331
PETERMANN, F, NOECKER, M, BODE, U (1987) Psychologie chronischer Krankheiten im Kindes- und Jugendalter, Psychologie Verlagsunion, München
PETTINGALE, KW, BURGESS, C, GREER, S (1988) Psychosocial response to cancer diagnosis - I. Correlations with prognostic variables. Journal of Psychosomatic Research 32:255-261
PETZOLD, HG, HENTSCHEL, U (1990) Niedrigschwellige und karrierebegleitende Drogenarbeit als Elemente einer Gesamtstrategie der Drogenhilfe. Wiener Zeitschrift für Suchtforschung 13(3/4):11-19
PFEIFER, R, LEUZINGER-BOHLEBER, M (1989) Motivations- und Emotionsstörungen. Ein cognitive Science Ansatz. Teil I: Grundlagen, Klassifikation und Diagnose. Zeitschrift für Klinische Psychologie, Psychopathologie und Psychotherapie 37:40-73

PHILIP, AE, CAY, EL, VETTER, N, STUCKEY, NA (1979) Personal traits and the physical, psychiatric, and social state of patients one year after a myocardial infarction. International Journal of Rehabilitation Research 2:479-487

PLUTCHIK, R, KELLERMANN, H, CONTE, HR (1979) A structural theory of ego defenses and emotions in personality and psychopathology, Plenum Press, New York, S 229-257

POWERS, SJ, DILL, D, HAUSER, ST, NOAM, GG, JACOBSON, AM (1985) Coping strategies of families of seriously ill adolescents. Journal of Early Adolescence 5:101-113

RASCHKE, P, RITTER, C (1991) Eine Großstadt lebt mit AIDS, Edition Sigma, Berlin

RASPE, H-H (1990) Erkrankungen des Bewegungsapparates. In: UEXKÜLL, TV (Hrsg) Psychosomatische Medizin, Urban & Schwarzenberg, München, S 815-847

RASPE, H-H, HAGEDORN, U, KOHLMANN, T, MATTUSEK, S (1990) Der Funktionsfragebogen Hannover (FFbH): Ein Instrument zur Funktionsdiagnostik bei polyartikulären Gelenkerkrankungen. In: SIEGRIST, J (Hrsg) Wohnortnahe Betreuung Rheumakranker. Ergebnisse sozialwissenschaftlicher Evaluation eines Modellversuchs, Schattauer, Stuttgart

RAUH, D-A (1990) Belastungsbewältigung schizophren Erkrankter im Verlauf, unveröffentlichte Diplomarbeit, Osnabrück

REGAN, CA, LORIG, K, THORESEN, CE (1988) Athritis appraisal and ways of coping: scale development. Arthritis Care and Research 3:139-150

REHFISCH, HP, BASLER, H-D, SEEMANN, H (1989) Psychologische Schmerzbehandlung bei Rheuma, Springer, Berlin

REISER, J (1990) Psychotherapie und Bewältigungsverhalten, Vortrag beim 3. Deutschen Aids-Kongreß

REY, ER, BAILER, J, BRÄUER, W, GRAßHOFF, U, HÄNDEL, M, LAUBENSTEIN, D, STEIN, A (1992) Ein Prognosemodell des Krankheitsverlaufs bei schizophrenen Patienten, Unveröffentlichter zweiter Arbeitsbericht von Projekt S3 des SFB 258, Universität Heidelberg

REY, ER, BIRNBAUM, D, KOPPE, T, KRUMM, B (1992) Ein statistisches Modell zur Interaktion von Negativsymptomatik, Krankheitsbewältigung und sozialer Unterstützung und dessen prognostische Bedeutung für den Krankheitsverlauf. In: BRENNER, HD, BÖKER, W (Hrsg) Verlaufsprozesse schizophrener Erkrankungen: Dynamische Wechselwirkungen relevanter Faktoren, Huber, Bern, S 91-111

ROGNER, J, BARTRAM, M (1989) Krankheitsbewältigung und Adaptation bei Herzinfarktpatienten während der Anschlußheilbehandlung. I: Bewältigungsformen und Bewältigungsverlauf, Bd 70, Forschungsberichte aus dem Fachbereich Psychologie der Universität Osnabrück

ROGNER, J, BARTRAM, M (1991) Strategien und Muster der Krankheitsbewältigung bei Herzinfarkt-Patienten: Ergebnisse einer Revision der Fragebogen HI-Cop und HI-KB, Bd 78, Forschungsberichte aus dem Fachbereich der Universität Osnabrück

ROGNER, J, HARDINGHAUS, W, BARTAM, M, WIRTH, A (1993, im Druck) Konkurrente und prädiktive Zusammenhänge zwischen Emotionen und kardiovaskulären sowie Stoffwechsel-Parametern bei Herzinfarktpatienten. Zeitschrift für psychosomatische Medizin und Psychoanalyse 39:147-159

ROOSE, SP, DALACK, GW, WOODRING, S (1991) Death, depression, and heart disease. Journal of Clinical Psychiatry 52:34-39

ROSEBROCK, R (1988) Medizinische und gesundheitspolitische Problem des HIV-Antikörpertests Argument Sonderband AS 178, Bd AS 178, Argument-Verlag, Hamburg, S 123-141

ROSENSTIEHL, AK, KEEFE, FJ (1983) The use of coping strategies in chronic low back pain patients: relationship to patient characteristics and current adjustment. Pain 17:33-40

ROSKIES, E, LAZARUS, RS (1980) Coping theory and the teaching of coping skills. In: DAVIDSON, PO, DAVIDSON, SM (Hrsg) Behavioral medicine, Brunner und Mazel, New York

RÜGER, U, BLOMERT, AG, FÖRSTER, W (1990) Coping - Theoretische Konzepte, Forschungsansätze und Meßinstrumente zur Krankheitsbewältigung, Vandenhoeck & Ruprecht, Göttingen

SAUPE, R, ENGLERT, JS, GEBHARDT, R, SIEGLITZ, R-D (1991) Schizophrenie und Coping: Bisherige Befunde und verhaltenstherapeutische Überlegungen. Zeitschrift für Verhaltenstherapie 1:130-138

SCHADE, F-D (1991) Die Wirksamkeit eines ambulanten Schmerzbewältigungstrainings für Rheumakranke im Rahmen einer Felderprobung. Zeitschrift für Klinische Psychologie XX(2):115-127

SCHLEIFER, SJ, MACARI-HINSON, MM, COYLE, DA, SLATER, WR, KAHN, M, GORLIN, R, ZUCKER, HD (1989) The nature and course of depression following myocardial infarction. Archives of Internal Medicine 149:1785-1789

SCHÖFER, G (1980) Gottschlk-Gleser-Sprachinhaltsanalyse: Theorie und Technik. Studie zur Messung ängstlicher und aggressiver Affekte, Beltz, Weinheim

SCHÖTTKE, H, BARTRAM, M, WIEDLE, K-H (1993) Psychometric implications of learning potential assessment: a typological approach. In: HAMERS, JHM, SIJTSMA, K, RUIJSSENAARS, AJJM (Hrsg) Learning potential assessment, Swets & Zeitlinger, Amsterdam, S 153-173

SCHÜßLER, G (1993) Bewältigung chronischer Krankheiten. Vandenhoeck & Ruprecht, Göttingen

SCHÜßLER, G, KONERMANN, J, LEIBING, E, MAU, W, RÜGER, U (1993) Krankheitsbewältigung und ihre therapeutische Modifikation bei Patienten mit Rheumatioder Arthritis und Fibromyalgie-Syndrom. Abschlußbericht an das BMFT, in Vorbereitung

SCHÜßLER, G, KONERMANN, J (1993) Psychosomatic aspects of primary fibromyalgia syndrome (PFS). Journal of Muscoskeletal Pain (im Druck)

SCHWARZER, R (1993) Defensiver und funktionaler Optimismus als Bedingungen für Gesundheitsverhalten. Zeitschrift für Gesundheitspsychologie 1(1):7-31

SEIDL, O, GOEBEL, F-D (1987) Psychosomatische Reaktion von Homosexuellen und Drogenabhängigen auf die Mitteilung eines positiven HIV-Testergebnisses. AIDS-Forschung 4:181-187

SEIFFGE-KRENKE, I (1986) Psychoanalytische Therapie Jugendlicher, Kohlhammer, Stuttgart

SEIFFGE-KRENKE, I (1989) Bewältigung alltäglicher Problemsituationen: Ein Coping-Fragebogen für Jugendliche. Zeitschrift für Differentielle und Diagnostische Psychologie 10:201-220

SEIFFGE-KRENKE, I (1990) Developmental process in self-concept and coping behavior. In: JACKSON, S, BOSMA, H (Hrsg) Self-concept and coping in adolescence, Springer, Berlin, S 50-68

SEIFFGE-KRENKE, I, BRATH, K (1990) Krankheitsverarbeitung bei Kindern und Jugendlichen. Forschungstrends und Ergebnisse. In: SEIFFGE-KRENKE, I (Hrsg) Jahrbuch der medizinischen Psychologie, Bd 4, Springer, Berlin, S 3-22

SEIFFGE-KRENKE, I, HÜRTER, A, BOEGER, A, MOORMANN, D, NILLES, D, SUCKOW, A (1992) Bewältigung chronischer Krankheiten am Beispiel des juvenilen Diabetes. Prospektive Längsschnittstudie an chronisch kranken, akut kranken und gesunden Jugendlichen, Zwischenbericht für das BMFT, Bonn

SEIFFGE-KRENKE, I, MOORMANN, D, NILLES, D, SUCKOW, A (1991) Fragebogen zur Krankheitsverarbeitung für jugendliche Diabetiker, unveröffentlichtes Manuskript, Bonn

SELWYN, PA, BUDNER, N, WASSERMANN, W (1991) Prospective study fo primary medical care utilization by HIV+ and HIV- intravenous drug users in an methadone treatment program, Bd Abstract No. M.C. 51, VII. International conference on AIDS, Florenz

SHEDLIN, MG (1990) An ethnographic approach to understanding HIV High-risk behavior. In: NIDA (Hrsg) AIDS and intravenous drug use: future directions for community-based prevention research, Bd Monograph Series No.93, US Government Printing Office, S 134-149

SHOUVAL, R, BER, R, GALATZER, A (1982) Family social climata and the health status and social adaption of diabetic Youth. In: LARON, Z, GALATZER, A (Hrsg) Psychological aspects of diabetes in children and adolescents, Karger-Verlag, Basel, S 89-93

SHULMAN, S (1990) Körperlich behinderte und chronisch kranke Kinder: Familiäres Coping und Anpassung. Eine systemische Perspektive. In: SEIFFGE-KRENKE, I (Hrsg) Jahrbuch der Medizinischen Psychologie: Krankheitsverarbeitung bei Kindern und Jugendlichen, Bd 4, Springer, Berlin, S 173-185

SICKINGER, R, KINDERMANN, W, KINDERMANN, S, LIND-KRÄMER, R, TIMPER-NITTEL, A (1992) Wege aus der Drogenabhängigkeit - Gelungene und gescheiterte Ausstiegsversuche, Lambertus, Freiburg

SIEBER, M, WILLI, J (1990) Positive und negative Konsequenzen des freiwilligen HIV-Antikörpertests. Soz Präventivmedizin 35:64-71

SIEGRIST, J, JUNGE, A (1990) Measuring the social dimensions of subjective health in chronic illness. Psychother. Psychosom. 54:90-98

SOMMER, G, FRYDRICH, T (1991) Entwicklung und Überprüfung eines Fragebogens zur sozialen Unterstützung (F-SOZU). Diagnostica 37:160-178

SORENSEN, JL (1990) Preventing AIDS: prospects for change in white male intravenous drug users. In: NIDA (Hrsg) AIDS and intravenous drug use: future directions for community-based prevention research, Bd Monograph Series No.93, US Government Printing Office, S 83-107

STARK, K, KLEIBER, D (1991) AIDS und HIV-Infektion bei intravenös Drogenabhängigen in der Bundesrepublik Deutschland. Deutsche Medizinische Wochenschrift 116:863-869

STEFFENS, W, KÄCHELE, H (1988) Abwehr und Bewältigung - Mechanismen und Strategien. Wie ist Integration möglich ?. In: KÄCHELE, H, STEFFENS, W (Hrsg) Bewältigung und Abwehr. Beiträge zur Psychologie und Psychotherapie körperlicher Krankheiten, Springer, Berlin

STEFFENS, W, KÄCHELE, H (1988) Abwehr und Coping - Vorschläge zur einer integrativen Sichtweise. Psychotherapie, Psychosomatik und Medizinische Psychologie 38(1):3-7

STEINBROCKER, O, TRAEGER, CA, BATTERMAN, RC (1949) Therapeutic Criteria in Rheumatoid Arthritis. Journal of the American Medical Association 140:659-662

STEINHAUSEN, HC, BÖRNER, S (1978) Kinder und Jugendliche mit Diabetes, Verlag für Medizinische Psychologie, Göttingen

STERN, MJ, PASCALE, L, ACKERMAN, A (1977) Life adjustment postmyocardial infarction: determining predictive variables. Archives of Internal Medicine 137:1680-1685

STERN, MJ, PASCALE, L, MCLOONE, JB (1976) Psychosocial adaption following an acute myocardial infarction. Journal of Chronic Disease 29:513-526

STIEGLITZ, RD, GEBHARDT, R, SAUPE, R (1990) Bewältigung von Krankheit und Belastungssituationen bei schizophrenen Patienten. In: FREY, D (Hrsg) Bericht über den 37. Kongreß der Deutschen Gesellschaft für Psychologie in Kiel, Bd 1, Hogrefe, Göttingen, S 145-
STOLL, P, LEIBERICH, P, PORSCH, U, ENGSTER, M, OLBRICH, E, HARRER, T, KALDEN, JR (1991) Social support as assistance for effective coping in HIV-positives, Bd Abstract No. W.B. 2385, VII. International Conference on AIDS, Florenz
STRACHAN, AM, FEINGOLD, D, GOLDSTEIN, MJ, MIKLOWITZ, DJ, NUECHTERLEIN, KH (1989) Is expressed emotion an index of a transactional process ? II. Patient's coping style. Family Progress 28:169-181
SÜLLWOLD, L (1986) Die Selbstwahrnehmung defizitärer Störungen: Psychologische Aspekte des Basisstörungskonzeptes. In: SÜLLWOLD, L, HUBER, G (Hrsg) Schizophrene Basisstörungen, Springer, Berlin, S 1-38
SÜLLWOLD, L (1991) Manual zum Frankfurter Beschwerdefragebogen (FBF), Springer, Berlin
TAKAI, A, UEMATSU, M, KAIYA, H, INUOE, M, UEKI, H (1990) Coping styles to basic disorders among schizophrenics . Acta Psychiatrica Scandinavica 82:289-294
TARRIER, N (1987) An investigation of residual psychotic symptoms in discharged schizophrenic patients. British Journal of Clinical Psychology 26:141-143
TAYLOR, SE (1989) Positive illusions: creative self-deception and the healthy mind, Basic Books, New York
TELCH, CF, TELCH, MJ (1985) Psychological approaches for enhancing of coping among cancer patients: a review. Clinical Psychology Review 5:325-344
TEMOSHOK, L, SOLOMON, D, SWEET, DM, MOULTON, JM, ZICH, JM (1987) A longitudinal study of distress and coping in men with AIDS and AIDS related complex, Paper presented at the III International Conference on AIDS, Washington
THURM, I, HÄFNER, H (1987) Perceived vulnerability, relapse risk and coping in schizophrenia. European Archives of Psychiatry and Neurological Sciences 237:46-53
THURM-MUSSGAY, I (1990) Krankheitsverarbeitung Schizophrener - Die Anwendung des Coping-Konzepts auf die Schizophrenie, Hartung-Gorre, Konstanz
THURM-MUSSGAY, I, GALLE, K, HÄFNER, H (1991) Krankheitsbewältigung Schizophrener: ein theoretischer Konzept zu ihrer Erfassung und erste Erfahrungen mit einem neuen Meßinstrument. Verhaltenstherapie 1:293-300
TURNER, JA, CLANCY, S, VITALIANO, PP (1985) Relationships of stress, appraisal, and coping to chronic low back pain. Behavior Research and Therapie 25:281-288
UTZMANN, F (1991) Die Belastung und Bewältigung einer Tumorerkrankung in einer longitudinalen Studie, Med. Diss, Erlangen
VAN DIJK, TA (1980) Textwissenschaft, DTV, München
WALLSTON, KA, WALLSTON, BS, DEVELLIS, R (1978) Development of the Multidimensional Helth Locus of Control Scale (MHCL). Health Education Monographie 6:160-170
WALTZ, M, BADURA, B (1988) Subjective health, intimacy, and perceived self-efficacy after heart attack. Predicting life quality five years afterwards. Social Indicators Research 20:303-332
WALTZ, M, BADURA, B, PFAFF, H, SCHOTT, T (1988) Marriage and the psychological consequences of a heart attack: a longitudinal study of adaption to chronic illness after 3 years. Social Science and Medicine 27:149-158
WATSON, D, CLARK, LA (1984) Negative affectivity: the disposition to experience aversive emotional states. Psychological Bulletin 96:465-490

WATTS, FN (1980) Behavioral aspects of the management of diabetes mellitus: education, self-care and metabolic control. Behavior Research and Therapy 18:171-180
WEINSTEIN, ND (1980) Unrealistic optimism about future life events. Journal of Personality and Social Psychology 39:806-820
WEINSTEIN, ND (1988) The precaution adoption process. Health Psychology 7:355-386
WERTLIEB, D, HAUSER, ST, JACOBSON, AM (1986) Adaption to diabetes: behavior symptoms and family context. Journal of Pediatric Psychology 11:463
WIEDL, KH (1992) Assessment of coping with schizophrenia: stressors, appraisals, and coping behavior. British Journal of Psychiatry 161:114-122
WIEDL, KH, RAUH, D-A (im Druck) Ein halbstrukturiertes Tagebuch als Zugang zur Belastungsbewältigung schizophrener Patienten. In: HEIM, E, PERREZ, M (Hrsg) Belastungsverarbeitung im Zusammenhang mit Erkrankungen, Hogrefe, Göttingen
WIEDL, KH, SCHÖTTNER, B (1989) Krankheitsbezogene Belastungen und deren Bewältigung bei Schizophrenen, Bd 68, Forschungsberichte aus dem Fachbereich Psychologie, Universität Osnabrück
WIEDL, KH, SCHÖTTNER, B (1989) Die Bewältigung einer schizophrenen Erkrankung (II): Weiterführende Forschungsansätze. Zeitschrift für Klinische Psychologie, Psychopathologie und Psychotherapie 37:233-257
WING, JK, COOPER, JE, SARTORIUS, N (1973) Present State Examination. Medical Research Council. In: CRANACH, Mv (Hrsg) Deutsche Bearbeitung, University Press, Cambridge / Beltz
WING, JK, COOPER, JE, SARTORIUS, N (1982) Die Erfassung und Klassifikation psychiatrischer Symptome, Beltz, Weinheim
WIRSCHING, M (1990) Krebs-Bewältigung und Verlauf, Springer, Berlin
WITHE, K, KOLMAN, ML, WEXLER, P, POLIN, G, WINTER, RJ (1984) Unstable diabetes and unstable families: a psychosocial evaluation of diabetic children with recurrent ketoacidosis. Pediatrics 73:749-755
WITZEL, A (1985) Das problemzentrierte Interview. In: JÜTTEMANN, G (Hrsg) qualitative Forschung in der Psychologie. Grundfragen, Verfahrensweisen, Anwendungsfelder, Beltz, Weinheim, S 227-255
WOLFE, R (1988) Fibrositis, fibromyalgia and muscoskeletal disease: the current status of the fibrositis syndrome. Archives of Physical and Medical Rehabilitation 69:527-531
YAMAGUCHI, K (1991) Event history analysis, Sage, Newbury Park
YOUNG, LD (1992) Psychological factors in rheumatoid arthritis. Journal of Consulting and Clinical Psychology 60:619-627
ZERSSEN, Dv (1976a) Paranoid-Depressivitäts-Skala., Beltz, Weinheim
ZERSSEN, Dv (1976) Die Befindlichkeitsskala, Beltz, Weinheim
ZIMMER-HÖFLER, D, DOBLER-MIKOLA, A, UCHTENHAGEN, A, SCHÜPBACH-WIEDEMANN, E, KORBEL, R (1991) Psychosoziale Aspekte der HIV-Infektion und AIDS-Erkrankung bei Heroinabhängigen, Bd Nr. 39/40, 1. Bericht - Forschungsinformationen aus dem Sozialpsychiatrischen Dienst, Zürich
ZUBIN, J (1989) Die Anpassung therapeutischer Interventionen an die wissenschaftlichen Modelle der Ätiologie. In: BÖKER, W, BRENNER, HD (Hrsg) Schizophrenie als systemische Störung, Huber, Bern, S 14-26
ZUBIN, J, SPRING, B (1977) Vulnerability - A new view of schizophrenia. Journal of Abnormal Psychology 86(2):103-126
ZUNG, W (1965) A self rating depression scale. Archives of General Psychiatry 12:63-70

Autoren[1]

PD Dr. med. Gerhard **Schüßler** Dipl.-Psych. Dr. rer. nat. Eric **Leibing**	Abt. Psychosomatik und Psychotherapie Universität Göttingen Von-Siebold-Str. 5 37075 Göttingen
Prof. Dr. med. Dr. phil. Fritz A. **Muthny**	Abt. Medizinische Psychologie Universität Münster Domagkstr. 3 48129 Münster
Lic. phil. Klaus-F. **Augustiny**	Psychiatrische Universitätspoliklinik Murtenstr. 21 CH 3010 Bern Schweiz
Dipl.-Psych. Ellen **Behnke** Dipl.-Psych. Sabine **Dirhold** Dipl.-Psych. Dr. phil. Walter **Thomas** Prof. Dr. med. Karl **Köhle**	Institut für Psychosomatik und Psychotherapie Universität Köln Josef-Stelzmann-Str. 9 50937 Köln
Dipl.-Psych. Dr. phil. Joachim **Weis** Dipl.-Psych. Ulrike **Heckl** Prof. Dr. med. Dr. phil. Uwe **Koch** Dipl.-Psych. Berndt **Tausch**	Psychologisches Institut Abteilung Rehabilitationspsychologie Universität Freiburg Belfortstr. 16 79098 Freiburg
Prof. Dr. phil. Inge **Seiffge-Krenke** Dipl.-Psych. Dr. phil. Annette **Boeger** Dipl.-Psych. Dr. phil. Albert **Hürter** Dipl.-Psych. Doris **Moormann** Dipl.-Psych. Doris **Nilles** Dipl.-Psych. Anja **Suckow**	Psychologisches Institut Abteilung Entwicklungspsychologie und Pädagogische Psychologie Universität Bonn Römerstr. 164 53117 Bonn
PD Dr. med. Joachim **Küchenhoff** Dipl.-Psych. Rolf **Manz**	Psychosomatische Klinik Universität Heidelberg Thibautstr. 2 69115 Heidelberg
Prof. Dr. phil. Josef **Rogner** Prof. Dr. phil. Mathias **Bartram**	Fachbereich Psychologie Universität Osnabrück Heger-Tor-Wall 12 49069 Osnabrück
Prof. Dr. med. Winfried **Hardinghaus**	Krankenhaus St. Raphael Bremer Str. 31 49179 Ostercappeln

---

[1] Die Reihenfolge der Autoren entspricht der Reihenfolge der Beiträge.

Dipl.-Psych. Dietmar **Lehr**
Prof. Dr. med. Alfred **Wirth**

Teutoburger-Wald-Klinik
Teutoburger-Wald-Str. 33
49214 Bad Rothenfelde

Dipl.-Psych. Christian **Jäkle**
Prof. Dr. phil. Dr. med. Heinz-D. **Basler**
Dipl.-Psych Hans Peter **Rehfisch**
Dipl.-Psych. Suzan **Unnewehr**

Fachgebiet Medizinische Psychologie
Universität Marburg
Bunsenstr. 3
35037 Marburg

Dipl.-Psych. Carmen **Franz**

Schmerzambulanz im
Schwerpunkt Algesiologie
Universität Göttingen
Robert-Koch-Str. 40
37075 Göttingen

Dipl.-Psych. Jule **Frettlöh**
Prof. Dr. phil. Birgit **Kröner-Herwig**

Institut für Allgemeine Psychologie
Universität Düsseldorf
Universitätsstr. 1
40225 Düsseldorf

Dipl.-Psych. Karin **Peters**
Dipl.-Psych. Hanne **Seemann**

Abt. Psychotherapie und
und Medizinische Psychologie
Universität Heidelberg
Bergheimer Str. 20
69115 Heidelberg

Dipl.-Psych. Dr. rer. nat. Eric **Leibing**

Abt. Psychosomatik und Psychotherapie
Universität Göttingen
Von-Siebold-Str. 5
37075 Göttingen

Dipl.-Psych. Dr. phil. Jürgen **Konermann**
PD Dr. med. Gerhard **Schüßler**
Dipl.-Psych. Almuth **Weddige-Diedrichs**

Abt. Psychosomatik und Psychotherapie
Universität Göttingen
Von-Siebold-Str. 5
37075 Göttingen

Dipl.-Psych. Dr. phil. Irmtraud **Beerlage**
Dipl.-Psych. Herbert **Beckmann**
Gabriele **Bouchoucha**

Sozialpädagogisches Institut Berlin (spi)
Willibald-Alexis-Str. 39
10965 Berlin

Prof. Dr. phil. Dieter **Kleiber**

Psychologisches Institut
Freie Universität Berlin
Habelschwerdter Allee 45
14195 Berlin

Prof. Dr. phil. Erhard **Olbrich**
Dipl.-Psych. Dr. med. Peter **Leiberich**
Michael **Klahr**

Institut für Psychologie I
Universität Erlangen-Nürnberg
Bismarckstr. 1
91054 Erlangen

Prof. Dr. phil. Klaus-Peter **Sprinkart**
Dipl.-Psych. Michaela **Müller**

Fachhochschule München
Am Stadtpark 20
81243 München/Pasing

Dipl.-Psych. Dr. rer. soc. Josef **Bailer**
Dipl.-Psych. Wolfgang **Bräuer**
Dipl.-Psych. Dagmar **Laubenstein**
Prof. Dr. rer. soc. Eibe-Rudolf **Rey**

Zentralinstitut für Seelische Gesundheit
Postfach 122120
68072 Mannheim

Dipl.-Psych. Jenni S. **Englert**
Dr. med. Bernd **Ahrens**
Dipl.-Psych. Dr. phil. Renate **Gebhardt**
Monika **Kliefoth**

Psychiatrische Klinik und Poliklinik
Freie Universität Berlin
Eschenallee 3
14050 Berlin

Dipl.-Psych. Dr. phil. Dr. med. Rolf **Saupe**

Abt. für Psychiatrie
Krankenhaus am Urban
Dieffenbachstr. 1
10967 Berlin

Dipl.-Psych. Dr. rer. nat. Rolf-D. **Stieglitz**

Abt. für Allgemeine Psychiatrie
Universität Freiburg
Hauptstr. 5
79104 Freiburg

Dipl.-Psych. Doris-Annette **Rauh**
Prof. Dr. phil. Karl Heinz **Wiedl**

Fachbereich 8 Psychologie
Fach Klinische Psychologie
Universität Osnabrück
Knollstr. 15
49074 Osnabrück

Klinische Psychologie bei Hogrefe

Multiprofessionelles Handbuch sexueller Kindesmißhandlung
von Prof. Dr. med. TILMAN FÜRNISS
1994, ca 380 Seiten, ca. DM 68,–/sFr. 67,–/öS 531,–
ISBN 3-87844-078-2

Phobien
Agoraphobien, soziale und spezifische Phobien
von Prof. Dr. HANS REINECKER
1993, VIII/238 Seiten, DM 44,80/sFr. 44,80/öS 350,–
ISBN 3-8017-0603-6

Depression
Theorie, Diagnostik und Behandlung
von Prof. Dr. FRANS A. ALBERSNAGEL,
Prof. Dr. PAUL M. G. EMMELKAMP und
Prof. Dr. RUDI VAN DEN HOFFDAKKER
1993, 276 Seiten, DM 56,–/sFr. 55,–/öS 437,–
ISBN 3-87844-034-0

Angst, Phobien und Zwang
Diagnostik und Behandlung
von Prof. Dr. PAUL M. G. EMMELKAMP,
Dr. THEO K. BOUMAN und
Dipl.-Psych. AGNES SCHOLING
1993, 228 Seiten, DM 49,80/sFr. 49,80/öS 389,–
ISBN 3-87844-035-9

Psychopharmakologie
Anwendung und Wirkungsweisen von Psychopharmaka und Drogen
von Prof. Dr. THOMAS ELBERT und
Prof. Dr. BRIGITTE ROCKSTROH
2., überarb. und erg. Aufl. 1993
XIV/358 Seiten, DM 58,–/sFr. 57,–/öS 453,–
ISBN 3-8017-0687-7

Ernährungsberatung
von Prof. Dr. IWER DIEDRICHSEN
1993, XII/276 Seiten, DM 58,–/sFr. 57,–/öS 453,–
ISBN 3-87844-048-0

Die Psychologie des Diabetes im Kindes- und Jugendalter
von Ass.-Prof. Dr. ROSWITH ROTH
1994, ca. 320 Seiten,
ca. DM 68,–/ca. sFr. 67,–/ca. öS. 531,–
ISBN 3-8017-0604-4

Gesundheitsförderung und Krankheitsprävention im Kindes- und Jugendalter
(Gesundheitspsychologie, Band 2)
von PD Dr. ARNOLD LOHAUS
1993, VI/194 Seiten, DM 49,80/sFr. 49,80/öS 389,–
ISBN 3-8017-0617-6

Integrative Psychosomatik in der Dermatologie
Kurzes Lehrbuch psychischer Aspekte von Hautkrankheiten
(Psychosoziale Medizin, Band 1)
von PD Dr. UWE GIELER
1993, ca. 200 Seiten
ca. DM 44,–/ca. sFr. 44,–/ca. öS 343,–
ISBN 3-87844-058-8

Psychotherapie im Wandel – Von Konfession zu Profession
von Prof. Dr. KLAUS GRAWE,
Dipl.-Psych. RUTH DONATI und
Dipl.-Psych. FRIEDERIKE BERNAUER
1993 ca. 750 Seiten,
ca. DM 78,–/ca. sFr. 77,–/ca. öS 609,–
ISBN 3-8017-0481-5

Hogrefe · Verlag für Psychologie

Trierer Skalen zur Krankheitsbewältigung (TSK)

von Dipl.-Psych. Thomas Klauer und Prof. Dr. Sigrun-Heide Filipp

Testmappe komplett DM 82,-/sFr. 82,-/öS 640,-

Die Trierer Skalen zur Erfassung der Krankheitsbewältigung sind ein speziell für den Belastungskontext schwerer körperlicher Erkrankungen entwickeltes Diagnostikum zur Erfassung psychischer und aktionaler Formen des Bewältigungsverhaltens auf der Grundlage von Patienten-Selbstauskünften. Die teststatistischen Eigenschaften der TSK und die geringe Durchführungszeit begünstigen einen Einsatz in den verschiedensten klinischen Zusammenhängen. Aus verschiedenen Studien zur Belastungsbewältigung liegen ferner erste Befunde vor, die auf eine befriedigende konvergente und diskriminante Validität der TSK hindeuten.

Hogrefe · Verlag für Psychologie

Phenylketonurie

Psychosoziale Aspekte einer chronischen Erkrankung

von Dr. Josef Weglage

VI/136 Seiten, DM 48,- · ISBN 3-8017-0373-8

Die Phenylketonurie (PKU) gilt heute als die besterforschte Enzymopathie. Die hereditäre Stoffwechselerkrankung tritt mit einer Häufigkeit von ca. 1:8000 der Neugeborenen in der Bundesrepublik auf.
Die Wahrscheinlichkeit psychopathologischer Fehlentwicklungen bei den Patienten scheint nach neueren Befunden mit schlechter Diätführung zuzunehmen. Unter dem Eindruck dieser Befunde haben sich in den letzten Jahren deutlich restriktivere Diätempfehlungen durchgesetzt. Mit der zunehmend erhobenen Forderung nach einer unbegrenzten Fortsetzung der phenylalaninarmen Diät gewinnen psychosoziale Aspekte in der Behandlung der Phenylketonurie stark an Bedeutung, die bisher u. a. aufgrund der Diätbeendigung wenig Beachtung fanden. Die vorliegende Arbeit beschäftigt sich vor allem mit Fragen der Krankheits- und Diätbewältigung, der Compliance, des krankheits- und diätbezogenen Wissensstandes sowie der psychosozialen und intellektuellen Entwicklung.

Hogrefe · Verlag für Psychologie